国家出版基金项目
NATIONAL PUBLICATION FOUNDATION

· 中国海洋产业研究丛书 ·

侍茂崇 主编

U0376590

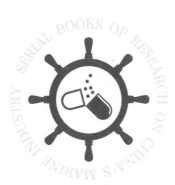

海洋药物产业

发展现状与前景研究

庄军莲　张荣灿 ◎ 编著

SPM
南方出版传媒
广东经济出版社
· 广州 ·

图书在版编目（CIP）数据

海洋药物产业发展现状与前景研究／庄军莲，张荣灿编著．—广州：广东经济出版社，2018.5
ISBN 978－7－5454－5864－0

Ⅰ.①海… Ⅱ.①庄… ②张… Ⅲ.①海洋药物－产业发展－研究Ⅳ.①R282.77

中国版本图书馆 CIP 数据核字（2017）第 266468 号

出 版 人：李　鹏
责任编辑：毛一飞　王越莹
责任技编：许伟斌
装帧设计：介　桑

主　编：庄军莲 、张荣灿
编　委：许铭本、赖俊翔、庄炜华

海洋药物产业发展现状与前景研究
Haiyang Yaowu Chanye Fazhan Xianzhuang Yu Qianjing Yanjiu

出版发行	广东经济出版社（广州市环市东路水荫路 11 号 11～12 楼）
经销	全国新华书店
印刷	广州市岭美彩印有限公司（广州市荔湾区花地大道南海南工商贸易区 A 幢）
开本	730 毫米×1020 毫米　1/16
印张	17.75
字数	250 000 字
版次	2018 年 5 月第 1 版
印次	2018 年 5 月第 1 次
书号	ISBN 978－7－5454－5864－0
定价	70.00 元

如发现印装质量问题，影响阅读，请与承印厂联系调换。
发行部地址：广州市环市东路水荫路 11 号 11 楼
电话：(020) 37601950　邮政编码：510075
邮购地址：广州市环市东路水荫路 11 号 11 楼
电话：(020) 37601980　营销网址：http://www.gebook.com
广东经济出版社新浪官方微博：http://e.weibo.com/gebook
广东经济出版社常年法律顾问：何剑桥律师

总序
preface

侍茂崇

2013年9月和10月习近平主席在出访中亚和东盟期间分别提出了"丝绸之路经济带"和"21世纪海上丝绸之路"两大构想（简称为"一带一路"）。该构想突破了传统的区域经济合作模式，主张构建一个开放包容的体系，以开放的姿态接纳各方的积极参与。"一带一路"既贯穿了中华民族源远流长的历史，又承载了实现中华民族伟大复兴"中国梦"的时代抉择。

海洋拥有丰富的自然资源，是地球的主要组成部分，是人类赖以生存的重要条件。它所蕴含的能源资源、生物资源、矿产资源、运输资源等，都具有极大的经济价值和开发价值。21世纪需要我们对海洋全面认识、充分利用、切实保护，把开发海洋作为缓解人类面临的人口、资源与环境压力的有效途径。

我国管辖海域南北跨度为38个纬度，兼有热带、亚热带和温带三个气候带。海岸线北起鸭绿江，南至北仑河口，长1.8万多千米。加上岛屿岸线1.4万千米，我国海岸线总长居世界第四。大陆架面积130万平方千米，位居世界第五。我国领海和内水面积37万~38万平方千米。同时，根据《联合国海洋法公约》的规定，沿海国家可以划定200海里专属经济区和大陆架作为自己的管辖海域。在这些海域，沿海国家有勘探开发自然资源的主权权利。我国海洋面积辽阔，蕴藏着丰富的海洋资源。

自改革开放以来，中国经济取得了令人瞩目的成就。进入21世纪后，海洋经济更是有了突飞猛进的发展，据国家海洋局初步统计，2017年全国海洋生产总值77611亿元，比上年增长6.9%，海洋生产总值占国内生产总值的9.4%。同时，海洋立法、海洋科技和海洋能源勘测、海洋资源开发利用等方面也取得了巨大的进步，我国公民的海权意识和环保意识也大幅提高，逐渐形成海洋产业聚集带、海陆一体化等发展思路。但总体而言，我国海洋产业发展较为落后。而且，伴随着对海洋的过度开发，其环境承载能力也受到威胁。海洋生物和能源等资源数量减少，海水倒灌、海岸受到侵蚀，沿海滩涂和湿地面积缩减：种种问题的凸现证明，以初级海洋资源开发、海水产品初加工等为主的劳动密集型发展模式，已经不能适应当今社会的发展。海洋产业区域发展不平衡、产业结构不尽合理、科技含量低、新兴海洋产业尚未形成规模等，是我们亟待解决的问题，也是本书要阐述的问题。

海洋产业有不同分法。

传统海洋产业划分为12类：海洋渔业、海洋油气业、海洋矿业、海洋船舶业、海洋盐业、海洋化工业、海洋生物医药业、海洋工程建筑业、海洋电力业、海水利用业、海洋交通运输业、海洋旅游业。

有的学者根据产业发展的时间序列分类：传统海洋产业、新兴海洋产业、未来海洋产业。在海洋产业系统中，海洋渔业中的捕捞业、海洋盐业和海洋运输业属于传统海洋产业的范畴；海洋养殖业、滨海旅游业、海洋油气业属于新兴海洋产业的范畴；海水资源开发、海洋观测、深海采矿、海洋信息服务、海水综合利用、海洋生物技术、海洋能源利用等属于未来海洋产业的范畴。

有的学者按三次产业划分：海洋第一产业指海洋渔业中的海

洋水产品、海洋渔业服务业以及海洋相关产业中属于第一产业范畴的部门。海洋第二产业是指海洋渔业中海洋水产品加工、海洋油气业、海洋矿业、海洋盐业、海洋化工业、海洋生物医药业、海洋电力业、海水利用业、海洋船舶工业、海洋工程建筑业，以及海洋相关产业中属于第二产业范畴的部门。海洋第三产业，包括海洋交通运输业、滨海旅游业、海洋科研教育管理服务业以及海洋相关产业中属于第三产业范畴的部门。

根据党的十九大报告提出的"坚持陆海统筹，加快建设海洋强国"，我国海洋经济各相关部门将坚持创新、协调、绿色、开放、共享的新发展理念，主动适应并引领海洋经济发展新常态，加快供给侧结构性改革，着力优化海洋经济区域布局，提升海洋产业结构和层次，提高海洋科技创新能力。本丛书旨在为我国拓展蓝色经济空间、建设海洋强国提供一定的合理化建议和理论支持，为实现中华民族伟大复兴的"中国梦"贡献力量。

本丛书总的思路是：有机整合中国传统的"黄色海洋观"与西方的"蓝色海洋观"的合理内涵，并融合"绿色海洋观"，阐明海洋产业发展的历史观，以形成全新的现代海洋观——在全球经济一体化及和平与发展成为当今世界两大主题的新时代背景下，以海洋与陆地的辩证统一关系为视角，去认识、利用、开发与管控海洋。这一现代海洋观，跳出了中国历史上"黄色海洋观"与西方历史上"蓝色海洋观"的时代局限，体现了历史传承与理论创新的精神。

21世纪是海洋的世纪，强于世界者必盛于海洋，衰于世界者必败于海洋。

目录
contents

第一章

海洋是人类的医药宝库

人们常常会把人的心胸比喻成"像大海一样宽广"，实际上，这不仅仅是一种比喻。许多人都有这种体会，当心情不好时，去海边走走，所有的不愉快都会一扫而光。这一方面是因为在辽阔大海的对比下，所有的烦恼都显得如此渺小，心情会骤然开朗；另一方面，海边清新的空气、摇曳的绿树、柔软的沙滩和碧蓝的海水，也都会让人的情绪变得宁静平和。大海这种与生俱来的疗愈作用，颇有"上工治未病"中的"上工"风范，可以起到自然的医疗保健效果，这也是许许多多疗养院会建在海边的原因。可以说，大海天生就是一位擅长预防和治疗的"好医生"。

不止于此，我们知道，当前，心脑血管疾病、恶性肿瘤、糖尿病、老年性痴呆、艾滋病等疾病在日益严重地威胁着人类健康，最近几十年内报道的还有马尔堡病毒病、拉沙热、埃博拉出血热、寨卡病毒病、SARS病毒病、川崎病、克麦罗沃脑炎、卡累利阿热、罗斯河热病毒等，新的疾病在不断地出现。据统计，世界上仅病毒病平均每年就在以23类新种的速度增加。如何预防治疗这些疾病，是人类正在面临的严峻问题。在现有的陆地天然药物与化学合成药物效果不理想、副作用比较大的情况下，寻找新的药源的任务是不是也可以寄托在研究最少、未知领域最多的辽阔海洋中呢？从概率上来说，这自然是不容置疑的。不过在实践中，海洋究竟能为人类疾病的治疗带来哪些惊喜，这个答案在人类对海洋的深入研究过程中不断地被刷新。

那么，下面就让我们逐渐揭开深邃辽阔大海的神秘面纱，去发掘在时而水平如镜、时而惊涛骇浪的海洋中，已经被人类了解和掌握的越来越多的海洋药物资源宝库吧。

第一节 走近海洋

一、初识海洋

地球上的陆地和海洋的总面积约5.1亿平方公里。地球从外太空上看，是一个美丽的蔚蓝色的星球。虽然名为地球，但是，由于海洋覆盖了地球总面积的71%（见图1-1），即约3.61亿平方公里，因而看起来像是一个水球。地球上海洋的平均深度为3800米，最深处位于北太平洋西部海床的马里亚纳海沟，深度为11034米。

人们常说的海洋，实际上包括海与洋两部分。洋是指地球上连续咸水水体的主体部分，远离大陆，面积辽阔；水体较深，一般在2000米以上，水体透明度大，盐度、水温不受大陆影响且季节变化小；具有独立的潮汐系统和强大的洋流系统；其沉积物多为深海特有的钙质软泥、硅质软泥和红黏土。全世界共有四大洋——太平洋、大西洋、印度洋和北冰洋，其总面积约占海洋总面积的89%。海位于洋的边缘，隶属于各大洋，以海峡或岛屿与洋相通或相隔，面积较小；深度较浅，一般在2000米以内，透明度小，盐度、水温受大陆影响，有显著的季节变化；由于不断沉积和受到侵蚀，海底形态变化较大，几乎没有自己独立的海流和潮汐系统；其沉积物多为砂、泥沙等。地球上主要的大海共有54个，如地中海、加勒比海、波罗的海、红海、南海等，其总面积约占海洋总面积的11%。

在世界四大洋中，太平洋面积最阔、深度最大，边缘海、岛屿和珊瑚礁最多，是世界第一大洋。太平洋之称起源于拉丁文"Mare Pacificum"，意为"平静的海洋"，是由大航海家麦哲伦及其船队首先叫开而来的。1520年10月，受雇于西班牙的葡萄牙航海家麦哲伦，率领5艘船从大西洋的一个西南出口（麦哲伦海峡）向西航行，在经历了38天的惊涛骇浪，损兵折将后终于到达了一个平静的洋面，饱受了之前滔天巨浪之

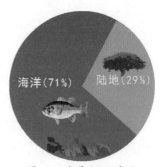

图1-1　海洋面积示意图

海洋(71%)　陆地(29%)

苦后，麦哲伦和他的船员们兴奋地把新到达的这片大洋称为"太平洋"。太平洋位于亚洲、大洋洲、美洲和南极洲大陆之间，北端以白令海峡与北冰洋相连，南端为南极洲，并且与大西洋和印度洋连成环绕南极大陆的水域。太平洋占地球表面积的1/3，是世界海洋面积的一半。太平洋的平均深度为3957米，其最大深度为11034米，地球上共有6条万米以上的海沟，均位于太平洋。太平洋的海水容量为70710万立方公里。太平洋的面积、海水容量均位于世界大洋之首，因而其中蕴藏着的丰富资源，比如渔获量以及多金属结核的储量和品位等也远胜世界其他各大洋。

大西洋是世界第二大洋，位于南美洲、北美洲和欧洲、非洲、南极洲之间。大西洋是一个呈南北走向，似"S"形的洋带，南北长约1.5万公里；东西向较窄，其最大宽度为2800公里。大西洋的总面积约为9166万平方公里，稍多于太平洋面积的一半。大西洋的平均深度为3626米，最深处位于波多黎各海沟，深度为9219米。大西洋的海洋资源也很丰富，盛产鱼类，其捕获量占世界捕获量的1/5以上。大西洋的海运特别发达，东边经苏伊士运河连通印度洋，西边经巴拿马运河连接太平洋，其货运量占世界货运总量的2/3以上。

印度洋是世界第三大洋，位于亚洲、大洋洲、非洲和南极洲之间，面积约为7617万平方公里，平均深度3397米，最大深度7450米，位于爪哇海沟。印度洋底中部有大致呈南北向的海岭，大部分处于热带，水面平均温度20~27℃。印度洋的边缘海红海是世界上含盐量最高的海域。海洋资源以石油最丰富而著称，波斯湾是世界海底石油最大的产区。印度洋还是世界最早的航海中心，它的航道是世界上最早被发现和开发的，是连接非洲、亚洲和大洋洲的重要通道。印度洋的海洋货运量占世界的10%以上，其中石油运输居于首位。

位于地球最北面的北冰洋是世界上最小的洋，大致以北极为中心，介于亚洲、欧洲和北美洲北岸之间，是四大洋中面积和体积最小、深度最浅的大洋。北冰洋的面积约为1479万平方公里，仅占世界大洋面积的3.6%；体积1698万立方公里，仅占世界大洋体积的1.2%；平均深度1300米，仅为世界大洋平均深度的1/3，最大深度也只有5449米。但北冰洋是四大洋中温度最低的寒带洋，终年积雪，千里冰封，覆盖于洋面的坚实冰层厚度可达3~4米。

地球上的海，根据其所处的位置可分成内陆海和陆缘海。内陆海大部分被大陆包围，通过海峡与大洋或其他海相连，如渤海和位于亚、非、欧三个大陆之间的地中海等。陆缘海位于大陆的边缘，与大洋直接相连，它们之间的界限不明显，常以半岛或群岛作为分界线。珊瑚海（Coral Sea）是世界上最大的海，位于太平洋西南部海域、澳大利亚和新几内亚以东、新喀里多尼亚和新赫布里底岛以西、所罗门群岛以南；珊瑚海面积为4.79×10^6平方公里，相当于半个中国的国土面积。马尔马拉海是世界上最小的海，它属于土耳其内海，是黑海与地中海之间的唯一通道，面积为1.1×10^4平方公里。

二、海洋环境的独特性

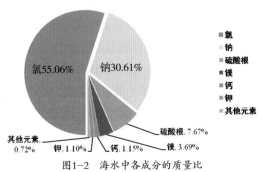

图1-2　海水中各成分的质量比

海洋由陆地环绕，同时也接纳着由陆地带来的各种物质，可以说，海洋是一个时空尺度巨大的开放型的复杂体系。在海水的总体积中，水约占其中的96.5%。此外，海水中还溶解了许多物质，这些物质主要来源于地壳岩石风化产物、火山喷出物以及陆地河流向海洋输送的溶解物。迄今为止，在海水中发现的化学元素已达80多种，各种元素含量差别很大。海水中的化学元素按其含量高低可分为三类：常量元素、微量元素和痕量元素。一般把每千克海水中含量在1毫克以上的元素，称为海水中的常量元素。除氢和氧以外，海水中的常量元素有氯、钠、镁、硫、钙、钾、溴、碳、锶、硼、硅和氟，共12种。海水水体中的各种组成物质（含量见图1-2），构成了对人类生存和发展有着重要意义的海洋环境，其中海水运动是决定海洋环境的核心因素（见图1-3、图1-4）。海水运动的形式主要有波浪、潮汐和洋流三种，海水运动对海洋中多种物理过程、化学过程、生物过程和地质过程，以及海洋上空的气候和天气的形成及变化，都有影响和制约的作用。此外，海水裹挟着营养物质四处奔涌的运动和不断变化着的太阳光线也在极大地影响着海洋生物的分布。

海水中的含盐量（盐度）是海水浓度的标志。海水盐度是以1千克海水中溶解的无机盐总质量（克）来定义。一般而言，普通海水含盐浓度在3.5%左右

（死海等地方会更高些，有的地方则会低些）（见图1–5）。而人在生病时挂的生理盐水浓度一般在0.9%左右，跟人体血浆的渗透压相等，也就是说，海水的含盐量（虽然两种盐的离子不一样，但仅以浓度来说）远大于我们人体。

　　这些海洋环境与陆地环境的显著差异，直接导致了海洋生物生态系统与陆地生物生态系统的诸多差异。海洋生态系统，是海洋中由生物群落及其环境相互作用所构成的自然系统，根据海域的情况，海洋生态系统可分为盐沼生态系统、河口生态系统、红树林生态系统、珊瑚礁生态系统、上升流生态系统、黑潮生态系统、深海生态系统、热泉生态系统等。

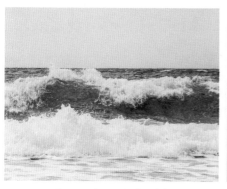 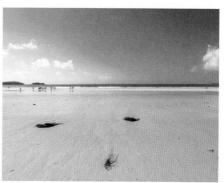

图1-3　海水运动（波浪）　　　　图1-4　海水运动（退潮）

（一）盐沼生态系统

　　盐沼生态系统是海陆相互作用的地带，包括沼泽、湿地、基岩、沙滩、泥滩等复杂的岸滩类型。主要由芦苇、米草等多种盐生草本植物以及大量的潮间带底栖生物组成，其生态环境复杂，生物资源丰富，物种多样性复杂，是重

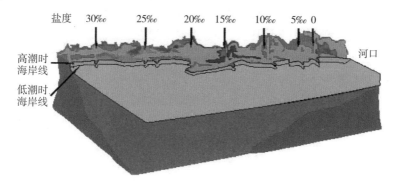

图1-5　入海河口盐度渐变示意图

要的经济动物天然繁育区，也是人工增养殖最富有成效的区域。盐沼生态系统为众多的候鸟提供了食物和栖息地（见图1-6），也是人们进行海水养殖的主要区域（图1-7）。它是海陆相互作用剧烈的地带，也是人类活动最活跃的地带，由于受到各种自然的和人为的因素干扰，所以是海洋脆弱地带之一。

（二）河口生态系统

河口生态系统位于河流与海洋的交汇处，是陆地流域与海洋进行物质交换的主要通道。由于受到陆地上江河水及海水的共同作用，河口生态系统具有明显的边缘效应，环境复杂。一方面，河口区是海洋潮汐涨落区内的水域，环境变化剧烈，特别是盐度和化学要素对环境影响较大；另一方面，河口区域富含大量从陆地冲积过来的营养物质，能提供非常丰富的食物条件。河口区也是许多溯河物种的主要洄游通道或停留地，有来自上游淡水河川的生物群落，有河口特有的生物群落和进入河口区的海洋生物群落，而成为某些淡水类型、海洋类型及河口区特有物种的栖息地，是重要经济生物的重要繁育和保护区。因此，河口生态系统是比较特殊的生态系统，具有丰富的生物多样性，同时，河口区的生物多样性指数还会随潮汐涨落出

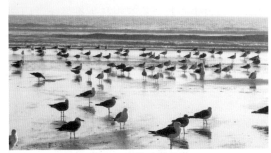

图1-6　滩涂上的海鸟

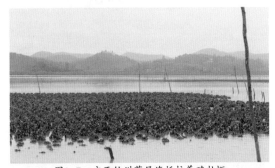

图1-7　广西钦州茅尾海插柱养殖牡蛎

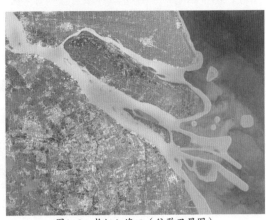

图1-8　长江入海口（谷歌卫星图）

现明显变化，适应性强的物种也具有明显的季节变化。

中国有1500条大小河流注入大海，其中长江入海口是中国最大的入海口（图1-8），也是我国重要的河口渔业水域。

随着沿海工农业的迅速发展和城市人口的增加，人类活动对河口区域的影响与日俱增。

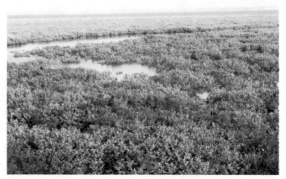

图1-9　广西防城港红树林

（三）红树林生态系统

红树林是从陆地过渡到海洋的特殊森林，是亚热带和热带海洋潮间带或潮上带的一类特殊常绿林，因它的树皮中含有丰富的单宁酸，暴露在空气中会变成红色而得名。红树林具有防风防浪护堤的保卫功能，是抵御台风、海啸袭击的天然屏障；还有强大的抵抗海洋污染、抵御赤潮发生的作用；红树林也是许多经济动物的繁殖和栖息地，是重要经济动物的繁殖和庇护区。但是，红树林的生长速度很缓慢，从树苗长到枝繁叶茂需要二三十年，对整个生态环境要求也很高，一般都生长在河流入海口三角洲的滩涂，而且对水质也有要求，至少要Ⅱ类水（海水水质标准）以上。红树林因其所具有的重大经济效益、生态效益和社会效益而引起社会的广泛关注，加上其易受破坏、生长困难的特点，也成为重要的海洋生态保护对象。

世界上的红树林大致分布在南北回归线之间。我国的红树林主要分布在海南、广东和广西沿海、福建等地（见图1-9）。

（四）珊瑚礁生态系统

珊瑚礁是由造礁珊瑚的石灰质遗骸和石灰质藻类堆积而成的礁石及其生物群落形成的整体（见图1-10）。由于珊瑚礁环境水体稳定、光照充足，珊瑚礁初级生产和食物循环具有特殊方式，有别于沿海或河口生态系统，所以形成了与周围海洋环境不同的特殊的珊瑚礁生态系统。珊瑚礁按分布区域可分为两大类，一类为分布在热带浅海水域的暖水珊瑚，一类为分布在海面以下30～1000米、水温4～12℃的冷水珊瑚。

在珊瑚礁生态系统里，珊瑚礁内自然环境条件极好，适宜各门类生物的

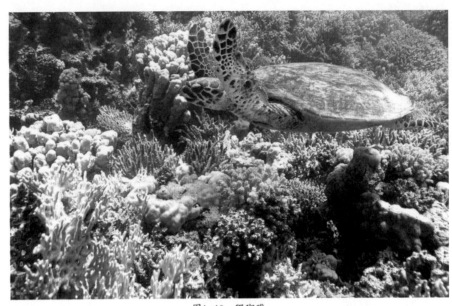

图1-10　珊瑚礁

生长，海域内海水清洁、温度适宜，有丰富的浮游植物、浮游动物及大型藻类和海草等，为珊瑚、海葵、草食性动物、底栖生物以及鱼类及其他掠食者提供了充足的饵料。这些饵料和珊瑚组织内的共生藻，都是很有效的初级生产者，在珊瑚礁生物的食物链中起重要作用。饵料生物的增多，也为其他经济动物提供了有利条件。因此，珊瑚礁的生物多样性极为丰富，堪称大海的"绿洲"，珊瑚礁生态系统也是全球初级生产量最高的生态系统之一。不过另一方面，珊瑚礁的形成需要的条件还是比较严苛的，因为造礁珊瑚是一种适应性比较弱的动物，它生长所需要的条件要求比较高，比如暖水珊瑚要求海水年平均温度在20℃以上，阳光是其生长的必要条件之一，海水透明度越高越有利于珊瑚生长，生长繁殖的深度应小于50米，适合的盐度为27%～38%之间，还需要有充分的氧气供给。可见，只有海洋环境非常优良的海域才适合珊瑚生存，可以说，珊瑚礁也是海洋脆弱地带之一。所以，要想看到美丽的珊瑚，一定要好好地珍惜和爱护我们的海洋环境。

　　我国的珊瑚礁生态系统主要分布于南海（暖水珊瑚），珊瑚礁以造礁石珊瑚为主，南海诸岛（东沙、中沙、西沙和南沙群岛）绝大部分是由造礁珊瑚所构成的珊瑚礁，大陆沿岸的涠洲岛、徐闻灯楼角、深圳大亚湾和香港东部等海域也有少量珊瑚礁分布。向北由于水温渐低，造礁石珊瑚的生长受到限制，仅在受黑潮影响、海水温度相对较高的近岸海域有珊瑚礁分布，如福建东山岛、台湾南部和澎湖列岛。冷水珊瑚由于调查技术要求高、成本高，所以目前在我国还没有进行系统的研究。

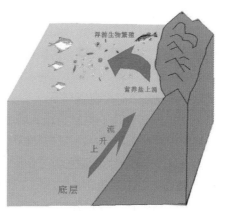

图1-11　上升流生态系统示意图

（五）上升流生态系统

在上升流海域由特定的生物及周围的环境构成，食物链较短、生产力很高的特定生态系统（见图1-11），称为上升流生态系统。由于地形、风漂流或水团边界等多种原因，造成上升流海区的表层流场呈水平辐散，深层流场呈垂直上升状，从而带动高营养盐、低溶解氧的底层海水出现涌升现象。这种底层富营养盐海水的上升，可以给海区表层的浮游植物提供充足营养，使海区的初级生产力升高，从而吸引大量植食性鱼类的聚集，从而使得该海区的生物多样性指数往往高于邻近海域，常常形成主要的渔场区，因此，上升流生态系统往往具有生产力高、食物链短、物质循环快、能量转换效率高的特点。

在我国的渤海中部、黄海冷水团区、山东半岛近海、浙江近海、闽南沿海、台湾西南、广东沿海、海南东南部等海域都存在上升流海区。

（六）黑潮生态系统

黑潮是世界海洋中第二大暖流，是沿着北太平洋西部边缘向北流动的一支强西边界海流，因其水色深蓝似黑色而得名。相对于所流经的海域，黑潮具有流速快、流量大、高温、高盐等特征。黑潮是中国海陆架区毗邻的最大流系（见图1-12），它带来的热量和水量对中国陆架区浅海都有重大影响。

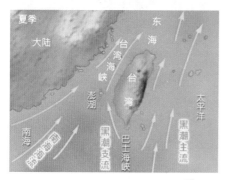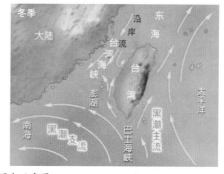

图1-12　黑潮示意图

由于高温、高盐的特性，黑潮具有其独特的指示种，比如浮游植物中的热带戈斯藻、南方星纹藻、达氏角毛藻、双刺角甲藻、四齿双管藻等，浮游动物中的精致真刺水蚤、海洋真刺水蚤、芦氏拟真刺水蚤、肥胖箭虫、四叶小舌水母、宽假浮萤、柔巧磷虾等。

1984—1990年，中日合作开展了黑潮调查，研究结果表明，在我国黑潮流域发现浮游植物419种、浮游动物697种、鱼类等游泳生物约2180种。

（七）深海生态系统

就垂直空间的分布来说，陆生生物一般只是栖息在地表上下数十米的范围，而海洋生物的分布就要大得多，它分布在从海面到海底达万余米的范围内。在深海，由于缺乏阳光、静水压力大，加上水温较低，这也造就了深海生态系统的特殊性。深海中光线不能抵达，不能进行光合作用，因此，深海中没有可进行光合作用的植物，也没有植食性动物，而是只有碎食性和肉食性动物、异养微生物和少量滤食性动物。而且，这些生物的身体生理机能发生了很大变化，以适应深海环境。比如深海中的动物，具有发光器、眼大、肌肉不发达、口大等特征，能吞噬比自身大的食物，附肢发达。在深海海区中，生物多样性一般来说较为贫乏。因为生境的特殊性，在这个生态系统中，往往会有一些构造特别、适应于深水生活的生物，这也是非常值得关注的。我国的探索一号科考船，在2016年进行的马里亚纳科考中，就发现了具有独特活性的海洋微生物。

以在水下7000多米看到的小鱼为例，实际上它要承受的压力高达700多个大气压。换句话来说，小鱼在我们人手指甲那么大小的面积上，每时每刻都在承受着700千克的压力，相当于一个人的一根手指要托住两辆坦克，这样大的压力，连钢制的坦克都会被压扁。但这些在深海中看起来十分柔弱的生命，不但经受起了数百个大气压力的考验，而且不可思议的是，它们还能

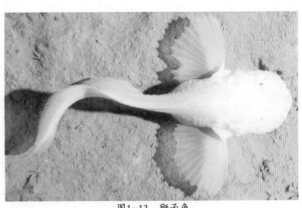

图1-13　狮子鱼

游动自如。

2014年12月，在太平洋马里亚纳海沟8145米的海床上，科学家们发现了一种浑身白色，头大、眼睛小、没有鱼鳞的鱼类，科学家把它称为"狮子鱼"（见图1-13），这个发现打破了鱼类的海洋栖息深度纪录，较先前纪录深了将近500米。

我国的深海生态系统分布在东海和南海的海槽或深海盆中，比如东海大陆架向外延伸，有2000多米的冲绳海槽，在南海海域，位于中沙和南沙陆坡之下有广阔的深海盆或称深海平原。

（八）热泉生态系统

热泉生态系统位于深海热泉，严格来说它是深海生态系统中的一种，其生物群落生活在一个高温（热泉喷口附近的温度达到300℃以上）、高压、缺氧、偏酸和无光的环境中。在20世纪70年代末，这种类型的生态系统首次在东太平洋的加拉帕戈斯群岛附近的深海热泉中被发现。在这些热泉里生活着众多的生物，包括管栖蠕虫、蛤类和细菌等，有着非常独特的生物群落。这些生物群落在这类生态系统中主要由化能自养型细菌利用热泉喷出的硫化物（如 H_2S）所得到的能量去还原 CO_2 而制造有机物，然后其他动物以这些细菌为食物而维持生活，热泉喷口附近的环境，不仅可以为生命的出现以及其后的生命延续提供所需的能量和物质，而且还可以避免地球外物体撞击地球时所造成的有害影响，热泉生态系统不失为孕育生命的理想场所，因为整个群落是依赖热泉的热量和营养盐而存在的，所以当热泉消失的时候，整个生物群落也就消失了。迄今，科学家已发现数十个这样的深海热泉生态系统，它们一般位于地球两个板块结合处形成的水下洋脊附近。

现今所发现的古细菌，大多都生活在高温、缺氧、含硫和偏酸的环境中，这种环境与热泉喷口附近的环境极其相似。另一方面，热泉喷口附近不仅温度非常高，而且还含有大量的硫化物、CH_4、H_2 和 CO_2 等，与地球形成时的早期环境相似，因此部分学者认为热泉生态系统可能与生命的起源相关联。这种观点虽然未得到广泛认同，但也说明热泉生态系统的特殊性极具研究价值。

在上述几种生态系统中，红树林、珊瑚礁、盐沼和上升流被称为地球上生物多样性最丰富、生产力最高的四大海洋生态系统。正是如此丰富多样的海洋生态系统，决定了在海洋中也生长着极其丰富的海洋生物物种。

第二节　海洋生物的多样性和特异性

在生命漫长的演化过程中，从最初简单的单细胞生物开始到现在，在数十亿年里创造出了极其丰富多彩的地球生物世界。海洋作为生命的摇篮，蕴含着丰富的海洋生物，这些生物种类大约占地球生物总量的87%。

遵循分类系统中由简单到复杂、由低等到高等的路线，与人类关系十分密切的海洋生物门类常常被划分为海洋植物、海洋动物和海洋微生物三大类。

一、海洋植物

海洋植物由单细胞藻类（微型藻类）、大型藻类和高等海洋植物组成。其中单细胞藻类主要包括硅藻门、甲藻门、金藻门等；大型藻类主要有蓝藻门、红藻门、褐藻门和绿藻门；高等海洋植物有海草、红树林等。海洋植物类别见图1–14。

海藻具有重要的经济价值。首先，它可以作为食物。可以食用的藻类很多，比如红藻门中的紫菜、石花菜，褐藻门中的海带、裙带菜，蓝藻门中的螺旋藻等。其次，它可作为工业原料。比如可提取琼胶、卡拉胶、褐藻胶等的藻类，比如红藻门中的石花菜、江蓠，褐藻门中的马尾藻等。此外，还有许多海藻中含有抗癌、治疗心血管疾病和碘缺乏症等的化学物质，它们为开发研究海洋药物提供了丰富的来源。此外，单细胞藻类是海洋浮游植物的主要组成部分，是海洋初级生产力的主要贡献者。据估计，在食物链的转换中，1千克鱼肉的生长需100～1000千克的浮游藻类，因此，浮游藻类资源丰富的海区都是世界著名渔场所在地。高等海洋植物中的红树林和海草，在海洋生态系统中也都具有举足轻重的作用。

二、海洋动物

海洋动物主要分为海洋无脊椎动物和海洋脊椎动物。

（一）海洋无脊椎动物

顾名思义，无脊椎动物没有脊椎动物那一根背侧起支撑作用的脊柱和狭义的骨骼。无脊椎动物拥有的是广义的骨骼（包括外骨骼、内骨骼和水骨骼三种）。外骨骼指的是甲壳等坚硬组织，如蜗牛的壳、螃蟹的外壳、昆虫的角质层都属于外骨骼；内骨骼存在于脊索动物、半脊索动物、棘皮动物和多孔动物中，在内起支撑作用；水骨骼是动物体内受微压的液体（无体腔动物的扁形动物也不例外）和与之拮抗的肌肉，加上表皮及其附属的角质层的总称。

海洋无脊椎动物种数、门数最为繁多，占据了海洋动物的绝大部分，其中典型类别见图1-15。

海洋无脊椎动物的主要门类有：原生动物、海绵动物、刺胞动物、扁形动物、纽形动物、线虫动物、苔藓动物、星虫动物、螠虫动物环节动物、软体动物、节肢动物、腕足动物、毛颚动物、须腕动物、棘皮动物、半索动物、尾索动物和头索动物。其中海洋中特有的门类是腕足动物、毛颚动物、须腕

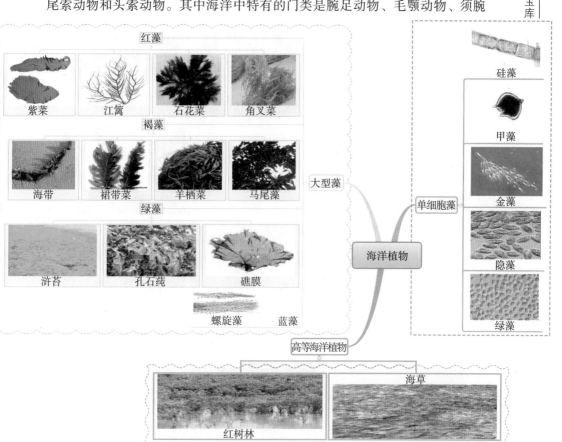

图1-14 海洋植物类别示意

动物、棘皮动物、半索动物等。据统计，我国海洋中已记录的原生动物约2000种，海绵动物200多种，刺胞动物约1000种，多毛类环节动物900多种，软体动物和甲壳动物各约3000种，棘皮动物580多种，苔藓动物470多种。

多种多样的动物门类使得海洋生物呈现出高生物多样性，从而维持了海洋生态系统的稳定，同时这些海洋生物类群大多数也与人类生活密切相关。某些原生动物，如有孔虫、放射虫和颗石虫等是判别地层年代的指示生物。刺胞动物中的某些大型水螅也可以作为渔场的标志。珊瑚礁为各类海洋生物提供了

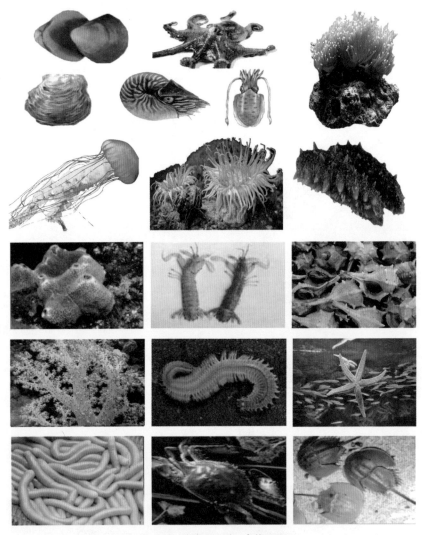

图1-15 典型的海洋无脊椎动物

丰富的生长繁殖环境。我国南海海域水深50～100米的中陆架海底，分布着大面积的形似水草的单列羽螅，被称为"拟草原"，也是海洋中生物多样性较高的区域。苔藓动物也是珊瑚礁的造礁生物之一。多毛类环节动物、软体动物、节肢动物和棘皮动物是海洋底栖生物的主要类群。由于其隐居特性，多毛类动物的发现和采集较为困难，其实际种类和数量远远超出人们的想象。节肢动物中的甲壳动物种类繁多，在海洋生态系中具有十分重要的地位，素有"海洋中的昆虫"之称，它们栖息于海底、深渊、浅海、潮间带、泥沙软底、岩礁、珊瑚礁、红树林、海草床等各种海洋环境中，不但是底栖生物的重要类群，也是浮游生物的主要类群。软体动物门，是目前海洋中已知种类最多的无脊椎动物门类，而棘皮动物经常是底栖生物常见的类群，二者在海洋生态系尤其是底栖生物中占有重要地位，常是生物量的主要贡献者。

无脊椎动物中的许多种类是重要的经济种类。比如甲壳动物中的虾、蟹，软体动物中的扇贝、鲍鱼，棘皮动物中的海参、海胆等都是重要的海产品；小型种类则是鱼、虾等的天然饵料，甲壳素是工业和医药原料；一些种类具有药用、工艺品、饵料等价值。有些无脊椎动物却对人类的生活造成危害。比如原生动物中的一些种类因过度繁殖形成赤潮，或寄生、附着于鱼虾等大型动物体上而造成病害；甲壳动物中的藤壶、苔藓动物、软体动物中的双壳类等是危害很大的污损生物；棘皮动物中的海星等一些种类会对珊瑚、贝类、藻类等造成很大危害。

近年来，海洋活性物质的研究开发日益深入，尤其是对海绵、刺胞动物中的珊瑚和海葵、棘皮动物中的海星、被囊动物中的海鞘等海洋动物活性物质的研究筛选，非常活跃。海洋无脊椎动物无疑将是未来重要的药物源。

（二）海洋脊椎动物

海洋脊椎动物包括海洋鱼类、爬行类、鸟类和哺乳类。典型的海洋脊椎动物见图1-16。

海洋脊椎动物中最主要的海洋生物类群是海洋鱼类，其种类多、数量大，是海洋中的主宰，在海洋食物链中处于顶端，而且在海洋渔业中占有举足轻重的地位，个别有毒种类还可做药用。海洋鱼类可分为圆口纲、软骨鱼纲和硬骨鱼纲。根据王存信等的统计结果，我国已知海洋鱼类已超过3000种，约占世界海洋鱼类的1/4。

除了鱼类以外，海洋脊椎动物中的爬行动物、鸟类、哺乳类等，都在生态系和经济上具有一定价值。海洋爬行动物可分为棱皮龟科、海龟科、海蛇科

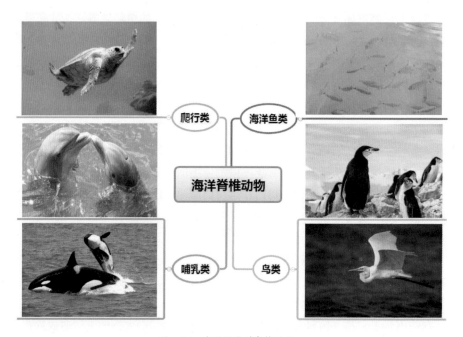

图1-16　典型的海洋脊椎动物

类动物。海洋鸟类的种类不多，仅占世界鸟类总数的0.02%，如信天翁、鹱、海燕、鲣鸟、军舰鸟和海雀等都是常见的典型海洋鸟类。分布在中国的海洋鸟类约有20种，它们大部分为候鸟，小部分为留鸟。海洋哺乳动物包括鲸目、鳍脚目和海牛目等。

三、海洋微生物

无论是在寒冷的冰川还是在酷热的温泉，无论是在高耸的山顶还是在漆黑的海底，到处都能发现体积小、结构简单、生长迅速、适应性强的微生物的踪迹。

人类迄今为止发现的微生物大约有150万种，其中7.2万种存在于陆地，其余都存在于海洋之中。海洋微生物，是在海洋环境中能够生长繁殖、形体微小，单细胞的或个体结构较为简单的多细胞的，甚至没有细胞结构的一群低等生物。通常要借助光学显微镜或电子显微镜放大才能观察到。

海洋微生物具有嗜盐性、嗜冷性、嗜压性、低营养性、趋化性与附着生长、多形性、发光性等特点。海洋微生物从类型上看，主要有原核微生物（如海洋细菌、海洋放线菌）、真核微生物（如海洋真菌、原虫）和无细胞生物（如海洋病毒）三大类（见图1-17）。需要说明的是，海洋微型藻类从大小上说也是属于微生物，但分类学上把它归为海洋植物。

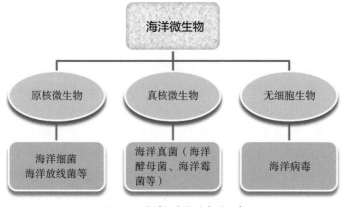

图1-17　海洋微生物的类型示意

在海洋环境中，海洋微生物数量大，环境适应能力强，繁殖速度快，常常会在发生变化的新环境中迅速形成新的异常环境中的微生物区系，进而积极参与氧化还原活动。海洋微生物是海洋生态系统发展过程中最积极的一个环节，是海洋生态系统的重要组成部分，也是海洋环境中不可缺少的活跃因素。

四、海洋中的物种数量

（一）全球海洋物种数

目前全球专门收录海洋生物（含河口或河海洄游的物种）的网站只有3个：OBIS、WoRMS及Marine Species Identification Portal。其余的数据库或网站，都以包括所有的物种为目标，而不去区分海陆域（含淡水）的物种。

其中，海洋生物地理信息系统（Ocean Biogeographic Information System，OBIS）是全球最大的、含点位数据的在线开放性数据库，它收录了2000—2010年前后11年的海洋生物信息，资料来自1000多个数据集。它的每个数据集都由一个组织所提供，包括观测坐标、物种分类、水文环境背景参数等，供全球有兴趣者搜索利用，并可实时绘制自定义的地图组合。OBIS迄今已收录约25万种海洋生物，以及3700万笔时空分布原始资料。该数据库的查询方式有5

种：物种、数据库、地区、时间及环境因子等。

世界海洋物种记录（World Register of Marine Species，WoRMS）是提供海洋生物权威性名录的网站，其数据库内容由分类专家们负责，并有专人控制数据质量。该网站有搜寻或比对名录、地理区搜寻等功能。迄今为止该网站已收集有物种22万种、图片3.5万张。

海洋物种鉴定入口（Marine Species Identification Portal）由网站提供关于海洋物种的科学信息，并向学生和其他有关各方提供有关海洋生物多样性的信息，共收集9900海洋物种和5553高分类群的信息，其中大部分具有描述和一个或多个插图，此外，还提供了物种同义词以及俗称等的搜索。

除此之外，以海洋生物为主的单一类群的数据库还有鱼库（Fish Base）、藻库（Algae Base）及世界六放珊瑚（Hexacorallians of the World）3个。其中鱼库是全球创立最早、内容最丰富的单一生物类群数据库，从1988年起发展至今已收录共3.27万种鱼类、30万个俗名、5.34万张图片、4.95万篇参考文献，目前已有2090位各地的合作者，每月访客高达70万人次。藻库包括陆、海及淡水以藻类为主的信息，也包括开花的海草，该数据库系由民间企业及合作者共同赞助及运维，从1996年开站，目前共收录13.5万种藻类之种或种下名、1.7万张照片、近5万篇文献、22.3万笔分布资料。六放珊瑚数据库则是由美国堪萨斯大学所建置的刺胞动物门珊瑚纲下的海葵目数据库，目前共收录全球738种海葵的分类、文献、模式标本、分布及物种照片，除了海葵外，也含广义海葵的其他类群[1]。

目前已知有记录的海洋生物种大约有25万种，但科学家们对于海洋中究竟有多少种生物，看法并不一致。O'Dor[2]认为实际的数量应为250万种以上。看来对海洋的认识，对海洋生物及其多样性的深入研究，依然是人类在开发利用海洋过程中的一项长期任务。

（二）中国海物种数

中国海域辽阔，北部始于鸭绿江口，南端止于北仑河口。陆缘西侧自北向南依次为渤海、黄海、东海、南海，属于北太平洋西部的边缘海，并与西太平洋相沟通，形成北东南西向的弧形。中国的海域纬度跨度大，由北至南跨越北纬41°到北纬3°间的38个纬度带，地跨寒温带、亚热带及热带，大陆岸线长1.8万多公里，海岸类型多样，岛屿岸线长1.4万多公里。

中国海物种的分布范围，受到物种本身的特性和水温、盐度和流场的影响，随着海区不同和季节变化，物种多样性也存在变化。

根据陈清潮等人的报道[3]，中国海记录有原核生物界4个门、原生生物界7个门、真菌界3个门、植物界6个门、动物界24个门，共记录20278 个物种，其中黄、渤海1140 种，东海4167 种，南海5613 种，可以看出物种数由北向南递增，这与其所处气候带有密切关系，同时也与流系有关，比如东海外缘受黑潮流系的影响，物种多样性指数高于东海沿岸。但随着研究的继续，根据《中国海洋生物名录》分布记录[4]，中国海已记录生物22629种（见图1-18）。

以上数据都是经过多次大规模的海洋生物资源调查汇总得到的，它是中

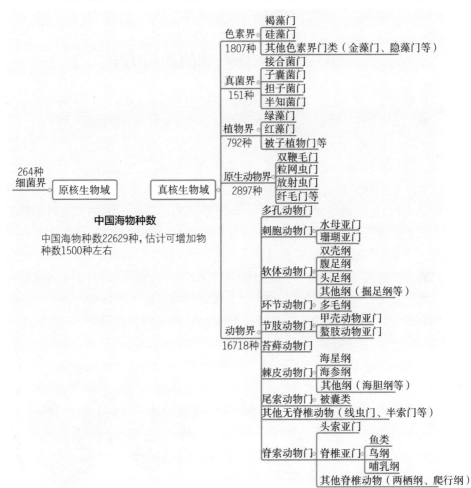

图1-18　中国海物种数

国现有海洋物种多样性研究的基础。不过过去的工作，较多地集中在鱼类、软体、甲壳类等一些较大类群，对其他的类群涉及不多，特别是对低等藻类、寄生生物等关注较少，还有许多的生物尚未被识别和发现。随着调查研究的不断深入，物种数还在逐渐增加，初步估计，可增加1500种，总计可以达到2.4万多种。

随着人们对海洋环境，特别是深海和远洋生物的认知不断深入，以及研究仪器的更新、研究手段的进步，正不断有新的海洋生物物种被发现，对海洋生物物种数的统计也是在日益更新中。

第三节 海洋药物的药用历史

在历史的长河中，我国是应用海洋药物最早的国家之一，在海洋药物作为中药制剂方面，积累了很多宝贵的临床经验和可靠的文献资料。

早在3600多年前，古代中国就有将海洋生物用作药物的记载。公元前1600—前1046年的殷商时期，《山海经》就载录了大量殷商时期及此前的海洋学资料，所记载的海洋生物主要是鱼类。海洋药物的复方出现大约在公元前3世纪的春秋战国时期。出土于马王堆汉墓、成书于战国早期的《五十二病方》，共收载药物229种。与《山海经》所载药物多为单方不同，《五十二病方》中多为两种以上药物共同组方治疗疾病。春秋战国时期的《黄帝内经素问》中，记载有"乌贼骨治血枯：四乌鲗骨、一蔗茹。二物并合之，丸以雀卵，大如小豆，以五丸为后饭，饮以鲍鱼汁"（见图1-19）。在这个论述中，有病名、病症、病因、病理、治则、药物配伍、

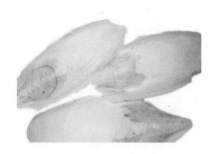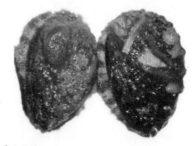

图1-19 乌贼骨和鲍鱼

制法和服法。这标志着战国时期以后，对海洋药物的使用与其他本草药物一样，已纳入用中医学理论为指导思想的科学体系之中，即通过方剂学的组方原则，与相关药物相配伍组成方剂，提高了海洋药物的临床疗效和应用范围，有了质的飞跃。

此后，西汉晚期出现了我国现存最早的药物学专著《神农本草经》（见图1-20），该书收集记载了365种药物，其中海洋药物有10余种。此外，产生于两晋、南北朝时期的本草著作《名医别录》和《本草经集注》收载了海洋药物23种。唐代开始出现官修本草，海洋药物因此也得以兴盛，海洋药物的种数已从秦汉两晋南北朝时期的23种增至84种。宋代是海洋药物另一个大发展时期，比如：《本草图经》收载海洋药物35种，其中兼有图文22种、图35幅；《经史证类备急本草》收载海洋药物103种，加上13种部位药共116种，新增14种。宋代民间本草著作也很多，当时有文献记载的本草著作110多种，其中载有海洋药物的重要本草著作有《本草衍义》和《宝庆本草折衷》。明朝的《本草纲目》共收载各类药材1892种，其中海洋药物85种（见图1-20）。清代的《本草纲目拾遗》共收载海洋药物33种，其中清代新增海洋药物22种。

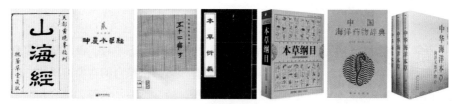

图1-20　历代海洋药物书籍（部分）

中华人民共和国成立后，政府先后组织专业人员，对包括海洋药物资源在内的中草药资源进行了4次大规模的综合调查。《中药大辞典》（1977）记载药物5767种，其中海洋药物144种。1993年出版的《中国海洋药物辞典》收录了海洋生物1600条，其中海洋动物药物1431条、海洋藻类药物125条、其他44条。2004年起，国家海洋局启动"我国近海海洋综合调查与评价"专项，设立了"ST12区块海洋药用生物资源调查与研究"和"海洋药源生物资源评价和《中华海洋本草》编纂"两个专项。其中，《中华海洋本草》全书共遴选收录海洋药用生物物种1479种、海洋药物613味、海洋矿物15种，此著作代表了我国当代海洋药学研究最高和最新水平，也为未来的海洋生物资源高值开发与海洋药物研发提供了重要的基础资料。

世界上的海洋药物研究，即基于现代技术开展的海洋药物研究，开始于20世纪50年代末60年代初，其中最早开展海洋生物活性物质研究的国家是美国，随后各国学者相继开展了海洋生物中抗肿瘤、抗病毒、抗真菌、抗心脑血管病、抗艾滋病等活性成分的研究[5]。

第四节　海洋药物的特殊之处

海洋药物之所以能产生治疗作用，是因为海洋药物来源的海洋生物体内含有对生命现象具有较大影响的微量或少量物质，也称为海洋生物活性物质。根据《天然产物报告》统计，仅以2008—2011年为例，4年间就分别发现海洋新天然产物1065种、1011种、1003种和1151种，平均每年发现海洋新天然产物约1000种[6]。而且海洋中的活性物质与陆生生物的相比，具有其非常独特的结构及性能。

一、结构独特

海洋生物活性物质最重要的特点就是其元素的组成。由于海水富含卤素（F^-、Cl^-、Br^-、I^-），因此，海洋生物中含有很多共价结合的含卤有机物，有时卤原子的量可达分子中元素总数的70%以上，最常见的是含溴，其次是含氯和碘。含有多卤素是海洋天然产物所特有的。海水中的卤素不仅能进入各种结构的化合物中，而且在各类化合物的生物合成过程中起着非常重要的作用，特别是溴离子诱导作用会促进分子环化或重排。在陆生生物体内次级代谢过程中，对卤素的利用只在极少数细菌中偶尔能观察到，而有机溴化物和碘化物，迄今尚未在陆源生物的代谢产物中发现。

海洋生物中还存在着种类繁多、特性各异的生物活性物质，主要有脂类、酸类、苷类、多肽、多糖、萜类、胡萝卜素类、甾类、氨基酸类、生物碱、有机酸和蛋白质等共300多种化合物，而每一类的活性物质中又包含了许许多多结构各异的化合物。其中许多活性物质在陆生生物中很少发现或是至今从未发现的。比如含氯代碳酰亚胺基团的化合物（见图1-21中左侧物质），这就是一种在陆生生物中从未发现过的化合物。再比如，目前在自然界发现的过氧化物约600种，绝大多数来源于海洋生物，在海绵分离得到的降倍半萜类活性物质，其中的过氧化基团可使其具有的细胞毒性活性增加。

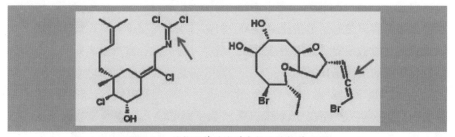

图1-21　结构独特的海洋生物活性物质示例

二、生物活性极强

由于海洋生物的生存环境远比陆地生物的生存环境恶劣，海洋物种间的生态作用和影响也远比陆生生物复杂和广泛。因此，跟陆地生物相比，海洋生物活性物质的生理活性要强得多[7-9]。一些海洋毒素的活性就远远强于陆域的有毒物质。

比如存在于岩沙海葵中的岩沙海葵毒素（见图1-22），也称为沙海葵毒素或群体海葵毒素，是由129个碳原子组成的聚合物。它是从刺胞动物皮

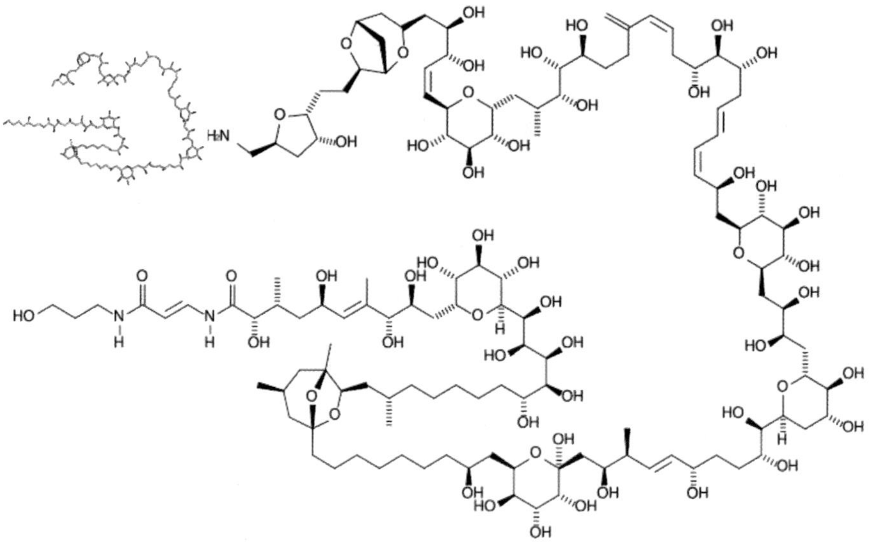

图1-22　岩沙海葵毒素

沙海葵科沙群海葵属毒沙群海葵（*Palythoa toxica*）中分离得到的一种非蛋白毒素，是已知非蛋白毒素中毒性最强烈的毒素之一，也是目前发现的最强的动脉收缩剂，比以往发现的动脉收缩剂的活性高100倍。

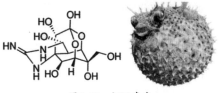

图1-23　河豚毒素

再比如河豚毒素（见图1-23），它是一种存在于河豚、蝾螈、斑足蟾等动物中的海洋毒素。它是一种结构复杂的生物碱，也是迄今为止在自然界中发现的最为奇特的小分子天然产物之一，不仅结构新颖而且性质独特，它的特点是仅溶于醋酸等酸性溶剂而不溶于有机溶剂和水，

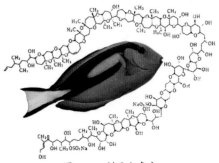

图1-24　刺尾鱼毒素

而且在碱性和强酸性溶剂中均不稳定，在溶液中以两种平衡体的形式存在。河豚毒素的毒性极其大，其毒性是氰化物的1000倍，局部麻醉作用则是普鲁卡因的4000倍，因此，它可以用于某些癌症后期的缓解药。更有意义的是，河豚毒素的作用机制与陆地发现的毒素不同，因为它在极低的浓度就能选择性地抑制Na^+通过神经细胞膜，但却允许K^+通过，因而成为神经生物学和药理学研究的有力工具。

另一个引人注目的海洋毒素——刺尾鱼毒素（Maitotoxin，MTX），它是目前发现的最复杂的一种聚醚梯（Polyether Ladder）类化合物，相对分子质量3422，是已知最大的天然产物之一，它的结构鉴定代表着现代鉴定技术在天然产物化学结构研究中的最高应用水平（见图1-24）。刺尾鱼毒素的毒性非常强烈，它是非蛋白毒素中毒性最强的物质，它的毒性比河豚毒素强近200倍，是上述岩沙海葵毒素的9倍，1毫克的刺尾鱼毒素就可以使100万只小鼠丧命。刺尾鱼毒素是典型的Ca^{2+}通道激动剂，可以增加细胞膜对Ca^{2+}的通透性，是研究Ca^{2+}通道药理作用特异性的工具药。

这些海洋毒素活性如此强的原因，是因为它们是海洋生物的防御物质，因为毒素释放到海水后会很快被稀释，为了达到生物防御作用，所以这类物质的活性往往极其强烈。可见，正是海洋环境的特殊性，造就了海洋生物的活性物质具有异于陆生生物的独特结构和功能。

三、活性物质含量低

海洋生物活性物质的含量通常都很低。除了海藻多糖、碘和牛磺酸等在某些生物体内含量较高且拥有丰富的海洋生物资源之外，大多数海洋生物体内的活性物质含量很低，而且生物资源往往非常有限，不容易获得，开发的难度很大，如果想要直接利用海洋生物作为原料来提取活性物质，很难满足人类的需求。以西加毒素为例，1吨西加鱼的鱼肉中才能提取2毫克西加毒素（见图1-25），我们常说的百里挑一，是形容比较困难和难得，而从1吨鱼肉中提取2毫克毒素[10]，就相当于从5亿人里挑选出1个人，显然不是一般的艰难，这是制约海洋药物开发的关键问题，也正是海洋药物开发中必须跨越的重大技术课题。

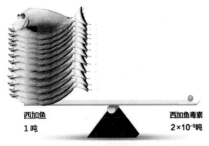

西加鱼
1吨

西加鱼毒素
2×10⁻⁹吨

图1-25　西加鱼与鱼毒素提取比例示意

第五节　海洋药物研究的生力军

一、国外较著名的研究团队

美国、日本和欧盟相关机构，每年均计划投入数千万甚至上亿美元用于海洋药物的开发研究。

（一）美国

美国是最早开展海洋生物活性物质研究的国家，在海洋药物的研发方面投入了大量人力、物力。美国国家研究委员会（National Research Council）和国立癌症研究所（National Cancer Institute）每年用于海洋药物开发研究的经费均达到了5000多万美元。近年来，美国国立卫生研究院（NIH）的海洋药物资金占比已增加到11%以上，与合成药、植物药基本持平。

（二）日本

日本海洋生物技术研究院（Japanese Marine Biotechnology Institute）及日本海洋科学和技术中心（Japan Marine Science and Technology Center）用于海洋药物开发研究的经费每年约为1亿美元。

（三）欧盟国家

欧洲是世界上最早开始进行海洋药物研究的地区之一。由于经济、科技、人才等方面的优势，德、英、意、法、西等国在海洋天然产物研究领域一直位于世界先进水平。

1974年举办的第一届"国际海洋天然产物研讨会"，是海洋天然产物研究最高学术水平的会议，此后每3年举行一次。1989年，欧共体（欧盟的前身）还制订了海洋科学和技术（Marine Sciences and Technology，MAST）计划，该计划重点资助的一个大项目，就是"从海洋生物资源中寻找新药"，该项目由欧洲8个国家的19个海洋生物科学方面国际一流的科研机构共同承担。

二、国内较著名的研究团队

我国漫长的海岸线以及丰富的海洋资源为研究开发海洋药物提供了极为有利的条件。许多省市，特别是沿海省市的高校及科研院所均成立了相应的海洋药物研究机构和学术团体，每年均召开各种类型的海洋药物学术研讨会。国家自然科学基金、国家"863"高技术研究发展基金以及各省市的重点基金都逐年加大了对海洋药物研究的资助。有的院校还设立了海洋药物专业，用于培养海洋药物方面的专业人才。

由于海洋样品的采集、快速处理、品种鉴定以及结构鉴定、经费投入等方面的原因，从事海洋药物以及海洋天然产物相关研究、科研技术力量较雄厚的研究团队主要集中在我国青岛、厦门、广州、上海、北京等地，其中比较有代表性的海洋药物、海洋天然产物研究机构见图1-26。

可见，国内外已有不少科研团队以及一大批科研人员，围绕着海洋药物研究的热点和前沿领域，开展了一系列的基础、应用基础和开发应用研究，取得了一系列重要的研究成果。然而，海洋生物的研究与陆生生物相比，仍处于初级阶段，而且海洋生物的复杂性和多样性，以及海洋药物前期开发投入高、研发周期长等的特点，也使得海洋药物的整体研究水平有限，海洋中很多的活性物质成分被真正开发利用起来的还很少[11]，要让更多的海洋药物从技术积累进入产业化发展阶段，仍然需要更多人的共同参与和不懈努力。

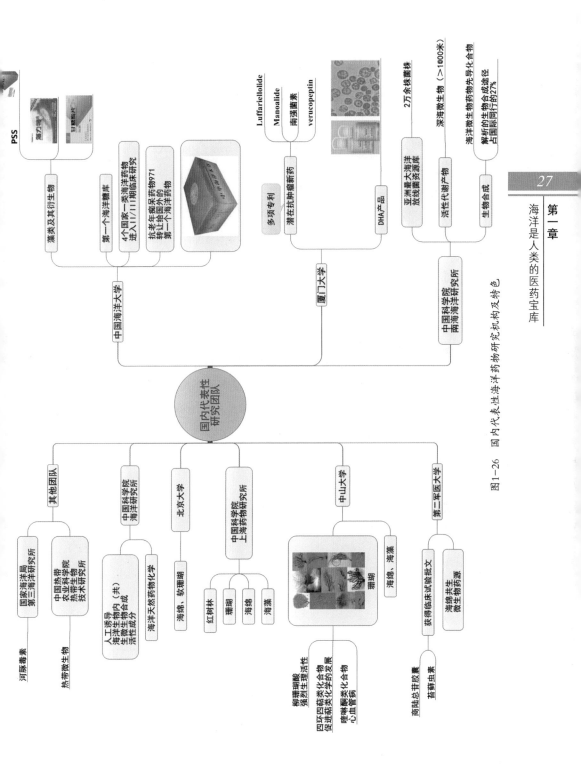

图1-26 国内代表性海洋药物研究机构及特色

参考文献

[1] 邵广昭，李瀚，林永昌，等.海洋生物多样性信息资源[J].生物多样性，2014，22（3）：253-263.

[2] O'Dor R K. The unknown ocean: the baseline report of the Census of Marine Life research program[M]. Consortium for Oceanographic Research and Education，2003.

[3] 陈清潮.中国海洋生物多样性的现状和展望[J].生物多样性，1997，5（2）:142-146.

[4] 刘瑞玉.中国海物种多样性研究进展[J].生物多样性，2011，19（6）:614-626.

[5] 韩妍妍，张亚娟.海洋微生物是开发海洋药物的重要资源[J].海洋科学，2002，26（9）：7-12.

[6] 赵成英，朱统汉，朱伟明.2010-2013之海洋微生物新天然产物[J].有机化学，2013，33（06）：1195-1234.

[7] WALLACE R W. Drugs from the sea: harvesting the results of oceans of chemical evolution[J]. Molecular medicine today，1997，3（7）：291-295.

[8] PAWLIK J R. Marine invertebrate chemical defenses[J]. Chemical Reviews．1993，93: 1911-1911.

[9] 丁庆伟.海洋药物研究现状及发展趋势[J].南京中医药大学学报.1999，15（3）：129.

[10] 黄美珍.海洋药物开发与生物技术[J].福建水产，2002（3）：30-32.

[11] 曹爱英，吴成业.海洋药物的研究新进展[J].福建水产，2008（4）:66-70.

第二章

独具特色的海洋植物药用资源

第一节　美味健康的宝藏——海藻

一、海洋中的蔬菜

蔬菜是可以做菜吃的植物，看了下面这些图片（见图2-1），想必大家心里一下子就能想起我们生活中常见的海洋中的蔬菜了吧，是不是味道还不错呢？

海洋中的蔬菜包括海带、紫菜、石花菜、裙带菜、鹿尾菜（羊栖菜）等海藻，它们含有人体必需的蛋白质、脂肪、碳水化合物、多种维生素及矿物质等，而且，现代科学研究发现，海藻通过光合作用，能把海洋里的许多无机物转化为有机物，因此，海洋中的蔬菜还含有陆生蔬菜所没有的化合物。还有很重要的一点是，我们知道，由于陆地土壤营养流失、环境污染和化肥农药的过度使用等因素，陆生蔬菜容易受污染，而使其营养价值不断下降。但是，海藻不同，因为它们的生长生活环境是辽阔的大海，与陆生环境相比，海洋环境更洁净、稳定，所以相对于人们常食用的陆生蔬菜，海洋中的蔬菜不但营养丰富，而且还比较健康，近年来被国内外誉为"长寿菜"。在日本、韩国和中国

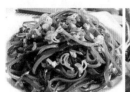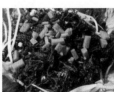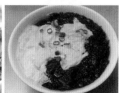

图2-1　美味的海藻

台湾，食用海藻类食物十分普遍，韩国人过生日一定要喝海带汤，日本人包寿司必用海苔，我国台湾人已渐渐把藻类食品列入日常饮食之中。我国将藻类作为食品，不但有悠久的历史，食用的种类和方法之多，也是世界闻名的。据初步统计，我国所产的大型食用藻类有50～60种，经常作为商品出售的食用藻类主要是海产藻类，如礁膜（*Monostroma nilidum*）、石莼（*Ulva lactula*）、海带（*Laminaria japonica*）、裙带菜（*Undaria pinnatifida*）、紫菜（*Porphyra sp.*）、石花菜（*Gelidium amansii*）等。所以，想要健康长寿的人记得多在饮食中增加海洋中的蔬菜。

在治疗疾病方面，许多古今医典，包括《本草经集注》《本草纲目》《本草拾遗》及《海药本草》等，也都有用海藻治疗各种疾病的记载，海藻还是印度尼西亚等东南亚国家的传统药材，用于退烧、止咳，以及治疗气喘、痔疮、流鼻涕、肠胃不适及泌尿疾病等。日本民间食用海藻，以加强身体抗癌、抗肿瘤的能力，改善糖尿病症状及纾解紧张压力。可以说，各种海藻已经成为人类在食品和药品方面的重要来源。

海藻属于低等植物，它们通过自身体内的色素体以及光合作用来合成有机物，但代谢产物和代谢特点与陆生植物差别很大，它们的根、茎、叶不像高等植物那样有明显分工，但是它们的整个藻体可以从周围海水中吸收无机物和低分子量有机物质为养料，同时也可从藻体向周围海水分泌出其无机和有机废

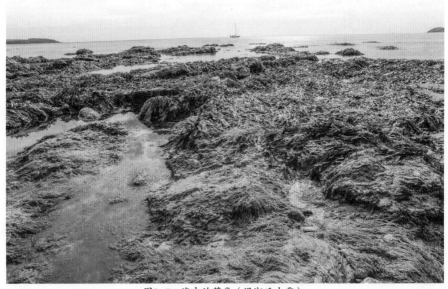

图2-2　海中的藻类（退潮后出露）

物。它们通常附着于海底或某种固体结构上，由基础细胞构成单株或一长串的简单植物（见图2-2）。海藻虽然没有花、果、种子等构造来繁衍后代，却有各式各样的生殖方式来适应环境（见图2-3）。

海藻种类繁多，不同种类之间形体差异巨大，从食用和药用的角度来说，主要有褐藻、红藻、绿藻等。海藻中除浮游植物外，绝大多数种类的褐藻、红藻和绿藻都是底栖藻类，主要生长在潮间带和低潮线以下10余米以浅深度，也就是在水深20米以浅的沿岸地带的礁石上，极少数的种类可以生长在200米深度。一般而言，红藻的生长扎根最深，绿藻最浅，褐藻居中。全世界目前发现的可供食用的海藻有100多种，中国沿海可食用的海藻有50多种，常见的、经济价值较高的有20多种。但是根据统计，全世界定生的海藻物种大约有4500种。可见相比之下，目前被利用的海藻还只是少数，它的资源潜力是非常巨大的。

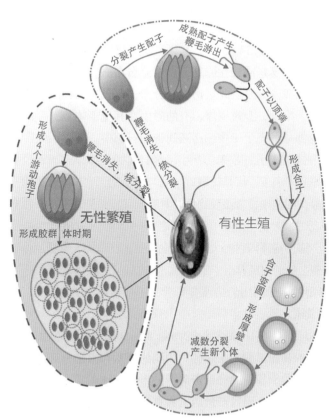

图2-3　单细胞藻类的有性生殖和无性生殖示意图

二、朴实无华的褐藻

褐藻门是藻类植物中较高级的一个类群，褐藻是一种多细胞真核藻类植物，主要分布在大陆沿岸的冷水水体中，而在淡水中较罕见。褐藻藻体的大小差异很大，最小的高1~2厘米，大型褐藻如海带，其长度可达4~5米；还有巨藻（Macrocystis pyrifera），长度可达数十米，最长的有100米以上。褐藻的形态有丝状体、叶状体、管状体、囊状体等，有类似根、茎、叶的分化，其内部构造有表皮、皮层和髓部组织的分化，甚至有类似筛管的构造。比如海带等的带片和柄部已分化为表皮层、皮层和髓部，特别是其髓部中的喇叭丝在形态和功能上有些类似筛管。褐藻的营养体均不具有鞭毛。细胞壁分两层，内层由纤维素组成，外层由褐藻胶组成。载色体1至多数，粒状或小盘状，含叶绿素a和叶绿素c、胡萝卜素及数种叶黄素（主要是墨角藻黄素）。由于叶黄素的含量超过别的色素，所以藻体一般呈现黄暗褐到橄榄绿的颜色。褐藻的繁殖方式有3种类型：营养繁殖、无性生殖和有性生殖。

褐藻种类有250属1500种以上，除了极少数生长在淡水中外，其他都生长在海水中。多数褐藻是冷温性海藻，大多分布在寒带和南、北极海中，一部分生于热带海中。我国沿海从北至南均有分布，仅发现两种淡水褐藻种。多数褐藻固着在基质上生长，少数漂浮，有的附生在其他藻体上，垂直分布在低潮带和潮下带，少部分种类生于中、高潮间带的石沼中。

跟红藻和绿藻相比，褐藻的颜色不够鲜艳。不过深入了解后，我们会发现，褐藻朴实无华的外表下，可是深藏着"功与名"呢。它的光合产物是精油、褐藻淀粉及甘露醇，细胞壁富含藻胶物质，具有胶状或浓稠之特性，常被用于各种食品添加剂，或纺织工业、橡胶工业及其他工业用途。有的种类，细胞内含有大量碘，如海带。许多褐藻因含有大量的维生素及无机盐类，常被用作补充营养的副食品，在医药上的利用更有上千年历史，具有极高的经济价值。

比较典型的用于药用的褐藻有海带、裙带菜及羊栖菜。

（一）海带

海带可以说是生活中最常见的海藻了，它属于冷温性海藻，广泛分布于俄罗斯以及日本和朝鲜的一些海区。中国的辽东和山东半岛自然生长的海带是从原产区传过来的。我国的海带资源十分丰富，现在我国沿海从北到南都可大规模地人工养殖海带，而且产量居世界首位。

海带的生活史，是以孢子体占优势的异形世代交替，孢子减数分裂。

海带具有消痰软坚散结、利水消肿等功效，这早在汉末的《名医别录》中就有记载。此外，海带的治疗甲状腺肿、瘿瘤结气、水肿、利尿等功用也载录于《本草纲目》《本草经疏》上。海带还是著名的食用海藻，也是制取褐藻酸盐、碘和甘露醇等的重要原料。近年来，针对海带中各种有效成分的化学结构、生物活性、应用及其在医学和药用价值等方面的研究都取得了很大进展。

海带具有很高的营养价值。据分析，每100克干海带中含有脂肪0.1克、粗蛋白8.2克、粗纤维9.8克、无机盐12.9克、糖57克、钙2.25克、铁0.15克，以及胡萝卜素0.57毫克、硫胺素（维生素B_1）0.69毫克、核黄素（维生素B_2）0.36毫克、尼克酸16毫克[1]。跟波菜、油菜相比，海带中的粗蛋白、糖、钙、铁的含量会高出几倍到几十倍。随着现代科学技术的发展，人们已从海带中提取分离出了许多有效成分。

（1）多糖：目前在褐藻中发现的多糖有三种：褐藻胶、褐藻糖胶、褐藻淀粉（见图2-4）。其中褐藻胶（Algin），一般指褐藻酸盐类，是由古罗糖醛酸（G）和甘露糖醛酸（M）为单体构成的嵌段共聚物，不含蛋白质，它在食品、医药、纺织等方面具有广泛的用途，因此近年来，我国褐藻胶工业的发展一直保持旺盛势头，年产量可达1万吨以上。褐藻糖胶（Fucoidan，狭义的海带多糖），又叫作岩藻多糖或墨角多糖，它是褐藻细胞产生的黏性物质，也是褐藻光合作用所需要的物质，主要成分为α-L-岩藻糖-4-硫酸酯组成的多聚物，此外还含有半乳糖、木糖、葡萄糖醛酸以及少量结合蛋白质。褐藻淀粉（Laminaran），又称为昆布多糖，主要由β-D-吡喃葡萄糖多聚物组成，由

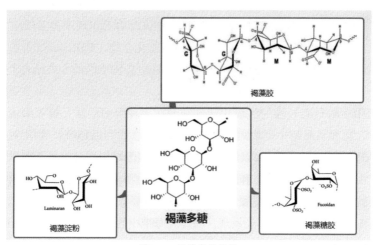

图2-4　褐藻多糖结构

1，3糖苷键连接[2]，一般有水溶性和不溶性两种成分。

海带中褐藻胶所占的比例较高，大约含量为20%，褐藻糖胶含量就少些，约为5%，而褐藻淀粉在海带中的含量大约为1%。

（2）膳食纤维：膳食纤维是多糖的一种，褐藻糖胶也属于膳食纤维，科学研究发现，膳食纤维在海带中的含量非常高，而且在功能性指标方面有良好的品质。

膳食纤维既不能被胃肠道消化吸收，也不能产生能量，曾一度被认为是一种"无营养物质"。不过，随着营养学和相关科学研究的深入，人们发现膳食纤维具有重要的生理作用，而被营养学界认定为第七类营养素，和传统的六类营养素——蛋白质、脂肪、碳水化合物、维生素、矿物质与水并列。美国斯坦福大学的一个研究小组甚至发现，如果人体缺乏膳食纤维，后果将很严重：肠道菌群会被活活"饿死"。相关研究已经发表在《自然》杂志上。研究还发现，经常食用膳食纤维有助于糖尿病、心血管疾病、结肠癌等肠道疾病患者的康复。

（3）活性碘：众所周知，碘是一种人体必需的微量元素，是甲状腺激素的重要组成成分，而碘缺乏或碘过多都会对人体带来损害，一般情况下，人体对碘的需求量是100微克/天，最低也需要44～75微克/天。许多国家的调查结果表明，碘的供给量最好达到人体生理需求量的两倍，也就是在通常情况下，碘的供给量为儿童、成人150微克/天，孕妇为175微克/天，哺乳期妇女为200微克/天。

海带是一种含碘量很高的海藻，被冠以"碘之王"的称号。养殖的海带含碘一般在3%～5%，最高可达10%。研究发现，海带中的碘有不同于无机碘的独特的补碘特性，比如长期食用海带，人体每年摄碘量可以高达30克，但不会患有高碘甲肿，而服用碘量150毫克的碘油丸却容易出现中毒副反应[3]。

（4）多酚：多酚是一类重要的褐藻多酚化合物（Phlorotannins）和结构比较特殊的单宁物质，它是由简单酚单元，通过各种不同的方式结合形成的多酚混合物。

海带多酚具有较强的抗氧化活性和潜在多种生物活性，近年来成为研究的热点。比如从海带中提取海带多酚，得率可以达到近1507毫克/千克海带，其中多酚含量可以达到80%以上，提取的海带多酚可以明显提高动物的抗氧化能力，在显著降低小鼠血清和肝脏中脂质过氧化物含量的同时，可显著提高血清和肝脏中超氧化物歧化酶和谷胱甘肽过氧化物酶的活性[4]。

（5）其他成分：研究还发现，每10克海带中的植物蛋白含量可达130多微克，而且海带中还发现含有一种褐藻所特有的类胡萝卜素，具有明显的生物活性。

（二）裙带菜

裙带菜也是较常见的一种海洋蔬菜（见图 2-5），它的经济价值和药用价值都很高。在我国宋代的《本草》上称苦莼菜，音变成裙带菜，加上这种海藻的叶片做羽状裂，也很像裙带，因而得名。裙带菜属于褐藻门，褐子纲，海带目，翅藻科，裙带菜属，是一种温带性海藻，可以忍受较高的水温，分淡干、咸干两种。目前世界上进行裙带菜栽培的国家主要有日本、韩国和中国，鲜品年总产量约75万吨，仅次于海带，居第2位。我国自然生长的裙带菜主要分布于辽宁的旅顺、大连、金州，山东青岛、烟台、威海以及浙江省的舟山群岛及嵊泗

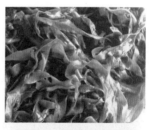

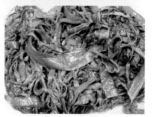

图2-5　裙带菜

岛。除自然繁殖，已经开始人工养殖。其中，辽宁旅顺自然生长的裙带菜，由于其地理位置优越，品质最佳，精选的裙带菜其营养可以和螺旋藻媲美，日本人称其为"天然螺旋藻"。

裙带菜的生活史与海带类似，也是世代交替的，但是它的孢子体生长的时间比海带短，接近一年（而海带的生长时间接近两年），而配子体的生长时间就比海带要长，大约1个月（海带配子体生长一般只需要两个星期）。它的叶片也比海带薄。

裙带菜中的主要成分表（以每100克干品计）分别含有粗脂肪1.83%~2.20%、粗蛋白13.61%~18.02%、海带淀粉0.50%~1.65%、粗纤维6.02%~15.10%、甘露醇5.45%~12.34%、褐藻酸22.67%~28.78%、灰分25.16%~37.19%、氯9.00%~15.86%、溴0.185%~0.400%、碘0.027%~0.035%、钾5.36%~6.78%[5]。

从中医角度来说，裙带菜性凉，味甘咸，有清热、生津、通便的功效。裙带菜所含的粗蛋白质含量要高于海带，味道也比海带要好。裙带菜不仅是一种可食用的经济褐藻，更是用于提取褐藻酸的主要原料。

对裙带菜研究相对海带的研究和利用来说，起步较晚，但也相当广泛深入。现代化学和药理学研究表明，裙带菜主要含有以下多种化学成分。

（1）多糖：多糖是裙带菜的重要活性成分，目前文献中已报道的裙带菜多糖主要有褐藻糖胶及褐藻酸。

裙带菜中多糖的质量分数可占40%以上，从裙带菜孢子叶中得到纯化的

岩藻聚糖，是由岩藻糖和半乳糖组成，硫酸酯取代度为0.72，相对分子质量9000[6]。

（2）色素：我们知道，维生素A对人体很重要，而且能抗癌，缺乏维生素A，则容易患夜盲症。不过维生素A属于脂溶性维生素，不能像其他水溶性维生素那样可随尿液一起排出体外，而是积蓄于人体之中，而如果每天大量摄取，又容易出现脑压亢进等副作用。因此，利用维生素A最好的方法是通过食物来弥补其不足，其中摄入胡萝卜素是对维生素A最好的补充，因为进入体内后的胡萝卜素中有1/3可转化为维生素A，而且完全不用担心过量摄取维生素A产生的后遗症。此外，胡萝卜素自身对于预防癌症也具有良好的效果。

胡萝卜素可以通过蔬菜包括海洋中的蔬菜进行补充。据测定，每100克生菠菜中含胡萝卜素3100毫克，而每100克生裙带菜中含胡萝卜素达1400毫克，100克干裙带菜含胡萝卜素可高达3300毫克。可见裙带菜之类的海藻，可以为人体提供足够的胡萝卜素。此外，胡萝卜素也是脂溶性的，裙带菜与油脂类一起食用，其吸收率可提高近3倍。

裙带菜中还含有丰富的岩藻黄质，岩藻黄质是一种淡黄至褐色的色素，是类胡萝卜素的主要成分，具有明显的生物活性。

（3）蛋白质和氨基酸：裙带菜所含的粗蛋白质含量要高于海带，味道也比海带要好。

裙带菜含有丰富的氨基酸，包括人体所不能合成的9种必需氨基酸。而且在所含的非必需氨基酸中，亮氨酸、天门冬氨酸、丙氨酸和谷氨酸4种氨基酸的含量相对其他氨基酸比重要大，其中含有的天门冬氨酸和谷氨酸之和占裙带菜所含有的氨基酸总量的25%以上，呈味氨基酸甘氨酸、丙氨酸、天门冬氨酸和谷氨酸就占氨基酸总量的55%以上，这也是裙带菜显得异常鲜美的原因。

（4）矿物质：裙带菜中所含矿物质丰富，比如钾、硒、磷、钠、锌、铁、钙的含量都很高。裙带菜的含铁量要高于海带，1斤裙带菜的含铁量相当于21斤的菠菜，含锌量相当于3斤的牛肉，含钙量相当于10斤的牛奶，因此可以说，裙带菜所含有的丰富矿物质能极大地满足人类身体的营养需求。

（5）其他成分：裙带菜中也含有大量的膳食纤维，尤其是可溶性纤维占有很大的比例，主要包括纤维素、半纤维素、果胶和木质素等。跟海带相比，裙带菜碘含量同样非常丰富，有助于人体碘的补充。此外，裙带菜还含有挥发油、类脂、甾醇类成分、甘露醇等物质。

（三）羊栖菜

在海藻中，羊栖菜不像海带、裙带菜或紫菜那么声名远扬，内陆地区的人们恐怕连羊栖菜的名字都没听说过。其实，羊栖菜也是一种营养非常丰富的海藻食品，它是目前世界上公认的最有营养的一种可食用的藻类，饮食讲究的日本人更是将它视为"长寿菜"。

羊栖菜别名鹿角尖、海菜芽、羊奶子、海大麦等，是隶属于褐藻门圆子纲墨角藻目马尾藻科马尾藻属的一种藻类植物。其藻体呈黄褐色，肥厚多汁，叶状体的变异很大，形状各种各样，生长在低潮带岩石上。羊栖菜属于暖温带—亚热带性海藻，主要生长在太平洋西北部。在我国沿海，北自辽东半岛，南到广东雷州半岛，均有分布，而以浙江沿海最多。

羊栖菜生活史中只有孢子体阶段，而无明显的配子体阶段。藻体呈黄褐色，株高一般为30~50厘米，高的可达200厘米左右，藻体分为假根、茎、叶片和气囊4部分，其生长发育明显受温度、光照、盐度及潮汐、营养盐等环境因子的影响，其中温度和光照是最主要的影响因子，因此，它的生长发育季节随生长地区而各异，外形也因所处地理环境不同而不同，北方种群株枝密集，叶、气囊扁宽多锯齿，南方株枝稀长，叶、气囊呈线形或棒状。

羊栖菜也是被公认为是当今最有食用价值的海洋藻类之一。羊栖菜的营养价值包括哪些呢？根据检测，羊栖菜中含有蛋白质、脂肪、碳水化合物、钙、磷、铁、褐藻胶、甘露醇以及碘等多种活性成分。羊栖菜入药在我国已有久远的历史，《本草经集注》上描述了羊栖菜的食疗性质和利用方法。《本草纲目》上也记载了羊栖菜的药学价值，有主治"瘿瘤结气""利小便""治疗奔豚气、脚气、水气浮肿、宿食不消"等功用。

近年来，现代化学和药理学对羊栖菜主要活性成分分类如下。

（1）多糖：羊栖菜多糖（SFP）跟海带多糖类似，也主要包括褐藻糖胶（fucoidan）、褐藻酸（alginic acid）和褐藻淀粉（laminarin）3种。

研究表明，一般情况下，从羊栖菜中提取得到的多糖含量可达50%以上，多糖组成随产地不同也会有差异，比如浙江洞头的羊栖菜多糖主要成分是由岩藻糖、木糖、甘露糖、半乳糖、果糖等单糖组成，多糖中单糖的含量分别为：岩藻糖55.38%、木糖9.97%、甘露糖11.38%、半乳糖15.42%、果糖7.38%[7]。

（2）蛋白质及氨基酸：羊栖菜中蛋白质含量9.63%~15.09%，羊栖菜中也含有人体所需的18种重要氨基酸，含量为0.19%～1.81%[8]。

（3）无机成分：研究发现，羊栖菜含有人体必需的多种微量元素。比如在广东采集的羊栖菜中，矿物及微量元素的含量占干重的百分比分别为：钾0.98%、钠2.85%、钙1.39%、镁1.08%、硒0.10%、锌1.301×10^{-5}%、铁2.55×10^{-7}%[9]。

（4）其他成分：每100克羊栖菜鲜品中含膳食纤维总量（包括可溶性和不溶性纤维）达40～60克（Takeshieta1，1993），还从羊栖菜乙醇的提取物中分离到多种甾醇化合物。

（四）褐藻的药用前景研究

针对褐藻的活性物质进行的药理活性研究也有不少发现（见图2-6）。

1. 免疫调节及机体功能增强作用

机体的免疫功能是机体自身的防御机制，对机体非常重要，它担负着清除体外入侵的病原体、体内产生的衰老废物和肿瘤细胞等有害物质，维持机体健康状态的重任，激活机体免疫功能或者阻止机体免疫力下降，都可以帮助机体参与到疾病的预防或治疗当中，从而战胜疾病。褐藻因其所含的硫酸化聚阴离子物质（硫酸多糖）而具有免疫抗病毒作用。

海带多糖可以明显增强巨噬细胞吞噬功能，而且随着使用剂量的增加，

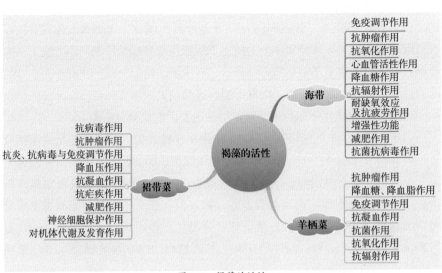

图2-6　褐藻的活性

这种功能有增强的趋势。海带多糖还可以激活C57BL/6小鼠腹腔的巨噬细胞，分泌细胞因子白介素-1α和释放肿瘤坏死因子。此外，海带多糖能够提高脾脏自然杀伤细胞的活性，促进脾细胞DNA合成，提高脾细胞多克隆抗体（IgG、IgM）的产生。

海带多糖还可以提高缺氧小鼠组织对氧的利用，显著延长小鼠负重游泳的时间，以及常压下缺氧小鼠的存活时间。海带多糖的这种功效，对于预防高海拔地区由缺氧引起的高血红蛋白症有一定的治疗意义。最近研究还发现，海带多糖还有增强性功能的作用，对于辐射引起的雄性功能障碍具有保护促进作用。

从裙带菜中用稀酸提取得到的粗多糖（GFS），具有很好的抗病毒活性，它通过抑制病毒与宿主细胞结合进入宿主细胞来发挥作用，在体外就可以有效地抑制疱疹病毒，并能够促进人T细胞的有丝分裂，GFS还能够提高疱疹感染者的治愈率，使得潜伏期的患者在服用GFS期间能够保持病情稳定。GFS对HSV-1（单纯疱疹病毒I型）、HSV-2（单纯疱疹病毒Ⅱ型）和HCMV（人巨细胞病毒）的体外半抑制浓度值分别为1.1毫克/升、0.2毫克/升和0.5毫克/升[10]。

从裙带菜孢子叶中提取出的岩藻聚糖硫酸酯，对疱疹病毒HSV-1、HSV-2、HCMV（人巨细胞病毒）及甲型流感病毒都显示出较强的抑制活性。当采用不同的溶剂提取时，得到的成分抗病毒活性会出现差异，比如用水提醇沉、酸提醇沉、碱提醇沉、醇沉水提、醇沉酸提5种方法，提取裙带菜孢子叶中的多糖，发现它们都可以明显地抑制HSV-2病毒对Vero细胞（可做疫苗的一种细胞）的致病变作用，使细胞存活率升高，其中水提醇沉、酸提醇沉、醇沉水提法所得的硫酸多糖抗HSV-2的活性要强于其他两种，而且以水提醇沉法最好，它的IC$_{50}$为6.49克/升[11]。

裙带菜含有的褐藻糖胶，能对Th2细胞（T辅助淋巴细胞）主导的应答起负调节作用，使肺部炎症得到缓解。裙带菜中提取的岩藻聚糖硫酸酯，还具有较强的抗血管生成活性，在预防血管生成的相关疾病方面有治疗潜力。裙带菜膳食纤维，还能提高正常小鼠的碳粒廓清指数K和吞噬指数α，说明裙带菜膳食纤维可以一定程度恢复小鼠的免疫功能，此外，裙带菜还可以明显提高鼠的受孕率，并刺激和加速乳腺上皮繁殖新的腺泡。

从羊栖菜中提取的多糖对小鼠进行腹腔注射，一周后可明显提高小鼠脾指数，其中的一个组分还可以促进小鼠淋巴细胞增殖。羊栖菜多糖可以延长白血病L615小鼠的存活时间，还能显著降低L615小鼠的全血及肝脏脾脏内脂质过氧化物（LPO）的含量，增加过氧化氢酶（CAT）、超氧化物歧化酶（SOD）的活性，这说明羊栖菜多糖能清除L615小鼠体内自由基、抗脂质过氧化。

当按照10～40毫克/（千克·天）的剂量腹腔注射羊栖菜多糖时，发现肉瘤S180A小鼠、艾氏腹水瘤EAC小鼠、白血病L615小鼠这3种病鼠的红细胞免疫功能都明显强于未用药组。腹腔注射羊栖菜多糖SFP2，还能显著提高小鼠胸腺指数和脾指数及刀豆蛋白A（ConA，对调节机体免疫反应具有重要作用）诱导的脾淋巴细胞增殖反应，提高小鼠NK细胞（一种机体重要的免疫细胞）杀伤活性及腹腔巨噬细胞的吞噬活性[12]。

可见，海带、裙带菜及羊栖菜等几种褐藻在免疫调节及机体功能增强方面极有应用潜力。

2. 抗肿瘤作用

褐藻在抗肿瘤领域的研究非常活跃。

1992年，Itoh发现把从海带中提取的高纯度U-岩藻多糖类物质注入人工培养的骨髓性白血病细胞和骨癌细胞后，这些细胞内的染色体就会被自有酶所分解，而正常的细胞不受伤害，直接证实了海带的抗肿瘤作用。在体内外抗癌研究中发现，海带多糖提取物（主要成分为褐藻糖胶）对多种肿瘤和癌细胞具有抑制效果，它可通过提高机体免疫功能而发挥作用。海带褐藻糖胶可抑制人肝癌细胞进入对数生长期，从而抑制肿瘤的生长，当海带褐藻糖胶浓度达到一定剂量时，加样24小时后就表现出杀伤作用。海带多糖对小鼠H22实体瘤的抑瘤率可达40%以上，抑瘤的最佳剂量为1克/千克。褐藻糖胶还能一定程度提升白细胞、抑制癌细胞，对化疗药物具有增效和减轻毒副作用的效果。当对小鼠皮下接种RIF-1肿瘤细胞，再进行海带多糖硫酸酯（LAMS）单独给药后，可以使肿瘤延迟生长。海带多糖硫酸酯（LAMS）还可以下调肝癌细胞Bcl-2蛋白的表达，并可以大幅降低抗肿瘤药物以及免疫调节剂等的有效治疗剂量，比如5-氟尿嘧啶、氨甲蝶呤、阿霉素、环磷酰胺等，可延长有效治疗时间。

从海带中分离出的一种新糖蛋白，具有抗多种肿瘤细胞（AGS、HepG2、HT-29）增殖的作用，而且呈剂量依赖性关系，其中对结肠癌细胞HT-29的抑制增殖作用尤为明显。而且，海藻多糖高、中剂量组都可以明显升高S180肉瘤小鼠肿瘤细胞膜的流动性，明显降低H22小鼠肝癌细胞膜的流动性，且都具有剂量相关性，经海藻多糖治疗后，S180肉瘤小鼠肿瘤细胞和H22小鼠肝癌细胞两种肿瘤细胞膜流动性均趋于正常细胞膜流动性，进而恢复其正常细胞功能和机体免疫力而达到抗肿瘤作用[13]。

食用裙带菜中的褐藻糖胶能够抑制肿瘤的生长，与空白对照组相比，受试小鼠在肿瘤移植前，连续4天给药裙带菜褐藻糖胶，发现它的生存期能被明显延长；裙带菜褐藻糖胶还可以显著增强NK细胞（自然杀伤细胞）溶解活性，能近两倍提高T细胞（胸腺依赖性淋巴细胞）产生干扰素INF-γ的量，说明裙带菜褐藻糖胶的抗肿瘤作用，可能是通过介导INF-γ激活NK细胞实现。采用热水浸提法提取的裙带菜多糖，体外对人肝癌HepG-2细胞都有很强的抑制作用，其中15克/升和10克/升组的抑制率分别为57.20%和51.79%，在荷瘤小鼠实验中，裙带菜多糖各浓度组均显示出很强的肿瘤抑制作用[14]。从裙带菜孢子叶中分离纯化得到的一种相对分子质量为63000的硫酸多糖，具有透明质酸酶抑制剂（透明质酸酶与肿瘤转移和炎症相关）的作用，而且这种硫酸多糖与透明质酸酶的抑制活性，具有一定的剂量依赖关系。裙带菜水溶性提取液，还可以刺激小鼠淋巴细胞增殖，促进小鼠单核细胞吞噬功能和细胞因子产生，并且对K562、S180、TE-13、SK-OV3这4种肿瘤细胞的体外增殖有明显的抑制作用。此外，裙带菜多糖还可以明显刺激人外周血淋巴细胞增殖，抑制人肝癌HepG-2细胞增殖，能诱导A549人肺癌细胞凋亡。

裙带菜的岩藻黄质，在动物实验中发现它可以诱导肿瘤细胞的DNA发生断裂，从而使细胞凋亡，它还具有抑制Bcl-2蛋白的作用，Bcl-2蛋白是bcl-2原癌基因的编码产物，能够有效降低Caco-2细胞（人克隆结肠腺癌细胞）的生存能力[15]。

羊栖菜多糖对人白血病HL-60细胞具有显著的抑制作用，而且对人胃癌细胞SGC-7901、人直肠癌细胞COLO-205、人肺癌细胞、大肠癌细胞等也都有较好的疗效。用羊栖菜煎煮的浓缩液对豚鼠进行饲喂1个月以后，发现豚鼠中人甲状腺微粒抗体（TMA）和甲状腺蛋白抗体（TGA）含量降低，这可以减轻它们对甲状腺细胞的杀伤作用。肉毒毒素A是毒性极强的神经毒，以1.7 LD50剂量给小鼠供毒1小时后，再服用1毫克/千克体重的羊栖菜水提物，发现96小时后小鼠存活率可以达73.3%。用E型肉毒毒素使小鼠中毒后，再用羊栖菜70%乙醇提取物按1000毫克/千克体重的剂量进行治疗，小鼠的存活率可达60%，而未治疗的对照小鼠全部死亡。还发现羊栖菜的乙醇提取物对小鼠S180肉瘤抑瘤率可达28.6%~48.8%，对EAC腹水瘤抑瘤率可达12.0%~38.5%[16]。羊栖菜多糖对肿瘤细胞的作用机理比较复杂，它在生物体内可能通过免疫调节、抗过氧化、诱导细胞凋亡等诸多途径联合作用，从而取得良好的抗肿瘤作用。

3. 抗氧化防辐射作用

抗氧化剂的作用，是帮助捕获并中和自由基，从而去除自由基对人体的损害，它不仅能够防止油脂和食品氧化，延长保质期，而且还有许多防病保健功能。随着现代科技发展，具有"隐形杀手"之称的电磁辐射也越来越受到人们的关注。

海带多酚具有较强的抗氧化活性，是一类潜在的海洋生物天然抗氧化剂。有人认为海带多酚是海带中抗氧化活性的主要成分，但也有报道发现，海带多糖也具有抗氧化活性，而且呈剂量依赖性，对海带多糖进行乙酰化以后，发现它的抗氧化能力得到显著增强。近年来研究比较活跃的还有岩藻黄质（岩藻黄质亦称褐藻素，是叶黄质的一种，为褐藻硅藻、金藻及黄绿藻所含有的色素），发现它也具有很强的抗氧化活性，可作为理想的饮食补充剂。海带的乙酸乙酯提取物主要成分为海带多酚，发现它清除多种自由基能力要高于抗氧化剂2，6-二叔丁基，而且呈剂量依赖性。

在海带多糖防辐射研究中发现，受辐射照射小鼠被灌胃海带多糖后，小鼠外周血中的白细胞含量得到了提高，这证明了海带多糖可以防辐射，而且这种防辐射作用的可能原因是，海带多糖能够抑制免疫细胞凋亡[17]。

裙带菜多糖能很好地清除超氧阴离子自由基$(O_2^- \cdot)$、羟基自由基（OH·）、烷基自由基$(R \cdot)$，对二苯代苦肼自由基（DPPH·）清除能力较弱。

羊栖菜粗提物只有在DPPH·体系和烷基自由基引发的亚油酸氧化体系中，才具有清除作用。而当采用不同溶剂时，对羊栖菜成分的提取率不同，各种提取物之间清除自由基的活性也存在一定差异。

羊栖菜岩藻黄质色素浓度，与抗氧化活性也呈现明显的量效关系，岩藻黄质粗品抗脂质过氧化功效，是BHT（2，6-二叔丁基对甲酚）的50%左右，远强于维生素C，这说明羊栖菜岩藻黄质色素粗品具有良好的抗氧化活性，有望成为天然抗氧化剂得到开发利用。

在羊栖菜防辐射方面，采用小鼠进行实验，以羊栖菜多糖复方制剂给药，以方格星虫提取物作为阳性对照，每天灌胃一次，灌胃两周后用60Co γ射线进行一次全身照射，结果发现与对照组相比，给药组能明显降低小鼠体内丙二醛MDA的含量，说明羊栖菜多糖复方制剂能减轻γ射线对小鼠免疫功能的损伤，增强机体SOD活性，降低MDA水平，羊栖菜这种较好抗γ射线辐射损伤作用，可作为防辐射药物开发利用[18]。

以上研究说明褐藻可以作为一种很有效果的、具有抗氧化、防辐射的功能性保健食品，这也是暴露在越来越多电子、电气设备下的现代人的福音。

4. 心血管保护作用

人们都企盼生活水平不断提高，但人们的饮食结构和生活方式，也随生活水平发生了相应变化。近年，血脂异常的人群数量增长很快，具有心血管保护作用的药物或保健品的需要也逐渐增加。心血管保护作用主要表现在降血压、降血脂、降血糖、抗凝血、抗血栓、增强心脏的心肌收缩力以及减慢心率等方面的作用。

研究发现，海带多糖具有抗血栓作用，而且海带多糖硫酸酯具有抗凝血活性。不同的岩藻依聚糖通常具有不同的抗血栓活性，其中以28000~35000的中等相对分子质量的岩藻依聚糖效果最好，岩藻聚糖硫酸酯的抗凝血活性主要是通过内源性凝血途径实现[19]。

海带的降血糖作用也主要归功于海带多糖。不同剂量的海带多糖，对四氧嘧啶致高血糖大鼠具有降血糖作用，并呈剂量依赖性，海带多糖还能明显降低糖尿病小鼠血糖和尿素氮，增加糖尿病小鼠的血清钙和血清胰岛素含量，对四氧嘧啶所致的胰岛损伤具有明显的恢复作用[20]，所以海带多糖对糖尿病小鼠有降血糖及保护胰岛细胞的功能。

研究发现，通过日常饮食摄取裙带菜能够降低人的血压。这是因为裙带菜的黏液中含有的褐藻酸和岩藻固醇，具有降低血液中的胆固醇、有利于体内多余的钠离子排出、防止脑血栓发生、改善和强化血管、防止动脉硬化及降低高血压等方面的作用。研究人员还发现在酸性条件下，用胃蛋白酶水解消化提取裙带菜，可获得活性肽组分SP，该组分是血管紧张素转换酶（ACE）抑制剂，并证明这些活性肽的抗高血压作用[21]。采用一种嗜热脂肪芽孢杆菌中的蛋白酶水解裙带菜，可得到7种ACE抑制活性肽，它们的IC_{50}值分别为35.2：6.1：18.8：42.3：3.3：1.5和23.6微摩尔/升，给自发性高血压的大鼠单独喂饲以上各种肽，发现它们都显示出抗高血压作用[22]。

此外，裙带菜粉末可显著降低缺氧/复氧神经细胞的损伤，预防局部缺血的神经元细胞死亡，从裙带菜中分离出的岩藻黄质，对自发性高血压脑卒中大鼠的缺血性神经细胞死亡，也具有一定的防护作用。在小鼠饲料中添加2%的裙带菜干粉，还可以明显降低小鼠血清及肝脏甘油三酯浓度。

裙带菜膳食纤维具有很好的心血管保护作用。研究发现，裙带菜膳食纤维可以显著降低高脂血症（HLP）大鼠血清胆固醇（TC）、甘油三酯（TG）、高密度脂蛋白-胆固醇（HDL-C），升高其低密度脂蛋白-胆固醇（LDL-C），还能增强小鼠的肠蠕动并可降低血细胞比容及全血高切、低切表观黏度，提高血液的流动性。裙带菜中的可溶性膳食纤维，可以显著提高高血脂大鼠红细胞的变形性，对糖尿病小鼠也有一定的降血糖作用，同时能增强其糖耐量。裙带菜正丁醇层的样品具有一定的抗凝血功效[23]。

羊栖菜膳食纤维也具有降血脂、提高免疫力、抗凝血、抗肿瘤等作用，其中降血糖降血脂作用较为明显。比如，羊栖菜能明显降低模型小鼠的空腹和餐后血糖值，还可以清除由活性氧诱发的脂质过氧化物，保护细胞膜结构和功能的完整性，降低体内丙二醛和一氧化氮的水平，从而发挥调节血糖水平的作用。丙二醛又叫MDA，会引起蛋白质、核酸等生命大分子的交联聚合作用，且具有细胞毒性。一氧化氮（NO），在机体内是一种化学性质活泼的自由基，也是生物信息传递体。羊栖菜多糖与抗凝血效果有显著的量效关系。羊栖菜提取物还能显著降低糖尿病小鼠血糖水平。

大剂量的羊栖菜煎剂可治疗高脂肪大鼠的脂肪肝，它通过降低血清甘油三酯，减少其在肝脏中的贮积而发挥作用，羊栖菜也因此被作为主药组成复方，用于治疗脂肪肝。

5. 抗菌作用

抗菌活性物质主要包括抗细菌、抗真菌、抗病毒物质三类，其中主要以抗细菌活性物质为主。

针对海带的抗菌抗病毒作用进行了一些研究，发现海带中的褐藻酸、褐藻寡糖、海带多酚、挥发性物质等都可以直接或间接地对微生物起到抑制作用。海带提取物对多种菌都能产生比较明显的抑制作用，不同的提取溶剂抑菌效果不同。海带多糖对大肠杆菌、沙门氏菌、金黄色葡萄球菌、粪肠球菌均有一定的抑制作用，而且抑菌圈的直径随着多糖质量浓度的增加而增大，其中，对大肠杆菌、粪肠球菌的抑制作用最好，海带多糖经过化学改性，可以提高抑菌活性。水提的一定浓度的海带多糖，作用于HIV病毒时，发现当多糖浓度达到50～1000微克/毫升时，HIV病毒的逆转录酶活性会被强烈抑制，海带多糖的这种HIV作用，可用于艾滋病的辅助治疗。海带多酚中提取的5种抑菌组分，对多种菌都有抑制作用，比如副溶血弧菌、大肠杆菌、藤黄叠球菌和金黄色葡萄球菌等。研究还发现，海藻中所含抗菌活性物质的活性，会随着季节发生显著变化，海带类型以冬季海带的抗菌活性物质含量最高。

6. 减肥作用

褐藻中提取的岩藻黄质是抗肥胖的主要活性成分。用含有岩藻黄质的食品添加剂喂食小鼠，发现使受试小鼠的体重下降5%～10%，其中岩藻黄质主要通过两种方式来消除脂肪堆积。一方面，岩藻黄质能够激活被称为UCP1的蛋白，这种蛋白可以促进脂肪分解；另一方面，它也可以刺激肝脏生成降低胆固醇水平的DHA。研究人员还证实，利用岩藻黄质作为浓缩食品添加剂不会引起实验动物的成瘾或是其他任何副作用。给小鼠喂饲从裙带菜中提取的脂质，可以减少小鼠腹部重量。此外，裙带菜的乙醇提取物，可以有效抑制胰岛素抵抗，并起到部分抑制小鼠脂肪蓄积的作用。

7. 其他作用

对从裙带菜中提取的岩藻聚糖进行抗疟疾活性研究，发现岩藻聚糖对入侵红细胞的恶性疟原虫裂殖子具有很强的抑制作用，此外，经体内研究发现，岩藻聚糖能够轻微抑制伯氏疟原虫感染大鼠的寄生虫血症。羊栖菜粗蛋白对稻瘟病菌孢子具有显著的抑制作用。

上述这些研究成果已经在现代医学展开了一些应用，比如用褐藻胶制成抗凝剂、止血剂、代用血浆、止血纱布、止血海绵、医药印模、膏基等进行医用。褐藻资源丰富，方便人类在日常生活取食，是一种极具药食价值的海藻，特别是近年来成为研究开发热点的岩藻黄质，具有显著的生物活性，值得更多的科学工作者关注。褐藻是大自然赋予人类健康的珍贵食物，多吃有益健康，从我们普通人保健食疗的角度，在这里要友情提醒大家，别忘了在日常食谱上多增加褐藻的分量。相信随着提取分离技术的不断发展，褐藻特定活性单体与药效及作用机理的关系将不断被明确，多方面的药用价值将进一步得到充分利用，并在医药方面展现出更广阔的前景。

三、绛红美丽的红藻

红藻是一种鲜艳美丽的藻类植物，它的植物体几乎呈鲜红色、紫红色或者玫瑰红色，它的颜色主要来自它生物体内紫红色的藻红素，藻体中藻红素的红色遮掩了它所含叶绿素的颜色，所以藻体呈现出红色，也因此而得名。红藻的种类较多，分布比较广泛，据不完全统计，世界有600属5000余种，我国已发现红藻120多属300多种。绝大多数的红藻生长在海洋中，在世界各海洋沿岸都能发现它的踪迹，但是它主要生长在温带海区。红藻门通常分为原红藻纲和红藻纲两个纲，共12个目。

红藻门的植物只有极少数种类是单细胞类型，除此之外的绝大多数种类是多细胞体。红藻形态多样，有丝状、叶状、壳状、枝状等多种类型。多数红藻的藻体比较小，但也有一些较大，比如某些紫菜可以长到数米。红藻的藻细胞具有纤维素和藻胶（主要为琼胶和卡拉胶、海萝胶等）组成的细胞壁。它色素体中的类囊体呈单条排列，含有叶绿素a、叶绿素d，以及水溶性的藻胆素。

红藻的繁殖方式有营养繁殖、无性生殖和有性生殖。红藻生活史多数是孢子减数分裂，具有世代交替的特征，大多数是配子体、果孢子体和（四分）孢子体的3种植物体的世代交替的特征，但也存在配子体和孢子体两种植物体的世代交替。

红藻植物体可分为单轴型和多轴型两类。单轴型是指组成植物体中的藻体只有一条中轴，从中轴向四周分生出侧丝分枝，比如石花菜属（Gelidium）等。而多轴型的植物体，是由许多中轴丝组成髓部，然后由髓部向各方分出侧丝所组成的，比如海索面目（Nemalionales）的丝辐藻属（Cumagloia）等。

红藻具有一个不同于其他植物的特点，那就是它可以生长在较深的海域，这是因为红藻中的藻红素可吸收叶绿素所无法吸收的青绿光，所以跟其他的藻类相比，红藻可以说是海洋中的"阴生植物"，海产红藻大多数生长在潮下带和深达数十米至百米以上的海底，比如在海南岛及西沙群岛的麒麟菜（Eucheuma muricatuma），就可以在30~80米以下的珊瑚礁上生长。还有极少数的红藻甚至可以在200米的海底生长。不过红藻中也有属于"阳生植物"的种类，比如圆紫菜（Porphyra Suborbiculata）以及海萝属（Gloiopeltis）等，它们就喜欢生长在高潮带风浪大的岩石上。

一般来说，大多数的红藻都生长在岩石或者其他基层上，不过也有一些附生在其他藻体上，还有些是属于内生性的红藻，比如内丝藻属（Liagorophila）的一些种类，就寄生在粉枝藻属（Liagora）中的一些种类的藻体中。生长在潮间带的一些红藻，还具有很强的抵抗暴晒的能力。江蓠（Gracilaria）等的适应性比较强，它们可从低潮区一直分布到高潮区。

红藻中的紫菜是最常见的食用藻类，江蓠、石花菜、麒麟菜等还可以提取琼胶，广东等地还用海萝提取海萝胶，海萝胶可以用于浆纱制成香云纱，具有悠久的历史，远销国内外。许多红藻的药用功能很早就记载于我国的传统医学中，比如鹧鸪菜、舌状蜈蚣藻（*Grateloupia livida*）等可以"疗小儿腹中虫积，食之即下"，紫菜（*Porphyra*）能降血脂等。

红藻的主要代表种属一般有紫菜、石花菜和江蓠。

（一）紫菜

我们一般所说的紫菜（见图2-7），其实是指一个属，也就是属于原红藻纲下的紫菜属。紫菜的植物体一般是深紫红色，或者浅黄绿色，它的叶片像薄膜，形状各异，比如椭圆形、长盾形、圆形、披针形或长卵形等，它的叶缘全缘或有皱褶，基部呈脐形、楔形、心脏形或圆形等，基细胞向下延伸成为假根丝状形成固着器，用以固着在基质上。紫菜植物体的大小和长短，会因为种类不同和环境的差异而各异。

紫菜的配子体是叶状体（即常见的紫菜），孢子体则为细小丝状体，它的生活史中要经过5个阶段：果孢子萌发阶段、丝状藻体阶段、壳孢子囊枝阶段、壳孢子形成阶段和壳孢子放散阶段。紫菜属有雌雄同株的种类，比如条斑紫菜（*Porphyra yezoensis*）、圆紫菜（*Porphyra suborbiculata*）；也有雌雄异株的种类，比如长紫菜（*Porphyra dentata*）；有的是以雌雄同株为主，兼有雄性株的种类，比如半叶紫菜（*Porphyra katadai*）；还有以雌雄异株为主，兼有雌雄同株的种类，比如坛紫菜（*Porphyra haitanensis*）。

紫菜主要分布在我国的黄海、渤海以及日本和朝鲜，其中的养殖种类有条斑紫菜（北方）和坛紫菜（南方）等。

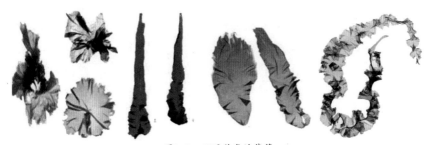

图2-7　不同种类的紫菜

1. 条斑紫菜

条斑紫菜（见图2-8），我们通常称为紫菜和海苔紫菜，属于红藻门原红藻纲红毛菜科紫菜属。条斑紫菜的藻体一般呈卵形或者长卵形，颜色呈紫红色或略带绿色，藻体长12～30厘米，少数可达70厘米以上，基部一般是心脏形、圆形或者楔形。紫菜细胞单层，藻体为35～50微米厚，细胞内具有一个星状的色素体。藻体雌雄同株，乳黄色的精子囊以条斑的形状，混生在深紫色的果孢子囊中，所以被称为条斑紫菜。它是一种冷温带性的红藻，它的适温范围为0.5℃~18℃，适盐范围为11‰~36‰。它的采收一般是分期采割，当叶长到15~20厘米时就可以采收一次，采收时间一般可以从秋后开始持续到第二年的3~5月。

条斑紫菜是我国引进的日本紫菜品种，在全世界，它的主要产地分别是日本、韩国和中国。条斑紫菜已经成为我国重要的经济海藻之一，它的主要产区有江苏省的南通和连云港等。条斑紫菜在经过加工烘干后，可以作为海苔食用，价格比坛紫菜高（坛紫菜主要用作紫菜汤料）。我国产的条斑紫菜出口量还很大，海

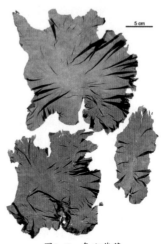

图2-8　条斑紫菜

外的主要市场有欧美、加拿大和东南亚。江苏省条斑紫菜栽培面积和加工规模可达全国的90%以上，出口额甚至可占世界条斑紫菜贸易总量中约40%的份额。

条斑紫菜的味道非常鲜美，它所具有的蛋白质含量高而且质量好，所含氨基酸中除了人体必需氨基酸外，还有大量的呈味氨基酸，而且条斑紫菜中的维生素A、维生素B、维生素C和碘、钙、铁、磷、锌、锰、铜等元素也很丰富，其中，维生素A、维生素B_1和维生素B_2的含量甚至可以跟动物肝脏相媲美。

2. 坛紫菜

坛紫菜（见图2-9），俗名紫菜、乌菜，它是一种中国特有的、可以人工栽培的暖温带海藻。属于红藻门、原红藻纲、红毛菜目、红毛菜科、紫菜属。藻体呈暗紫绿色略带褐色，形状为披针形、亚卵形或长卵形，藻体雌雄异株，少数同株，一般是单层结构，局部双层结构，基部呈心脏形、圆形或者楔形，边缘有的稍有褶皱，也有的没有褶皱，具有稀疏的锯齿。

在坛紫菜的生活史中，具有两个明显的生长发育阶段，也就是丝状体和叶状体阶段。自然生长的坛紫菜一般长30~40厘米，宽3~5厘米，人工养殖的叶长会长一些，可达1~2米。坛紫菜一般生长在风浪平静的内湾、中潮带滩涂或石沼中。

坛紫菜历史悠久，最早因为生长在福建省平潭县主岛海坛岛而得名，早在宋朝太平兴国三年（978年）就被列为贡品。坛紫菜资源丰富，味美价廉。因为含有大量人体必需氨基酸、多糖、矿物质和维生素，被视为品位极高的营

养保健食品，素有"营养宝库"的美称。它在中国沿海都有分布，也是浙江、福建和广东沿岸的主要栽培藻类。

　　紫菜的食用和药用已经有上千年的历史。早在1400年前，中国北魏的《齐民要术》中就提到紫菜的生长地为"吴都海边诸山，悉生紫菜"，并且记录了紫菜的食用方法等。唐朝孟诜的《食疗本草》中，也有关于紫菜"生南海中，正青色，附石，取而干之则紫色"的记载。到了北宋年间，紫菜被列为进贡的珍贵食品。明朝的李时珍在《本草纲目》中，不但详细地描述了紫菜的形态和采集方法，而且还指出紫菜主治"热气烦塞咽喉""凡瘿结积块之疾，宜常食紫菜"。可以说，紫菜的药用价值在古代就已经得到了广泛的认可。现代中医学认为，紫菜味甘、咸，性寒，具有清凉泻热、利水消肿、软坚、补肾的功能，可以用来治疗甲状腺肿、高血压、支气管炎、喉炎、水肿、麻疹等[24]。现代医学研究还发现，紫菜中的许多成分具有多种药理活性。经常食用紫菜可以防止瘙痒、头皮生屑、龋齿、贫血，还可以治疗胃溃疡、夜盲症、妇女更年期综合征以及男子阳痿等症。那么近代、现代化学和药理学对紫菜主要活性成分研究又取得了哪些进展呢？也让我们一起来看看吧。

　　（1）多糖：紫菜中的多糖是一种半乳聚糖硫酸酯，主要是由硫酸基、半乳糖和3，6-内醚半乳糖等组成，紫菜多糖的结构跟琼胶类似，是由3-连接的β-D-半乳糖和4-连接的α-L-半乳糖单位交替连接而成的线性多糖，它是紫菜的主要成分之一，一般占紫菜干质量的20%~40%。

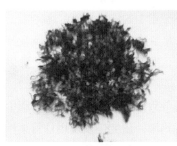
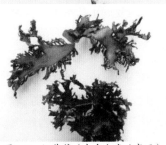

图2-9　坛紫菜（来自水产致富网）

　　（2）蛋白质和氨基酸：紫菜是蛋白质含量最丰富的海藻之一。紫菜中的蛋白质含量随着种类、生长时间及地点等的不同而有所变化，一般情况下，紫菜中蛋白质的含量可以占到紫菜干质量的25%~50%。紫菜中还含有丰富的牛磺酸，含量超过藻体干质量的1%以上。紫菜中富含9种不能被人体合成的氨基酸，并且跟理想蛋白质中必需氨基酸含量的模式谱（FAO/WHO 1973 修正模式谱）基本一致。坛紫菜和条斑紫菜中的总氨基酸质量分数很接近，分别为35.5%和33.5%，而且这两种紫菜中氨基酸的比例基本相同，都以谷氨酸含量最高，其次是丙氨酸和天冬氨酸。随着生产月份和季节变化，紫菜中氨基酸含量也会发生明显变化，处于生长初期的紫菜，氨基酸含量较高，但随着生长时间的延长，氨基酸含量会逐渐减少。这是因为处于生长初期的紫菜细胞在不断地进行分裂，尤其以蛋白质为主的代谢十分旺盛，但是到了生产末期的时候，细胞的分裂能力就会明显下降，所以处于生长初期的紫菜，蛋白质、氨基酸的含量较高，营养价值自然也比较高。紫菜中还含有丰富的藻胆蛋白，大约可占紫菜干质量的4%。藻胆蛋白是一种畏光色素蛋白，它存在于蓝藻、红藻和某些甲藻中，可以分为藻蓝蛋白、藻红蓝蛋白和别藻蓝蛋白三种。江蓠藻体也富含藻胆蛋白（主要是藻红蛋白）。近年来科学研究发现，藻胆蛋白不仅具有良好的营养保健功能和药用价值，应用于食品、化妆品等行业，还可以制成荧光试剂，应用于免疫化学和临床医学诊断等领域。

（3）维生素和矿物质：紫菜中维生素含量丰富。与橘子相比，紫菜中维生素C的含量更高。跟鸡蛋、牛肉和蔬菜相比，紫菜中的胡萝卜素、维生素B_1、维生素B_2以及维生素E的含量也要高出一截。而且，紫菜中还含有较丰富的烟酸、胆碱和肌醇等。不过，不同的紫菜所含维生素差异会较大，这一方面可能跟紫菜的种类有关，另一方面也跟紫菜的生长时期及加工方法等有关。紫菜还是天然维生素B_{12}的理想来源，干紫菜中维生素B_{12}含量丰富，据分析，每100克条斑紫菜中含有维生素B_{12}大约50微克。紫菜中还含5种具有生物活性的维生素B_{12}化合物（氰钴胺素、羟钴胺素、亚硫酸钴胺素、腺苷钴胺素、甲基钴胺素），其中维生素B_{12}辅酶（腺苷钴胺素和甲基钴胺素）的质量分数可达60%。

紫菜中灰分的质量分数为7.8%～26.9%，大多数陆地植物灰分的质量分数仅为5%～10%[25]，这说明紫菜中灰分含量高于陆地植物及动物产品，可以作为矿物质来源的重要食物补剂。而且，在紫菜中钠与钾的比例小于1.2，具有重要的营养学意义。因为高钠钾比例会容易导致高血压的发生，而紫菜中的这种较低钠钾比例，就有助于降低高血压的发病率。研究还发现用甘紫菜作为饲料喂食，可以让大鼠血清中的镁、钙、磷的水平恢复到正常水平，这说明紫菜可以用作镁的补充剂而没有副作用，此外还发现紫菜中具有充分的可利用铁，含量跟其他许多铁含量丰富的食品相当。

（4）其他成分：紫菜中碘的含量非常丰富，据分析，每100克紫菜中约含有7.4微克碘，仅次于海带和裙带菜，对治疗甲状腺肿有较好的疗效。紫菜中脂肪含量一般可以占藻体干质量的1%～3%，其中不饱和脂肪酸所占比例较高。不同产地紫菜中的不饱和脂肪酸组成不同，比如在日本产条斑紫菜，不饱和脂肪酸中的二十碳五烯酸（EPA）可占所有脂肪酸总量的近50%，而福建产的坛紫菜中二十碳五烯酸占总脂肪酸的含量，大约只有日本产的一半。

（二）石花菜

石花菜又叫海冻菜、红丝、凤尾等，它属于红藻门真红藻纲石花菜目、石花菜科石花菜属。石花菜颜色为紫红色或淡红黄色，藻体直立扁平，软骨质，固着器假根状，分枝丛生成羽状或不规则羽状，小枝呈对生或者互生，有的会在同一节上生出2~3个以上的小分枝，各分枝的末端急尖。细胞间充满胶质，皮层与髓部没有明显区别，最外层为排列整齐的表面细胞，内层充满色素体。

石花菜是一种多年生植物，常常生长在低潮带的石沼中，或者低潮带以下5~30米深的岩石上，生长的海区一般水流比较急，透明度较高。石花菜生长慢，平均每年生长10~15厘米。幼体多见于每年10月至次年1月，繁殖盛期一般在每年7月至次年1月。

石花菜通体透明，像胶冻一样，吃起来口感爽利脆嫩，既可以拌成凉菜，又可以制成凉粉食用。它还是提炼琼脂的主要原料。琼脂又被称为洋菜、洋粉和琼胶，是一种重要的植物胶，它跟卡拉胶、藻胶被并称为世界上应用最广泛的三大海藻胶。琼胶可以溶于热水中，具有良好的增稠、稳定和凝胶性能，可以用来制作凝固剂、稳定剂、保鲜剂、生物培养基和微生物载体等，被广泛应用于食品、医药和轻化工等领域中。此外，在生物化学、微生物学、临床诊断和免疫学分析与研究方面，琼胶制成的琼胶糖可以制作成很好的免疫扩散介质。因此，琼胶是一种具有重要应用价值的海藻胶。

石花菜作为我国重要的经济藻类之一，主要分布在渤海、黄海、台湾、海南及西沙群岛等海域，山东半岛和台湾是它的主要产地，年产量高达几十万吨。我国常见的石花菜属的种类见图2-10，其中石花菜是我国北方的常见种类，福建、广东等地也有分布，细毛石花菜（俗称狗毛菜）主要分布在广东。

石花菜的功效在古代医药典籍上早有记载，石花菜味甘咸、性寒，全藻入药。它能消热解毒、缓泻，还具有消炎、润肺化痰、滋阴降火、利便利尿的功效，可以用来治疗支气管炎、肠炎痔疮、便秘、肾盂肾炎等症状。在用作食物方面，石花菜可以制成酱菜、拌菜食用，还可以熬制成胶状制作凉粉、冻粉等食品。石花菜中含有多种维生素和丰富的矿物质。研究发现，每100克石花菜干品中含有蛋白质5.4克、脂肪0.1克、碳水化合物72.9克、维生素B_1（硫胺素）0.06毫克、维生素B_2（核黄素0.2毫克）、维生素C 3.3毫克、维生素A 57微克、维生素E 14.84毫克、钙167毫克、镁15毫克、铁2毫克、锌1.94毫克、硒

15.19毫克，此外还含有藻胶、麦角甾醇等[26]。相对于它的工业用途（琼胶制备）来说，对石花菜的药用活性研究相对缺乏。

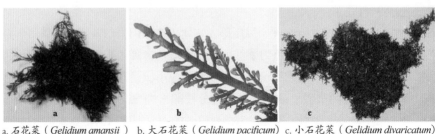

a. 石花菜（*Gelidium amansii*）　b. 大石花菜（*Gelidium pacificum*）　c. 小石花菜（*Gelidium divaricatum*）

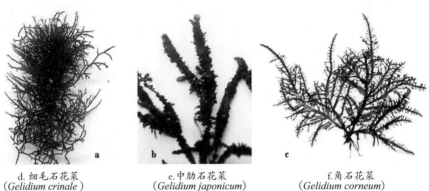

d. 细毛石花菜　　　　　　　　e.中肋石花菜　　　　　　　　f.角石花菜
（*Gelidium crinale*）　　　　（*Gelidium japonicum*）　　　（*Gelidium corneum*）

图2-10　不同种类的石花菜（引自淮海工学院吴建新课件）

（三）江蓠

江蓠是红藻中的一类，"江蓠"既是科名、属名，也是种名，在这里我们主要是讨论江蓠属的植物。江蓠是红藻门真红藻纲杉藻目江蓠科江蓠属的植物（见图2-11）。

江蓠的植物体有红色、暗紫绿色或暗褐红色，藻体一般是圆柱形状，也有少数的种类是扁平或者叶状，软骨质，肥厚多汁，容易折断。藻体有直立的，也有丛生或单生的。它的主枝比分枝粗，直径一般为0.5～1.5毫米，粗的可达4毫米，植株高为10～50厘米，高的可达1米，人工养殖的会更高，它的分枝有

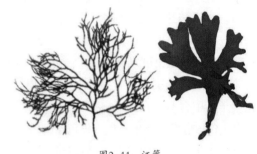

图2-11　江蓠

互生、偏生或分叉等形式，有的疏有的密。在藻体基部稍有溢缩，这可以作为主要特征鉴定不同的品种。在每一株藻体的基部都生长有小盘状的固着器，用来固着在石块、沙砾、贝壳及碎珊瑚上生长。江蓠的生长区域一般在潮间带或低潮线附近，尤其喜欢生长在有淡水流入、水质肥沃的湾中。在风浪较平静、水流畅通、地势平坦、水质较清的港湾，江蓠的生长十分旺盛。

江蓠的生活史跟石花菜类似，也有孢子体、配子体以及果孢子体世代。江蓠是一种暖水性藻类，一般在温带、亚热带和热带都可以生长，但是在亚热带和热带海区分布的种类更多。自然生长的江蓠主要分布在阿根廷、智利沿海海域，其次是巴西、南非、日本、中国和菲律宾沿海，在印度、马来西亚和澳大利亚沿海也有一定数量的分布。在中国，江蓠的主要产地是南海和东海，黄海相对比较少。江蓠属的植物共有近100种，中国的种类主要有龙须菜（*G.sjoestedtii*）、江蓠（*G.verrucosa*）、扁江蓠（*G.textorii*）、芋根江蓠（*G.blodgettii*）、脆江蓠（*G.chouae*）和凤尾菜（*G.eucheumoides*）等10多种。

江蓠属植物中含有丰富的活性物质，比如藻胆蛋白、琼胶多糖以及高度不饱和脂肪酸等活性成分，其中的主要成分就是琼胶，因此，江蓠是提取琼胶的主要原料。

四、红藻的药用前景研究

红藻不但有较高的营养价值，而且展现出不俗的药理活性，紫菜、石花菜及江蓠的活性具体如下（见图2-12）。

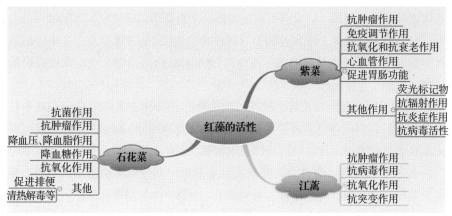

图2-12　红藻的活性

1. 抗肿瘤作用

研究发现红藻显示出较好的抗肿瘤作用。

在饲料中添加质量分数为1.5%～2.0%的食用海藻粉末，让大鼠自由摄取，同时在大鼠皮下注射致癌剂DMH（1，2-二甲基肼），结果发现，紫菜对致癌剂的抑制率可达20%，紫菜中的藻胆蛋白和紫菜多糖，是发挥其抗肿瘤作用的主要成分。藻胆蛋白的抗肿瘤作用，主要基于光敏治疗肿瘤的机理，藻胆蛋白在大于470纳米可见光的照射下，具有光敏现象，肿瘤细胞吸收光敏剂最多，而正常细胞吸收光敏剂极微，从而达到选择性地杀伤肿瘤的目的。藻胆蛋白因其优良的光学活性，而成为研究的热点。比如从坛紫菜中提取的R-藻红蛋白和R-藻蓝蛋白，就对乳腺癌细胞Bcap-37具有显著杀伤力。在抗肿瘤实验中还发现，坛紫菜中的R-藻蓝蛋白，对人B淋巴细胞增殖具有刺激作用，并且能够抑制HL-60细胞（人早幼粒白血病细胞）的生长。

当紫菜多糖浓度达到160微克/毫升时，可以明显抑制人慢性髓原白血病细胞K562细胞的增殖，而且对小鼠肉瘤S180具有一定的抑制作用，抑制率可以达到47.55%，还可以抑制人血癌细胞U937的细胞生长，并能对抗环磷酰胺所导致的微核增加[27]。在很早的研究中人们就发现，海藻多糖可以作为生物免疫反应调节剂使用，它是通过增强机体的免疫功能而起到间接抑制或者杀死肿瘤细胞的作用，比如它可以促进淋巴因子激活杀伤细胞（LAK）以及自然杀伤细胞（NK）的活性，诱导巨噬细胞产生肿瘤坏死因子（TNF）。而且，研究人员还发现了紫菜多糖抗肿瘤的另外途径，比如，条斑紫菜中的硫酸酯多糖可以激活巨噬细胞，从而可提高肿瘤坏死因子的量。通常认为，端粒酶的活性以及端粒的稳定，是与恶性肿瘤的发生密切相关的，因此抑制端粒酶的活性，也是抗恶性肿瘤作用的一种途径。研究发现，来自紫菜的硫代异鼠李糖基甘油二酯，对人结直肠腺癌上皮细胞DLD-1端粒酶以及HIV病毒都显示出了很好的活性，而紫菜中的硫代异鼠李糖、脂肪酸EPA和棕榈酸部分，也对细胞端粒酶的抑制起到了重要作用。

采用不同浓度的石花菜乙酸乙酯提取物，可抑制宫颈癌HeLa细胞的生长增殖，它的机制可能是石花菜乙酸乙酯提取物能够增强Caspase-3（半胱氨酸天冬氨酸蛋白酶-3）活性，造成肿瘤细胞凋亡，从而发挥抗瘤作用。

龙须菜和江蓠也都具有较好的抗肿瘤活性。用龙须菜和扁江蓠中提取到龙须菜粗多糖和扁江蓠粗多糖，分别具有45%和60%的初筛抑瘤率。其中龙须菜多糖能够很好地抑制小鼠S180肉瘤生长，并且这种抑瘤效率跟灌胃剂量有一定关系。此外，龙须菜中的藻红蛋白也发现具有体内抑制S180肉瘤生长的活性，在体外培养中，它对人宫颈癌HeLa细胞体现出较强的抑制作用，并且呈剂量依赖性。龙须菜中的藻红蛋白及其亚基，对直肠癌SW-480细胞株的生长具有较强的抑制作用。此外，龙须菜中的有机酸提取物也发现对人子宫颈癌（HeLa）细胞具有明显的体外细胞毒活性。

2. 免疫调节作用

紫菜多糖具有增强免疫的作用，这主要体现在它能刺激各种免疫活性细胞，比如巨噬细胞（Mφ）和自然杀伤细胞（NK细胞）的成熟、分化和增殖，并且可以促进外周血淋巴细胞的转化，对抗由环磷酰胺引起的白细胞下降。紫菜多糖还有助于人淋巴细胞中，DNA和RNA的生物合成，增加小鼠血清中溶血素的含量，从而增强机体的免疫功能。从条斑紫菜中分离得到的多糖，能够激活巨噬细胞产生白细胞介素-1（IL-1）和肿瘤坏死因子TNF，增强小鼠腹腔巨噬细胞的吞噬功能，还可以显著地促进大鼠和小鼠的脾淋巴细胞，以及大鼠睾丸支持细胞的增殖，增殖率会随着多糖浓度的提高而升高[28]。紫菜多糖还能够增强免疫低功小鼠NK细胞（自然杀伤细胞，是机体重要的免疫细胞）的活性，促进γ-干扰素（IFN-γ）和一氧化氮（NO）的分泌。

除了多糖以外，红藻中提取的藻胆蛋白还具有提高机体免疫力、抗肿瘤以及抗氧化等重要生理功能，是保健品及药品等的重要资源。

3. 心血管保护作用

红藻多糖是发挥心血管作用的重要成分，甚至可以通过食用体现出来。

比如，用紫菜多糖连续喂饲高脂血症大鼠一周以后，跟对照组相比，大鼠中血清总胆固醇（TC）和甘油三酯（TG）含量分别下降30%和48%以上。对高脂血症大鼠，用条斑紫菜提取液饲喂20天后发现，大鼠的总胆固醇（TC）比对照组下降24%。从条斑紫菜水解产物中分离出得到的有效成分，具有血管紧张素I转换酶抑制活性，用它喂食自发性高血压大鼠后，可明显降低大鼠血压。临床还显示，高脂血症患者在口服条斑紫菜提取液几周后，头晕、头昏、胸闷、四肢麻木等症状就可以得到明显的改善，这说明，条斑紫菜提取液具有降血脂、防止动脉粥样硬化的功能。

紫菜多糖还具有明显的体外抗凝血活性，抑制血栓的形成，同时还有一定的降血糖作用。在研究健康志愿者进食时发现，在食用白面包前，如果服用3克紫菜，就能够显著降低这些志愿者食用白面包后的血糖反应。腹膜内注射和口服紫菜多糖后，人体血糖浓度会随注射剂量加大而明显下降，研究发现紫菜的R-藻红蛋白可以跟胰岛素抗体发生免疫结合反应，说明紫菜具有降血糖的应用前景。

石花菜中的多糖类物质对高血压、高血脂具有一定的防治作用。采用不同剂量的石花菜多糖对大鼠进行喂食，发现石花菜多糖高剂量组（2400毫克/千克）和中剂量组（1200毫克/千克）能够显著降低四氧嘧啶糖尿病大鼠的血糖（p<0.05或p<0.01），高剂量组还能提高胰岛素水平，降低胰高血糖素浓度，跟模型对照组比较具有统计学意义（p<0.01），这说明石花菜多糖可以明显降低糖尿病大鼠的血糖[29]。

4. 抗氧化、抗病毒及抗菌作用

紫菜抗氧化作用，主要来源于紫菜中藻胆蛋白和紫菜多糖对自由基的清除作用。从紫菜中分离得到的多种硫酸多糖都显示出了抗氧化活性，而且紫菜硫酸多糖还可以抑制60Co射线诱导的脂质过氧化反应和自由基的产生，提高组织细胞的抗氧化酶活性，减少脂质过氧化，减轻60Co的氧化损伤，可应用于临床上预防和治疗放疗后组织细胞的损伤。紫菜多糖还可以提高小鼠脑和肝脏中超氧化物歧化酶的活力，对MAO-B（单胺氧化酶）活性具有明显的抑制作用，这可用于防治多种老年性疾病，而且不会产生毒副作用。紫菜多糖还被发现具有抗被膜式病毒活性、抗炎症作用和抗甲I型流感病毒等活性。

石花菜多糖被发现具有良好的抗氧化活性，而且对两种自由基的清除能力强弱顺序是·OH>O_2^-·。石花菜的乙醇提取物，具有抗黑曲霉活性，而且比抗大肠杆菌、金黄色葡萄球菌以及枯草杆菌的活性好。

通过冷水提取的江蓠多糖，表现出具有选择性的抗病毒活性。不同的龙须菜多糖都具有抗流感病毒H1-364作用，其中的龙须菜多糖的作用最强，对流感病毒H1-364抑制率可以达到88%以上，而且在一定范围内，随着龙须菜多糖中硫酸基含量的增加，它抗流感病毒H1-364的能力也会增大，当硫酸基含量在13%左右时，它的抗病毒能力最强[30]。

龙须菜多糖用于清除超氧阴离子自由基、DPPH·自由基和还原Fe^{3+}时，其抗氧化活性会随着相对分子质量的降低而增强，但用于清除羟基自由基时，它的抗氧化活性随着相对分子质量的降低而减弱。采用微波辅助法提取的龙须菜多糖，能够有效地清除DPPH·自由基，热水提取的江蓠硫酸多糖，也可以减缓DPPH·自由基的形成[31]。琼胶寡糖是琼胶降解产物中的一种，江蓠中的琼六糖具较高的淬灭自由基DPPH·活性的能力[32]，这也进一步证实了琼寡糖具有较强的抗氧化作用。

采用硫酸铵沉淀法提取的龙须菜藻胆蛋白粗提物，能够有效增强小鼠腹腔巨噬细胞的吞噬能力，并显著地提高血红细胞SOD的活性，降低过氧化脂LPO的含量，这说明龙须菜藻胆蛋白的粗提物，具有提高小鼠免疫能力和抗氧化作用。

5. 促进胃肠功能作用

紫菜具有促进胃肠功能的作用，主要是因为它具有丰富的膳食纤维，紫菜能有效抑制因酶而产生的机体癌变。喂食紫菜可以提高大鼠肠道中的双歧杆菌、消化球菌和拟杆菌等共生有益菌的比例，降低肠道中致病菌含量，可见紫菜可以改变大鼠的肠道菌群，有利于维持大鼠肠道的微生态平衡和微环境。此外，还发现紫菜多糖具有一定的抗溃疡活性。

6. 其他作用

紫菜中的藻胆蛋白，作为捕光色素复合体，可以制作成免疫荧光标记抗体，而且它的检测灵敏度要远远高于传统的荧光标记物，这种性能可以用在特殊分子定位和重要分子检测方面，比如SARS病毒的免疫分子检测等，能够确定病变部位和病情轻重程度，对肿瘤做出准确的诊断。

用石花菜制备的"琼脂"制品，可以吸收肠道中的水分，促进肠内容物的膨胀，增加大便的量，刺激肠壁，引起便意。此外，石花菜还具有清热、解毒、防暑的功能。

江蓠多糖也被发现具有多种生物活性，并且它的生物活性跟江蓠的相对分子质量、单糖组成以及硫酸基的含量关系密切。

我们知道，褐藻中紫菜的食用和药用已经有上千年的历史。1400年前中国北魏的《齐民要术》中就记录了紫菜的食用方法等，紫菜的药用价值在古代就已经得到了广泛的认可，被誉为"神仙菜"和"长寿菜"。现代中医学认为，紫菜味甘、咸，性寒，具有清凉泻热、利水消肿、软坚、补肾的功能，可以用来治疗甲状腺肿、高血压、支气管炎、喉炎、水肿、麻疹等[33]。石花菜的功效在古代医药典籍上也早有记载，石花菜味甘咸、性寒，全藻入药，它能消热解毒、缓泻，还具有消炎、润肺化痰、滋阴降火、利便利尿的功效，可以用来治疗支气管炎、肠炎痔疮、便秘、肾盂肾炎等。而目前江蓠主要用于提取琼胶与饲养鲍鱼，对它其他的研究和开发利用仍比较少。我国的红藻资源十分丰富，药理活性也十分突出，应该充分利用资源优势，结合化学、生物学、药学等技术手段，深入研究其生物活性成分，进一步开发利用红藻的药用价值和生物功能。

五、充满活力的绿藻

绿藻是一个非常庞大的家族，全世界大约有6700种，其中有90%的物种生长在淡水中，只有10%的物种生长在海水中。所有的绿藻都具有叶绿体，它们含有丰富的叶绿素a和叶绿素b以及胡萝卜素、叶黄素等补助色素，并含有成堆的类囊体（在叶绿体基质中，以单层膜围成的扁平小囊），这一方面使得它们的光合作用活跃，另一方面也赋予了它们亮绿的颜色。典型的绿藻细胞有的可以活动，有的不能活动，细胞壁由两层纤维素和果胶质组成，细胞中具有一个中央液泡，质体形状因种类而异，所有绿藻都具有线粒体。有鞭毛的绿藻，一般是由微管的十字状系统来进行支撑，鞭毛起到移动生物体的作用。绿藻门植物的生殖方式有3种：有性生殖，比如同配、异配、卵式等；无性生殖，形成各种孢子，比如静孢子、动孢子、似亲孢子、厚壁孢子；营养繁殖，比如细胞分裂、藻丝断裂作用等。其中蛋白核绿藻（如小球藻）的繁殖方式最为独特，本章节中对小球藻有专门论述。

绿藻是一种经济价值很高的海藻。绿藻中的一些种类，比如石莼、礁膜、浒苔等，历来都是沿海一带广为采捞食用的海藻。海产单细胞绿藻中的扁藻、小球藻等繁殖生长快，产量高，加上含有丰富的糖类、蛋白质、氨基酸以及多种维生素，常常被用来提取脂肪、蛋白质、叶绿素和核黄素等产品，或者直接作为食品、饲料使用。还有的绿藻作为药物进行开发利用，比如小球藻、孔石莼等。在海藻的开发利用发展过程中，许多种类的褐藻、红藻已经成为工业、食品业等的原材料，颇具商业价值。但作为海藻中一大门类的绿藻，对它的研究开发应用还远远落后于褐藻和红藻。

让我们一起来了解一下，离我们生活比较近的海洋绿藻石莼、浒苔和小球藻。

（一）石莼

石莼（见图2-13，属于绿藻门丝藻目石莼科石莼属植物，也被叫作绿菜、海白菜、海青菜、青苔菜、海莴苣、纶布，别名纸菜（《广东新语》）、石被（《连江县志》）。石莼具有鲜绿色、近似卵形的叶状体，质地看起来非常薄，因为它是由两层细胞构成。石莼基部长有固着器，让它能固着在岩石上生

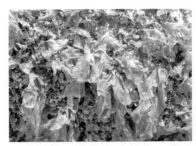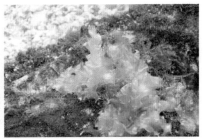

图2-13　石莼

长。在海湾内潮间带的中低潮带的岩石上经常可以见到石莼的踪影。石莼主要分布在东海和南海海域，在黄海和渤海海域分布就比较稀少一些。石莼的采收季节一般在冬春季节，新鲜藻体或经过漂洗晒干后，可供食用。

石莼属海藻主要有3种，分别是石莼（别名菜石莼）、孔石莼和裂片石莼，目前研究比较多的石莼属种类主要是孔石莼，对它的成分和药理活性取得了以下一些进展。

（1）多糖：在20世纪60年代初，人们对孔石莼所含碳水化合物进行了比较系统的研究。石莼的碳水化合物组分在藻体中不是以单糖形式而是以杂多糖形式存在，不同的提取方法得到的产物也不同。比如，孔石莼的干粉酸解衍生后的产物，主要有8种单糖，分别为葡萄糖、鼠李糖、木糖、褐藻糖、三碳糖、甘露糖、半乳糖和阿拉伯糖。而热水提取的孔石莼多糖是以水溶性硫酸多糖为主，结构为"葡萄糖醛酸−木糖−鼠李糖聚合物"，跟其他食用绿藻种类中的多糖相比，它的硫酸基含量最高，而且随着地域变化，其中的鼠李糖与葡萄糖的比例也会发生改变。在孔石莼细胞壁中，主要的成分是α−纤维素和葡聚糖（淀粉类型多糖），容易为人体吸收，因而近年得到较大关注。

（2）脂类：孔石莼作为一种养殖饲料逐渐引起重视。孔石莼中含有多种脂类物质。其中，中性脂类物质有：直链烷烃包括庚烷、辛烷、十四烷等，直链烯烃包括十四烯、十六稀以及单萜类物质柠檬烯等，其所含极性脂类物质的种类要比中性脂类多，而且它含有多种醛类、萜类、醇类、脂肪酸类、酯类、呋喃类物质以及含硫化合物等。

孔石莼中的另一个突出特点是它所含脂肪酸中，不饱和脂肪酸（PUFA）所占的比例很高，与其他实验藻类相比，孔石莼中亚麻酸的含量高出近10倍，一般情况下，它所含PUFA与FA（脂肪酸）的比值可以达到0.45～0.74，而且这个比例受季节等环境条件的影响不大。最近，还有研究人员持续地跟踪研究了孔石莼中长链醛的形成过程，发现这些长链醛是孔石莼海藻特征气味的来源。孔石莼还含有褐藻甾醇和异褐藻甾醇等固醇类脂以及很多微量成分，比如醌类、糖脂类、细胞色素以及甘油基脂类等。

（3）蛋白质和氨基酸：蛋白质是生命体的物质基础，寻求高蛋白低脂肪的健康食品可以说是人们孜孜以求的目标。孔石莼中具有含量丰富的蛋白质，而且跟陆地高等植物和动物相比，孔石莼中所含蛋白是一种优质蛋白质，因此非常吸引研究者们的关注。研究发现，孔石莼的蛋白质含量在17%～19%之间，并且会因为产地和季节的不同而产生细微变化。在把孔石莼进行碱提酸解后，大约可以得到20种氨基酸，其中人体必需氨基酸的含量相当高。

孔石莼中还含有一种典型的含硫氨基酸，也就是3-羟基-D-半胱磺酸，在它干品中的含量可以达到1.5×10^{-3}，这种氨基酸参与机体的硫代谢，可能在硫元素转化成硫酸多糖的代谢过程中发挥重要作用。

（4）维生素：作为一种大型食用海藻，孔石莼中含有很多种有益人体的高含量维生素。从孔石莼干品中，已经检测到的脂溶性维生素就有维生素A、维生素D、维生素E、维生素K，以及水溶性维生素包括维生素C、维生素B_1（硫胺素）、维生素B_2（核黄素）、B_3（泛酸）、Bc（包括叶酸和亚叶酸）、H（生物素）、PP（烟酸）等。其中，它所含的维生素A的量跟卷心菜不相上下，它所含的游离型和酯型维生素B_1含量总和可达7.22×10^{-9}干重，B_{12}的含量为6.28×10^{-10}干重（4×10^{-10}鲜重），而维生素C的含量高达3.10×10^{-3}干重（3.11×10^{-4}鲜重），仅次于紫菜[34]。

（5）矿物质：孔石莼含有大量的元素钾、钠以及常量元素钙、镁等，这是多数海藻中都具有的成分，此外，它还含有很多较微量的元素，比如铁、锌、铜、钼、锰、钴、镉、铬、铅、镍、锂、锗和硒等。孔石莼含有的丰富铁质，可以用于缺铁性贫血的治疗，孔石莼中含的硒，是以与蛋白结合的形式在孔石莼藻体中存在，硒被证明具有防止癌症发生的作用。对多种海藻进行实验，测定藻体中所含元素砷（As）的量，发现其中的孔石莼所含的总砷（As）量最低，仅为2.3×10^{-6}干品，这个特性有利于孔石莼的食用。

（二）浒苔

浒苔，相对于别的海洋藻类来说，就如同小草相对于陆地植物，本来只是一种默默无闻的存在。但自从2008年6月中旬到7月间，短短半个多月时间里，在青岛的国际奥帆赛场中，16平方公里的海面上，突然间暴发性地增殖出了这种"海洋小草"——浒苔，就让它迅速名闻天下，吸引了全中国乃至全世界的关注，有人说"海洋变成了草坪"（见图2-14），有人说"要去青岛看草原"，甚至有人调侃"奥帆赛要在草地上举行吗"。当时的青岛进行了全民总动员，全青岛市甚至更多人都为清理浒苔付出了巨大的努力。从奥帆赛场上清理出的几十万吨浒苔，也从此正式拉开了认识、研究和利用浒苔的序幕。而且，从

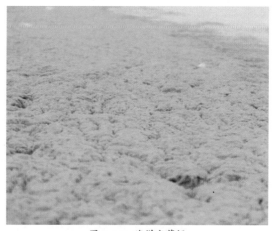

图2-14　海洋变草坪

那时起直到今天，在每年的6~7月，浒苔基本都会如期光顾我国的黄海海域，所以它现在仍然是许多人关注和研究的热点也是情理之中了。

浒苔，是生长在近海滩涂上的草绿色海藻，属于绿藻门绿藻纲石莼目浒苔属植物，俗称浒苔、苔菜、苔条、海青菜。它是一种广温、广盐、耐干露性强以及对光照范围具有广泛适应性的天然绿藻，具有极其强大的自然繁殖能力，产量巨大，可以广泛地生长在河口和潮间带（一般为中潮带）的石沼中，浒苔具有丛生状的管状膜质藻体，有明显的主枝，分枝细长，最高的可长到1米多长。它是通过基部的固着器附着在岩石或滩涂上生长。在全世界，浒苔属植物大约有40种，中国约有11种，主要有条浒苔（出现暴发性增殖的种类）、扁浒苔、肠浒苔、育枝浒苔、小管浒苔5种。

在浒苔的生长过程中，一些藻体表面也会逐渐变得不规则，随后在短短的几天里，这些细胞就可以发育成为配子囊，配子囊成熟以后会释放出大量顶端长有两条鞭毛的配子。这些能够自由游动并且具有趋光性的配子，会往水面方向聚集。在阳光下，雌雄配子相遇结合，形成合子，并沉入水底，在礁石等基底上固着下来，不出10天，就会繁殖成一丛新的浒苔幼苗。在上述配子游动的过程中，如果雌雄配子没能遇到自己的另一半，在数小时后它们就会脱去鞭毛，并沉入水底，同样可以进行分裂生长。还有的情况是，一些没有释放出来的配子，甚至可以直接在母体上进行生长，形成新的浒苔。更为强大的是，浒苔还具有"分身术"，它断裂下来的藻体片段，都可以形成新的藻体，甚至从藻体上脱落下来的任何一个细胞，在合适的条件下都可以发育成新的藻体。浒

苔这种灵活高效的繁殖对策，使得它能在合适的条件下以几何级数迅速生长，容易形成灾害。

什么条件适宜浒苔生长呢？首先，万物生长靠太阳，对于需要通过光合作用合成有机物的浒苔来说，阳光自然也是必需的。阳光同时也会带来温度，虽然浒苔比较耐低温，但是在冬天它并不能够很好地生长，不过，浒苔也不是很耐热，通常在热带海域就较少见到它们的踪影，浒苔生长最繁盛的时期是在温带的春夏季节。有了阳光，还需要养料。农业、化工和生活污水中排放的大量的氮磷钾和微量元素，就为浒苔的生长提供了极其充足的养分。在5℃～35℃的海水中浒苔都可以存活，不过它最适宜的生长温度是20℃～25℃，当水温为25℃时，浒苔的生长会达到峰值，可以在两周左右的时间内生长量增加1倍。影响浒苔生长的另一个重要因素是盐度，浒苔在盐度为12‰～40‰的海水中，都可以正常生长。其中最适合浒苔生长的盐度范围为24‰～28‰，在海水盐度为24时，浒苔可以达到最大的生长量。再者，海水的酸碱度也会影响浒苔的生长，pH值在8左右的弱碱性海水，最有利于浒苔的生长。由于浒苔植株个体较小、表面积大，有利于它对环境中养分的吸收，再加上它对环境的要求不高，繁殖方式丰富多样、灵活高效，因此一旦遇到合适的环境条件就会大规模暴发。最近，对浒苔活性成分研究方面主要取得了如下进展。

（1）多糖：浒苔中多糖的化学组成比较复杂，近年对它开展了不少研究，而且发现浒苔多糖的化学组成会因为种类、采收季节和地区不同而有所差异。糖醛酸、硫酸根和单糖被发现是多种浒苔粗多糖的主要组成成分，其中所含糖醛酸和硫酸根的量较为稳定，一般来说，糖醛酸含量大约为20%，硫酸根含量约为15%。浒苔多糖中所含单糖的组成和含量会因浒苔品种不同而异，对多种浒苔多糖进行分析后发现，鼠李糖和葡萄糖分布最广泛、含量最稳定，在所有浒苔多糖中都存在，半乳糖和木糖也是其中含量较多的单糖，它存在于多种浒苔多糖中，而甘露糖、阿拉伯糖和艾杜糖这3种单糖，含量不但少而且也只在个别浒苔中存在。对不同时间段采集到的浒苔提取的多糖进行分析，发现它们所含单糖的组成相同，但不同单糖的含量却各有不同。比如，6月和11月采集的浒苔中，浒苔多糖的糖醛酸、硫酸根含量分别为12.10%、16.70%以及11.90%和16.17%，6月时甘露糖、鼠李糖、葡萄糖、半乳糖和木糖的组成比例，也从6.74∶65.56∶5.54∶2.83∶19.33变化为11月的2.81∶67.55∶2.31∶2.71∶24.61[35]。肠浒苔和扁浒苔中的多糖组成主要是鼠李糖、半乳糖、木糖和葡萄糖，而条浒苔中的多糖组成则为鼠李糖、阿拉伯糖、半乳糖和葡萄糖醛酸。而且，暴发时期的条浒苔多糖中单糖组成比较特殊，除了含有葡萄糖醛酸和鼠李糖以外，还含有比较少见的艾杜糖醛酸，而正常生长时期所含的甘露糖成分，在暴发时期的条浒苔中并没发现，这种显著的差异值得人深入研究。另外，不同的研究者对种类相同产地不同的浒苔多糖分析后，发现它们的单糖组成也会发生变化。比如，从青岛采集的浒苔中得到的浒苔多糖，被证明含有鼠李糖、葡萄糖、木糖、半乳糖和甘露糖，而从韩国莞岛郡采集的浒苔多糖中，单糖组成只包括鼠李糖，木糖和葡萄糖，这就说明浒苔的生长环境不同也会造成其单糖的组成存在差异。

（2）氨基酸：浒苔中的氨基酸很有特色。在对从浒苔中得到的氨基酸进行分析发现，在浒苔的氨基酸组成中，必需氨基酸含量可达8%以上，约占氨基酸总量的39%，非必需氨基酸含量约为13%，约占氨基酸总量的61%，浒苔中所含的氨基酸比例，恰好接近于联合国粮农组织和世界卫生组织提出的氨基酸模式，也就是必需氨基酸总量应达到氨基酸总量的40%以上，必需氨基酸总量与非必需氨基酸总量的比值应在0.6以上。而且就其中所含各种风味氨基酸的量来说，鲜味氨基酸（Glu）和天冬氨酸（AsP）含量最高，分别为2.90%和2.61%，占氨基酸总量的26.19%；其次是甜味氨基酸（Ala、Gly、Ser）总量也占氨基酸总量的22.24%，可见浒苔是很好的食品营养源，可以作为丰富的氨基酸来源[36]。其中尤其值得注意的是浒苔中天冬氨酸（AsP）含量相当高，达到2.61%，尽管它不是人体必需氨基酸，但是在体内具有重要的生理功能，在临床中，天冬氨酸可以广泛用于治疗肝炎、肝硬化等，而且在人体内尿素循环中，天冬氨酸与鸟氨酸可发挥重要作用。因此，浒苔具有保健功能的重要物质基础之一，正是因为它含有高含量的天冬氨酸。

（3）脂肪酸：浒苔富含人体必需的三种脂肪酸（亚油酸、亚麻酸、花生四烯酸）以及多种不饱和脂肪酸，其中亚麻酸的含量高达15%以上，其次为单不饱和脂肪酸油酸，含量超过13%，多不饱和脂肪酸EPA（二十碳五烯酸）也达到2.9%以上。单不饱和脂肪酸具有良好的降低血胆固醇、甘油三酯和低密度脂蛋白胆固醇的作用，这与多不饱和脂肪酸作用相似，而且还可以避免多不饱和脂肪酸的潜在不良作用，比如超重、肥胖、化学致癌、糖尿病等的风险。

（三）小球藻

小球藻算得上是地球上的元老之一，早在30多亿年前就出现了它的踪迹，它以生长繁殖快著称，是一种高效的光合植物，分布范围极其广阔。它是绿藻门小球藻属的球形单细胞藻类，直径3~8微米，它虽然微小，但是在人类生活和健康方面能发挥重要作用。小球藻是当前全球公认的健康食品，也是世界上产量最多的一种微藻种类，全世界年产量可达2000吨左右，东南亚地区是它的主要生产地。小球藻在日本广受青睐，连续10年在日本保健品销量榜单上排名第一。它可以通过人工培养来解决当前药用资源紧张的问题，因此在绿藻家族中少不了它的身影。

小球藻的细胞呈球形或椭圆形，细胞内生有一个大大的色素体，色素体有周生的，也有杯状或片状的。小球藻的光合作用能力非常强，是其他普通植物的几十倍。小球藻是一种比较容易实现人工培养的藻类，它本身不但可以利用光能自养，还能利用有机碳源进行异养生长和繁殖，并且生长繁殖能力极其出色，是地球上所有生物中，唯一能在20小时里数量增长4倍的种类，这是因为它繁殖后代的方式跟普通植物不同，那么，它异于寻常的繁殖能力究竟来源于哪里呢？有研究揭开了这一秘密，小球藻这种惊人的生命力源于它具有独特的活性生长因子（CGF）。CGF是一种特殊的促进生长的活性成分，正是CGF给了小球藻超级"分身"能力。在良好的生长环境下，一个小球藻的细胞内可以分身长出4~16个孢子来，其中的小孢子继承了母细胞的基因，长得跟母亲一样，经过"分身术"以后，一个小球藻就变成了4~16个小球藻。让一个球藻细胞迅速地1分为2，2分为4，4分为8，8分为16。目前世界上已知的小球藻种类大约有10种，但加上变种可能就有数百种之多。自然界的小球藻以淡水水域种类居多。与淡水种类相比，海产小球藻中具有更丰富的二十碳五烯酸（EPA）和二十二碳六烯酸（DHA），成为当年我国长江口的主要经济微藻种类。

现代科学对它的成分和药理活性进行了一些研究，主要有以下方面。

（1）多糖：小球藻多糖是目前小球藻研究的热点之一，它是一种类似于葡萄糖的白色、较细的晶体，无味，不溶于甲醇、乙醇、氯仿等有机溶剂，易溶于水，易潮解，水溶性随温度升高而加大。自养方式生长的小球藻，其所含多糖的量为10%~25%。

（2）蛋白质：通过控制小球藻的培养基成分，可以得到富含蛋白质的小球藻优良品种。自养方式得到的小球藻，蛋白质含量可高达55%以上，可以作为单细胞蛋白质的丰富来源。

（3）小球藻活性生长因子：1986年，从小球藻中成功地提取出了小球藻生长因子，小球藻活性生长因子（CGF）也被称为小球藻精，在小球藻中含量丰富，它是细胞活性物质的一种，可以刺激小球藻细胞增殖和生长。

（4）多不饱和脂肪酸：与鱼油相比，微藻所含的油脂，具有脂肪酸组成稳定、高度不饱和脂肪酸含量高、没有鱼腥味等优点，其中以小球藻尤其突出。小球藻所含的多不饱和脂肪酸非常丰富，主要是ω–3类高度不饱和脂肪酸（PUFA），比如二十碳五烯酸（EPA）和二十二碳六烯酸（DHA）。

（5）色素：小球藻作为自养能力强大的生物，细胞内所含总色素的量非常可观，达4%以上。小球藻中叶绿素含量在自然界中最高，可达4%~6%[37]。小球藻的虾青素含量可高达2.24毫克/克，是继雨生红球藻、红发夫酵母之后又一备受关注的天然虾青素资源藻类[38]。利用40克/升的葡萄糖进行海水小球藻的高细胞浓度异养培养，可以使叶黄素的产量达到0.926毫克/克[39]。

六、绿藻的药用前景研究

针对绿藻的活性物质进行的药理活性研究（见图2-15）取得的发现如下。

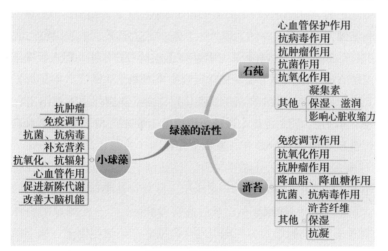

图2-15 绿藻的活性

1. 抗肿瘤及免疫调节作用

孔石莼多糖通过口服、常规剂量给药，对艾氏癌的抑制率达到30%以上，当每天的剂量增加到4×10^{-3}时，对艾氏癌抑制率甚至可以达到56.0%，这个结果与对照组相比有显著性差异。孔石莼蛋白多糖对人宫颈癌细胞（HeLa细胞）具有抑制作用，半数中毒浓度TC_{50}为8毫克/毫升，还可以明显抑制小鼠肉瘤S–180细胞的生长。孔石莼多糖及其硫酸酯化衍生物，可以抑制多种肿瘤细胞的生长，孔石莼多糖进行硫酸酯化以后，可以增强抗肿瘤活性。由孔石莼糖蛋白结合硒形成的有机硒化合物，对化学致癌物诱发的肝癌、皮肤癌及淋巴肉瘤等，都能产生明显的抑制作用。孔石莼的甲醇提取产物具有较好的抑癌活性，比如对人结肠腺癌细胞HT-29和人口腔上皮癌细胞KB都体现出较高的抑制活性，同时还发现它对B淋巴细胞增殖具有较强的抑制作用，并且表现出明显的剂量依赖性。

浒苔的抗肿瘤和免疫调节作用主要归功于浒苔多糖等活性成分。浒苔多糖可以刺激小鼠脾和胸腺生长，诱导小鼠淋巴细胞的增殖作用，增加巨噬细胞分泌TNF-α的能力，提高机体免疫力，达到抑制肿瘤的效果。浒苔多糖还可以提高白细胞介素（IL-2）水平和降低血管内皮生长因子（VEGF）水平。肠浒苔多糖对肿瘤细胞K562生长具有抑制作用。200～800毫克/千克剂量的浒苔多糖，都能够抑制移植瘤模型小鼠的肿瘤生长。浒苔多糖的抗肿瘤作用主要通过提高机体免疫力实现的，利用强大的免疫系统来间接杀死肿瘤细胞，作为候选抗肿瘤的辅助药物极具潜力。此外，浒苔的另一种提取物——脱镁叶绿素a，可以强烈抑制小鼠受化学物质诱发产生的上皮肿瘤细胞的生长。浒苔提取物在抑制艾氏癌和皮肤癌等方面也有很好的生理活性。体外实验发现，浒苔多糖能加快T淋巴细胞、B淋巴细胞的增殖，还可以增强巨噬细胞的吞噬作用，促进巨噬细胞分泌一氧化氮（NO），提高诱导型一氧化氮合酶（iNOS）的活性，并有助于TNF-α和IL-6（两种促炎性细胞因子）的分泌。浒苔多糖还能够促进IFN-γ和白细胞介素IL-2分泌量增加，明显提高小鼠的免疫功能，增强机体的吞噬指数和自然杀伤能力，增加刀豆蛋白AConA诱导的脾细胞增殖。

小球藻多糖具有多种生物学活性，比如调节机体免疫力、抗肿瘤、抗病毒和抗辐射等，其中以抗肿瘤作用最为引人注目。从小球藻中提取出的两种多糖均对人肺腺癌A594细胞显示出较好的抗肿瘤活性[40]。小球藻的一种多糖提取物能刺激小鼠B细胞增殖，并能引发巨噬细胞产生细胞因子。从小球藻中分离出的一种蛋白质水解产物，可以激发T细胞依赖性抗体反应，并能促进迟发性过敏反应（机体受刺激12小时以上才发生的过敏反应）后的恢复，从而具有免疫增强作用。采用热水浸提小球藻，可以得到一种阿拉伯半乳糖聚糖，它能显著调节提升小鼠巨噬细胞系RAW264.7的免疫功能，有望成为一种很好的免疫调节剂。小球藻所含蛋白质常常跟它的胞内多糖，复合形成糖蛋白，这类糖蛋白通常具有显著抗氧化、抗肿瘤的效果。在人体中，小球藻生长因子具有增强机体免疫能力、激活淋巴细胞、促进伤口愈合的作用，还能预防胃溃疡、高血压和心血管等疾病，此外还发现，CGF可以增强小鼠的免疫调节作用以及小鼠单核巨噬细胞的吞噬功能，对造血功能受损的小鼠具有恢复效果。

2. 抗菌、抗病毒作用

从石莼中提取的多酚被发现具有较好的抗菌活性，在抗金黄色葡萄球菌、创伤弧菌、副溶血性弧菌和麦氏弧菌方面作用明显。β–二甲基丙酸噻亭（DMPT）是在孔石莼中提取到的微量组分，它具有抗溃疡作用，酶解以后的产物丙烯酸（AC），也有明显的抗菌活性，尤其对革兰阳性菌有较强的拮抗作用。孔石莼抗病毒的有效活性成分主要是多糖和糖蛋白，它们被证明可以强烈抑制反转录酶及破坏人体免疫系统的HIV病毒的活性。孔石莼的甲醇提取物，可以显著地抑制HSV病毒（单纯疱疹病毒），同时，在近紫外光照射的情况下，这种抗病毒活性会提高近10倍，说明它具有光敏性。孔石莼蛋白多糖还具有显著的抗肠病毒——柯萨奇病毒B3（CVB3）的活性，抑制和直接杀灭CVB3病毒，半数抑制浓度IC_{50}达到3.7微克/毫升[41]。浒苔多糖还可以防治右旋葡聚糖硫酸钠导致的小鼠溃疡性结肠炎，它对细菌的抑制能力，要好于对酵母菌和霉菌的抑制作用。浒苔的乙醇提取物可以抑制多种细菌，浒苔提取物还具有较好的抗单纯疱疹病毒和辛德毕斯病毒的活性。海产小球藻的蛋白质提取物具有一定的体外抑菌效果，并且它抗真菌的活性明显大于抗细菌活性[42]。

3. 抗氧化作用

石莼的乙醇、氯仿、乙酸乙酯的提取物，都具有较强的还原能力，可以有效清除DPPH·、羟自由基，而且这种作用都随提取物浓度增加，而呈现出递增趋势。孔石莼还具有极高的超氧化物歧化酶（SOD）活性，超氧化物歧化酶被誉为人体内的垃圾清道夫。孔石莼硫酸多糖不但能够直接清除多形核白细胞（PMN）产生的O^{-2}，而且还可以抑制多形核白细胞（PMN）的活性，PMN是机体内重要的炎症细胞，它的凋亡是炎症终止的标志。天然提取的孔石莼多糖进行高度硫酸化以后，可显著增强清除羟自由基能力以及还原能力，进行乙酰化和苯甲酰化以后，也可以明显增强抗氧化能力，而且乙酰化后的多糖在羟自由基清除方面作用更强，苯甲酰化的多糖还原能力更强。浒苔粗多糖（总糖含量为75.39%）的浓度达到0.6克/升时，对羟基自由基的清除率很高，可以达到44%[43]。当提取的浒苔多糖，总糖含量为47.86%时，对超氧阴离子自由基的清除能力极强，多糖浓度为0.0103克/升时，就能达到49.8%的清除率[44]。管浒苔（E.tubulosa）的水提粗多糖及多糖硫酸酯化产物，也发现对超氧负离子自由基具有明显的清除作用。小球藻多糖可以减轻铜离子等重金属对机体的毒害，并能对各种自由基产生清除作用。

4. 心血管保护作用

多数绿藻都可以降低血浆中的胆固醇，绿藻的水溶性提取物降低胆固醇效果显著。用含有孔石莼的饲料喂大白鼠，可降低大白鼠总胆固醇及游离胆固醇含量，降低量可以达到50%左右。孔石莼中起降脂抗凝活性作用的组分是多糖，而且它所含的水溶性硫酸多糖还具有类肝素作用，对于防止血液中血栓等的形成很有效果。孔石莼中丰富的多不饱和脂肪酸，是它具有心血管保护作用的另一原因。从孔石莼中提取的凝集素，不仅对四种常见血型的血细胞产生凝集作用，而且还对唾液糖蛋白和胎球蛋白表现出特异作用。用孔石莼鲜藻提取分离得到的一种腺苷晶体，对心脏的收缩力具有明显的作用，可望作为一种心动抑制性物质使用。

浒苔多糖可以显著降低高脂血症机体中的血清总胆固醇、甘油三酯、低密度脂蛋白胆固醇和丙二醛，也能明显提高机体中高密度脂蛋白胆固醇的含量。此外，浒苔多糖还可以使高脂血症大鼠肝脏脂肪的变性程度降低，增强机体的免疫能力，加快肝胆循环，降低血脂在血液中的堆积。水提的浒苔多糖能显著降低小鼠血清、心脏及大鼠血清脂质过氧化物含量，提高小鼠超氧化物歧化酶活力，具有降血脂和抗衰老等生物活性。

小球藻中所含的不饱和脂肪酸具有预防和改善动脉粥样硬化、防治高血压等重要的药理活性，可以用于降压、降脂、降血糖等。所以，小球藻开发利用中，多不饱和脂肪酸是开发的重点。

5. 其他活性

从孔石莼中，还分离得到了一种透明质酸形成促进剂，具有明显的保湿、滋润效果，能够增强皮肤细胞的活性，防止皮肤衰老，孔石莼还可以促进关节类疾病康复。

浒苔多糖经湿法纺丝可以制成浒苔纤维。浒苔多糖与天然活性保湿因子透明质酸的作用相似，具有很好的保湿和吸湿活性，另外，浒苔多糖还具有凝胶性能和抗凝血活性。

小球藻中丰富的叶绿素被证实的功能就有很多种，比如造血、通便、防治牙齿松动、促进肌肤新陈代谢、防止皮肤干燥和肤色暗淡、排除肝肾脏和血液中的毒素以及清除体内重金属毒素的作用。采用异养方式生长的小球藻可生产叶黄素，叶黄素在免疫调节方面效果显著，具有防治眼部疾病的功能，如对白内障以及因为衰老而引起的视力减退、黄斑变性等有明显效果，还对早期动脉粥样硬化等心血管疾病，也有相当显著的防治作用，有研究认为在对身体的强健作用方面，小球藻比螺旋藻要强好几倍，它的抗病毒和吸毒排毒的能力都极为强悍，对皮肤、肠胃、心、肝、肾肺等病也都具有极好的恢复效果。因此，小球藻被联合国粮食及农业组织（FAO）列为21世纪人类的健康食品，吸引大量研究人员关注。

海洋药物研究最大瓶颈就是药源问题，我国具有丰富的石莼资源，在开发利用方面具有相当大的潜力和优势。而浒苔的增殖暴发，从另一个角度来说完全可以弥补资源不足问题。小球藻会成为宠儿，也有一个很重要的因素，那就是小球藻可以进行大规模的人工培养。

在药用方面，虽然目前对海洋绿藻活性成分的研究及大范围的活性筛选工作报道还不算太多，但就它们突出的活性以及丰富的资源来说，绿藻注定会成为海洋药物的研究热点之一，可能成为医学上攻克心血管疾病、癌症、艾滋病等的奇兵。如何通过天然药物化学和高通量药物筛选技术，深度发掘海洋绿藻的活性作用，也正是海洋药物研究者关注的重点。

第二节 海上森林——红树林

红树林是以常绿乔木或灌木类红树植物为主体，组成的滩涂湿地植物群落。它一般生长在热带、亚热带海岸的潮间带低潮线以上，随潮涨潮落而受到周期性的海水浸淹，在潮间带，不同的红树林群落生长大致与海岸线平行，呈带状分布，在河口区域，它还会沿着注入港湾河道的两岸生长，分布范围与盐水的影响范围基本一致。茂盛的红树林带构成的森林系统，有海底森林之称。

红树林植物是喜盐类植物，它们具有比任何陆生植物都强的盐土适应能力。有研究表明，在红树林带的外缘，海水含盐量达3.2%～3.4%，在它们的内缘，含盐量为1.98%～2.2%，它们分布的河口地带，海水的含盐量要稍低些，不过一般在海潮达不到的河岸就看不到它们的踪影了。在影响红树林分布和群落结构形态的因素中，温度起着决定性的作用。在赤道地区，红树林甚至可以长到30多米高，群落内的物种也异常丰富，林内还可能出现藤本和附生植物等，这与某些陆生热带森林群落的形态结构具有相似性。在热带的边缘地区，群落多样性及植株的生长随之发生变化，比如在中国的海南岛，红树林一般的生长高度为10～15米，矮于赤道地区物种。随着纬度升高，温度进一步降低，红树林的生长高度也会大大降低，从乔木变成灌木，最大高度可能不到1米，构成群落的种类也可能会减到1～2种。

据调查，全球共有24科38属84种红树林植物，它们一般都分布在南北纬32°之间的海岸地带，大体上分为两大群系，分别是印度洋及西太平洋海岸的东方群系和美洲西印度群岛及西非海岸的西方群系[45]。迄今为止，共发现中国红树植物42种，其中真红树12科15属28种（含变种），半红树11科13属14种，另有约27种红树伴生植物。这里所说的真红树植物，是指在陆地环境不能繁殖，而只能专一性在潮水经常性淹没的潮间带进行生长和繁殖的木本植物。半红树植物，则是指生长在真红树植物向陆一侧的植物。我国的红树林跟东亚地区的红树林都属于东方群系，自然分布的区域主要集中在广东、广西、海南、福建和台湾等沿海地带。

由于生长的环境特殊，红树林植物也形成了自己独特的生理生态特征。首先，为了避免遭受海浪冲击，红树林植物的主干一般不会无限向上增长，而是从枝干上长出很多支持根，这些增强植物整体支撑力量的辅助根系，分别扎入泥滩以起到保持植株稳定的作用。与此同时，有的红树植物还会从根部生长出许多指状的气生根（见图2-16），它们在退潮甚至潮水淹没的情况下，都可以在海滩地面上出露，以便于进行通气呼吸，所以又被叫作呼吸根。为了在海水中生存，红树植物通常还具有很高的细胞内渗透压，这有利于其从海水中吸收水分，而且细胞内渗透压的大小与环境有着密切的关系，同一种红树植物处于不同的生境，它细胞内的渗透压都会发生相应的变化。

胎萌现象是某些红树林适应环境的生理特征，这些红树林的果实成熟以

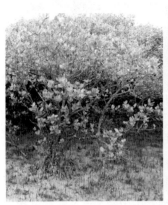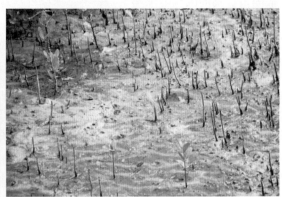

图2-16　长气生根的红树林

后会留在母树上，并且逐渐发芽长出棒状的胚轴，有的长达20~30厘米，胚轴发育到一定程度后会从母体脱落，有的掉到海滩的淤泥里，几小时后就会扎根生长而形成新个体，未能扎根的胚轴会随海水漂流到合适的地方，有可能会在几千里以外的淤泥扎根生长。胎萌的红树林种类主要有红海榄、木榄、海莲、尖瓣海莲、角果木和秋茄等。红树林的胎生现象及过程见图2-17。还有另一类红树林植物，它们的胚轴也在母树上生长，但并不伸出果皮，属于潜在的胎萌现象，比如白骨壤、桐花树和老鼠簕，它们的胚轴通常在果实落地以后才伸出果皮，遇到合适的环境，胚轴也能迅速发芽生根。红树林另一生理适应是泌盐现象。某些红树林植物中的叶肉内具有泌盐细胞，它们可以把叶内的高盐分液体排出叶面，用来确保这些植物在高盐碱的地带生长而不至于"渴死"，干燥后的植物叶片上会出现白色的盐晶体。泌盐现象常见于薄叶片的红树林种类中，比如红海榄、桐花树、白骨壤、秋茄、老鼠簕等。作为对盐水的适应，不泌盐的红树林种

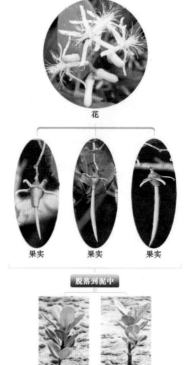

图2-17　红树林的胎生过程

则常常生有肉质的厚叶片。即使是同一种红树植物，它们的叶片随着生长环境不同也各有差异，一般生长在近海地带的植物叶片通常比较厚，而生长于高潮线附近、接近陆地的植物叶片就比较薄。

　　由于红树林植物具有复杂的地面根系和地下根系，能够阻挡潮流，促使悬浮泥沙沉积，并固结和稳定滩面淤泥，起到防浪护岸的作用。当红树林带宽度较大时，沿滩坡会发育潮沟系统，加速疏通潮汐水流在林区的满溢和排泄。红树林还可以吸收入海污水中的氮、磷、重金属等威胁海洋生物及人体健康的物质，比如秋茄红树林植物能把吸收的汞，储存在不易被动物取食的部位，可以避免汞在环境中的再扩散，红树林植物对油污染也具有净化能力，比如白骨壤红树叶表吸附大量油污染物时仍能正常生长，它的幼苗甚至在含风化油的土壤里会迅速生

长。红树林也是世界上最多产、生物种类最繁多的生态系之一，为众多鱼类、甲壳动物和鸟类等物种提供繁殖栖息地和觅食生境，还提供木材、食物、药材和其他化工原料，被认为是二氧化碳的容器，同时兼具旅游娱乐景观价值。

此外，红树林植物的茎皮中通常都含有大量的鞣质，鞣质是一类相对分子质量比较大的多酚化合物，又被称为丹宁（Tannin）或鞣酸（Tannin acid）。鞣质因为被氧化后会变成红色，这也是红树林植物得名的原因。鞣质按照化学组成与性质可以分为两类：水解鞣质与缩合鞣质。缩合鞣质可视为儿茶素或其衍生物彼此缩合的产物。鞣质在医药上可用作收敛、止泻、止痢剂，还可以作为生物碱和重金属的解毒剂，可以使组织表皮蛋白质凝固，形成的沉淀膜可减少分泌，保护伤口防止感染，又能促使微血管收缩，故有局部止血的作用；同时还能使微生物原生质凝固而具有抗菌作用。

就让我们来关注一下几种比较常见的红树林植物的成分，以及对其活性物质的研究情况。

一、果似耳环的桐花树

桐花树（*Aegiceras corniculatum*）（见图2-18），又叫黑枝、浪紫、蜡烛果、黑榄（广西）、红蓢（广东）、黑脚梗（海南岛）、羊角木（台湾）等，是紫金牛科蜡烛果属植物，它的果呈弯形，形似耳环，也被称为臭耳环。它是常见的红树植物，也是红树林的重要树种之一，有时可以成纯林分布。

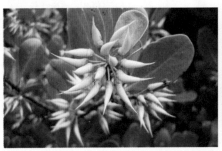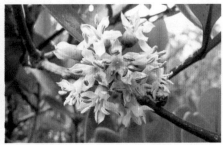

图2-18 桐花树（刘毅拍摄）

桐花树抗寒能力比秋茄稍差，但在红树林中仍属抗低温能力比较强的树种，分布也较为广泛，国外主要分布在印度、中南半岛至菲律宾及澳大利亚南部等地，国内大范围的分布海域主要集中在广东、广西、福建等省区，尤其在河口交汇海区、滩涂外缘地带以及秋茄林的周边分布较多。桐花树的纯种林，外观上呈现黄绿色，树林顶部较平整而树木基部分枝较多。桐花树的生长高度与纬度有关，一般随着纬度的增加，树的高度降低。因为基部具有很多分枝，基部的直径一般可以达到15厘米左右，最大者可以达到30厘米，大的植株丛可以生出密集短小的支柱根用于支持树身。纯桐花树群落结构简单，一般是单层结构。但在桐花树林中，也可能出现与秋茄林分层生长的情况，有时还会夹杂生长有红海榄、白骨壤等树种。可以根据桐花树与其他红树种的外部特征，对它们进行区分，比如在叶子的形状方面，虽然桐花树跟秋茄相似，但桐花树叶子的顶部有卵形的内凹，桐花树基部的样子也与秋茄的板状根不同。桐花树也具有胎萌现象，种子在脱离母树前长出胚轴，发育好后才脱落。桐花树作为一种传统中药，很早就有人把它的树皮和树叶熬成汁，用来治疗哮喘、风湿和糖尿病等疾病，现代药理学研究还发现它可以明显地抑制植物病原真菌，它植物体中所含的丹宁是抑制真菌的主要活性组分。可以说，桐花树是一种具有巨大药用潜力的海洋植物。

桐花树中所含的化学成分主要有以下发现：

1. 鞣质和三萜类化合物

鞣质是一种多酚类化合物，桐花树茎皮中鞣质含量很高。

萜类化合物是一类分子结构中具有（C_5H_8）$_n$单元的不饱和烷烃及其衍生物。三萜类化合物通常由30个碳原子组成，主要可以分为四环三萜和五环三萜两大类，从桐花树中分离到比较多的化学成分就是三萜类化合物，而且它们的主要结构都是五环三萜类化合物。三萜类化合物具有抗肿瘤、抗炎、抗菌抗病毒、降低胆固醇、毒杀软体动物以及抗生育的作用等。

早在20世纪的50—60年代，印度学者就报道从桐花树的树皮中，分离得到了新的三萜类化合物，但此后很长时间内，在这方面的研究都处于沉寂状态。直到2005年，有研究人员用乙酸乙酯对桐花树树皮进行萃取，并用柱层析方法进行分离后，得到了不少新化合物，包括多种三萜类及胡萝卜苷等化合物，其中的三萜类化合物构型都属于齐墩果烷型[46]。

2. 有机酸类和糖苷类

在对桐花树树皮乙酸乙酯萃取研究时，还得到了有机酸类、糖苷类化合物。其中的糖苷类化合物主要成分为异鼠李亭及其苷类，有机酸类化合物，主要成分分别为丁香酸（Syringic acid）、没食子酸（Gallic acid）、原儿茶酸（Protocatechuic acid）和香草酸（Vanillic acid）。

3. 醌类、甾醇及其他类

从醌类的结构来说，一般情况下它是属于极性比较大的一类化合物，但从桐花树中发现的醌类物质往往比较特别，它们中的大多数极性都比较低。从桐花树树皮的石油醚萃取物化学成分丰富，而且其中多种化合物都可以看作是醌类或其衍生物[47]。

甾醇是一种重要的天然活性物质，几乎存在于所有生物体内，是生物膜的重要组成部分和一些激素的前体。从桐花树皮中分离得到了菠菜甾醇（A-spinasterol）、豆甾醇（Stigmasterol）以及B-谷甾醇（B-sitosterol）以及苯二酚和杂环类化合物。

二、果似悬笔的秋茄

秋茄（见图2-19）是常见的红树植物，果实很像一支笔，别名叫水笔仔，分布很广，西起印度西部和东部、缅甸，穿越中国南海一带地区，东迄华南及日本南部。该种植物首先在印度马拉巴尔发现，由于它的下胚轴像一支蜡烛，因此被命名成*Kandelia candel*，并被视为秋茄属的单一品种。不过，根据植物学家较近的研究，发现从地理位置来看，以中国南海为分界线，秋茄可以被清晰地划分成两个不同的种群：其中南海以南和以西的种群是秋茄的模式标本，也就是西起印度，经缅甸、泰国、马来半岛，东至加里曼丹岛北部一带的种群，继续沿用原有学名*Kandelia candel*；而南海以北的种群则被*Sheue*等人（2003）确定为不同的品种，也就是西起越南北部，经我国海南、香港、广东、福建、台湾，东至日本南部一带的种群，由于这个种群的特点是叶片呈倒卵形，所以就被命名为*Kandelia obovata*。

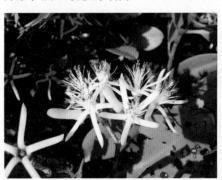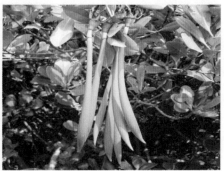

图2-19 开花结果的秋茄（刘毅拍摄）

秋茄是一种比较能耐寒的红树林种类，它们大多数生长在河流入海口地带以及海湾比较平坦的泥滩上。某些环境下秋茄可以大量生长形成单优势种群落，多数情况下，秋茄林中会夹杂生长少量的白骨壤和老鼠簕，秋茄也常常与桐花树生长在一起，并形成上下两层的树层。秋茄林从外观上来看呈翠绿色，同一区域的林木高度相差不大，树层高度通常为1.5~6米，最高也可以长到高达10米。秋茄花期集中在4~8月间，果期在每年8月至次年4月间。秋茄具有前述所说的支持红树植物的树身的根（支柱根）或像板块的根（板状根）。秋茄叶子的正反两面都具有泌盐功能，所以在秋茄叶子的两面经常可以发现白色的盐花。秋茄跟木榄、桐花树一样，具有胎萌现象，它的胚轴在母体上发育到一定程度才从植株脱落，这有利于它的生长繁殖。根据秋茄板状根的特点，可以把秋茄跟其他种类红树林植物进行区别，秋茄基部较大（见图2-19），叶子也比较特别，跟桐花树相比，它的叶子是非卵圆形的，跟红海榄和木榄相比，它的叶子偏圆盾形。一般情况下，它的花也是两两生长在一起。

秋茄的化学成分如下：

（1）鞣质和三萜类化合物：在秋茄树皮中分离得到了多种鞣质成分，而且都是缩合鞣质，具有鞣质的多种生理活性。

1976年印度学者从秋茄叶中提取得到了几种三萜类化合物，分别是β-香树脂醇、木栓酮、蒲公英萜醇和羽扇豆醇[48]。

（2）脂肪酸和多糖：从秋茄叶片中分离得到了一系列有机酸类成分，发现这些脂肪酸的碳链长度大多在12~28个碳原子之间，在其中的饱和脂肪酸中，含量较高的是软脂酸和硬脂酸，在不饱和脂肪酸中含量较高的是油酸和亚油酸。此外，在秋茄中还发现了草酸、丙二酸、苹果酸、柠檬酸、马来酸、延胡索素酸等活性成分。采用80%甲醇对秋茄的种子进行回流提取时，从中还提取分离得到了果胶多糖。

（3）其他化合物：1976年，印度学者对秋茄等4种红树植物茎皮的化学成分进行了较仔细的研究，发现在秋茄茎皮中，并没有检测到在其他红树植物中普遍存在的胆甾醇、豆甾醇、菜油甾醇等成分，但却得到了另一种甾体化合物β-谷甾醇。从秋茄的花中提取得到两种含氮化合物，发现它们分别是吲哚和邻氨基苯甲酸甲酯。邻氨基苯甲酸甲酯广泛地存在于植物的花中，起到吸引昆虫帮助授粉的作用。在秋茄茎皮中分离得到多种黄酮类化合物，分别是儿茶素[（+）- catechin）]、表儿茶素[（-）-epicatechin]、阿福豆素[（+）-afzelechin]、棓儿茶素[（+）-gallocatechin]。用乙醇萃取秋茄的叶子，还可以得一种浅黄色的针状结晶——芦丁（Rutin）。

三、海洋果树白骨壤

红树植物白骨壤（*Avicenniamavina*）（见图2-20），又被称为海榄雌、海茄苳，是马鞭草科（Verbenaceae）海榄雌属（Aricennia L.）的植物，它的生长高度一般为2～3米，最高甚至可以超过8米。在红树林所有的群体中它最"排外"，因为一般情况下，它的群落基本都是由单一的白骨壤树种形成。白骨壤的树皮是灰白颜色的，远远看起来像一根根的白骨，因此有了"白骨"这个怪异的名字。白骨壤革质的叶子呈椭圆形，叶背长有白色的茸毛，可别小看这些茸毛，在被海水淹没时，它就相当于披了一件"雨衣"，起到隔离层的作用。花开季节，它小小的橘黄色的花常常一簇簇盛开在枝头，这在白骨壤树林灰绿的底色中平添了一份娇艳，很是显眼。它的果实被称为"榄钱"，在海南岛也被叫作"海豆"，是一种桃子形状的蒴果，直径1～2厘米，果实中富含淀粉，内有一颗种子。榄钱味甘、性凉、无毒，在产地常常用作人类的食物或猪的饲料。在红树林植物中，白骨壤作为食物，是被利用得最多最广泛的一种，所以，白骨壤也被称为海洋果树。

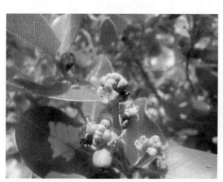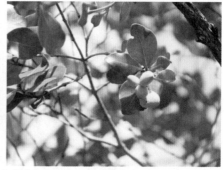

图2-20　开花结果的白骨壤（刘毅 拍摄）

每年的6～9月份，白骨壤的成熟果实"榄钱"便挂满枝头。刚刚从树上摘下来的果实不能食用，因为它含有丹宁，有明显的苦涩味，在采摘以后必须经过一些处理。一般是先用小刀割开榄钱的果皮，然后用清水煮沸，倒掉含丹宁的黑褐色汁液，用清水浸泡放置一到两天后，再进一步把果实中的残留丹宁漂洗去掉，这才可以食用。这个加工过程，目的就是消除"榄钱"的苦涩味。据了解，白骨壤的果实性凉，有清火利尿的功效，对日常食用海鲜而易上火的沿海居民来说，"榄钱"被视为一种清凉降火的海洋保健食品，同时也是当地人餐桌上的纯天然海产佐餐美味，比如"车螺（文蛤）焖榄钱"就是渔家家喻户晓家常菜谱之一（见图2-21）。

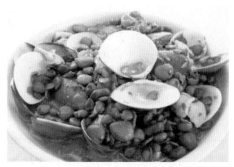

图2-21　榄钱——清凉降火的保健食品

白骨壤具有种子，繁殖能力强，根系发达，它在土壤中形成的水平根系宽度可以达到它树冠高度的3~5倍，所以它能够广泛吸收土壤中的养分，同时，它还具有发达的指状气生根，即使在贫瘠的沙质裸露潮滩上也能很好地生长。所以，白骨壤也常常被称为红树林先锋树种。目前，对白骨壤的研究并不多。

从白骨壤中分离纯化得到了酸性果胶类多糖和中性糖蛋白，并发现它们具有较好的抗补体活性，而补体活性异常会引发某些疾病。

从白骨壤的叶子中，共分离纯化并鉴定了21种苯丙素和萘醌类化合物，包括3种新化合物[49]。从白骨壤中还分离得到一种具有抗氧化活性的环烯醚萜苷，从白骨壤叶子中提取到的黄酮纯化物和粗提物，在白骨壤果实也提取到黄酮类化合物，白骨壤果实中的黄酮提取物也具有抗氧化作用。从广西的白骨壤中分离得到的3种黄酮类化合物，分别是槲皮素、山奈酚和5-羟基-4'，7-二甲氧基黄酮。在广西红树白骨壤果实中发现了5种生物碱类单体化合物，其中有三种化合物是首次从该种植物中分离获得[50]。

四、红树植物的药用前景研究

很早以前，就有人把秋茄用于疾病的治疗，他们把秋茄的根捣碎煮水服用，据说可以有效地治疗风湿性关节炎。但整体而言，对红树植物的药理活性研究相对较少，对红树植物的生药理活性研究主要有如下发现（见图2-22）：

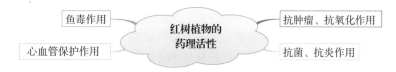

图2-22　红树植物药理活性研究概况

1. 抗菌、抗炎作用

桐花树中所含的鞣质、萜类以及有机酸类化合物都具有抗菌作用。研究香港桐花树的树皮提取物对3种植物病原真菌有抑制作用，这3种原真菌分别为尖孢镰刀菌（*Fusarium oxysporum*）、长蠕孢菌类（*Heminthosporium* sp.）和匐柄霉菌类（*Semphyllium* sp.），发现桐花树树皮的95%乙醇浸取液和水浸液，对3种植物病原真菌都能产生比较强的抑制作用，其中鞣质其抑菌的主要活性组分，黄酮类似物脂肪酸等（来自氯仿提取物）也有抑菌能力[51]。桐花树中提取的菠菜甾醇具有抗炎作用。

2. 抗肿瘤、抗氧化作用

从桐花树树皮石油醚萃取物中，分离得到多种化合物，发现其中的5–氧–乙基恩贝酸和5–氧–甲基恩贝酸对人急性早幼粒白血病细胞HL–60、人肝癌细胞BeL–7402、人淋巴瘤细胞U937和人宫颈癌细胞HeLa都具有细胞毒性作用。

秋茄中提取的化合物具有较好的活性，其中蒲公英萜醇具有抗溃疡活性，可以作为癌症的化学预防剂，体外抗肿瘤实验中；羽扇豆醇对人肝肿瘤细胞HepG2、人表皮鳞癌细胞 A–431等肿瘤细胞有细胞毒活性[52]；β–谷甾醇具有较强的抑制氧自由基的作用，对油脂也有较强的抗氧化作用，具有作为天然油脂抗氧化剂的潜力；儿茶素和表儿茶素具有促进骨髓细胞增殖的活性，对由一氧化氮诱发的肿瘤有很好的防治作用，可以抑制肿瘤血管的形成，还有抗氧化作用；阿福豆素被发现有抗氧化和护肝的作用，近年来已经在欧洲被用于防治病毒性肝炎；芦丁又叫芸香甙、维生素 P，它能够降低血管脆性及具有异常的通透性，可以应用在高血压以及动脉硬化的辅助治疗中。

从白骨壤叶子中提取到的黄酮纯化物和粗提物，发现都具有清除羟自由基、超氧阴离子自由基和1，1– 二苯基苦基苯肼（DPPH·）自由基的作用，而且这种对自由基的清除能力和还原能力，与黄酮浓度存在着明显的量效关系，也都比相同浓度的VC和柠檬酸要高，这说明白骨壤叶黄酮是一种的天然抗氧化剂，极具应用前景，同时还发现白骨壤果实中的黄酮提取物也具有抗氧化作用。

3. 心血管保护作用

桐花树提取的豆甾醇在许多高等植物中都存在，具有明显的降血中胆固醇作用，且对心、肝没有明显影响。秋茄中提取的木栓酮具有治疗脑栓塞、脑内出血、心绞痛和老年性痴呆的活性，秋茄中提取的羽扇豆醇具有降血压活性，在给大鼠静脉注射5毫克/千克、15毫克/千克羽扇豆醇后，大鼠的平均动脉血压分别降低44%和52%，持续1.7分钟和2.8分钟。秋茄中提取的β-谷甾醇可以抑制血管中平滑肌细胞的增殖，降低血清中的胆固醇，可以用在防治冠心病方面。

4. 鱼毒作用

研究发现桐花树的皮和叶具有化学毒性。有学者对从中分离得到的化合物做了活性研究，发现其中分离得到的5-O-methylembelin在百万分之一的浓度下，在75分钟内对*Tilapia nilotica*鱼会产生毒杀作用。

由此可见，海洋红树植物在化学成分和生理活性方面，自有独特之处，对它们的化学成分和相应活性，仍有待于进一步系统而深入地进行研究。

参考文献

[1] 小滋.天然人体清道夫——海带[J].科学生活，2008（12）：54-55.

[2] 程忠玲.海带中褐藻糖胶研究进展[J].食品研究与开发，2010，31（4）：181-184.

[3] 迟玉森，庄桂东，黄国清，等.海带生物有机活性碘的提取、分离、纯化和结构验证测定[J].食品与生物技术学报，2009（6）：781-785.

[4] 康静，李萌，冯冲，等.海带多酚的分离提取及对小鼠抗氧化能力的影响[J].食品科技，2011，36（7）：178-181.

[5] 苌钊.裙带菜的综合利用研究[D].青岛：中国海洋大学，2013.

[6] 赖晓芳，沈善瑞，李杰.裙带菜褐藻酸钠的提取及部分理化性质研究[J].科技通报，2007，23（4）：483-486.

[7] 张艳萍，俞远志.气相色谱法分析羊栖菜多糖的组分及其含量[J].粮油食品科技，2006，14（2）：50-52.

[8] 陈绍瑗，莫卫民.海洋药物研究（Ⅱ）——羊栖菜中蛋白质和氨基酸分析[J].浙江工业大学学报，1998，26（1）：45-48.

[9] 范晓，韩丽君，周天成，等.中国沿海经济海藻化学成分的测定[J].海洋与湖沼，1995，26（2）：199-207.

[10] HEMMINGSON J A，FALSHAW R，FURNEAUX R H，et al. Structure and antiviral activity of the galactofucan sulfates extracted from Undaria pinnatifida （Phaeophyta）[J]. Journal of Applied Phycology，2006，18（2）：185-193.

[11] 朱艳梅，王一飞，张美英，等.褐藻裙带菜孢子叶粗提物体外抗单纯疱疹病毒Ⅱ型活性研究[J].天然产物研究与开发，2006，18（1）：38-42.

[12] 严全能，陈均忠，陈晓文，等.羊栖菜多糖的分离纯化及其对小鼠免疫功能的影响[J].实用医学杂志，2008，24（12）：2046-2048.

[13] 詹林盛，张新生，吴晓红，等.海带多糖的免疫调节作用[J].中国生化药物杂志，2001，22（3）:116-118.

[14] 王雪，邹向阳，郭莲英，等.裙带菜多糖抗肿瘤作用的研究[J].大连医科大学学报，2006，28（2）:98-100.

[15] HOSOKAWA M，KUDO M，MAEDA H，et al. Fucoxanthin induces apoptosis and enhances the antiproliferative effect of the PPAR γ ligand，troglitazone，on colon cancer cells[J]. Biochimica et Biophysica Acta （BBA）-General Subjects，2004，1675（1）: 113-119.

[16] 季宇彬，高世勇.羊栖菜多糖体外抗肿瘤的作用及其机制 （英文）[J].中国临床康复，2005，34: 85.

[17] 刘积威.超声波提取海带多糖及抗辐射作用研究[J].中国社区医师: 医学专业，2011（23）: 4.

[18] 陆敏，沈先荣，张建国，等.羊栖菜多糖复方制剂抗辐射作用的实验研究[J].中华航海医学与高气压医学杂志，2007，14（6）:331-333.

[19] ZHAO X，DONG S，WANG J，et al. A comparative study of antithrombotic and antiplatelet activities of different fucoidans from Laminaria japonica[J]. Thrombosis research，2012，129（6）: 771-778.

[20] 丁国玉，黄连光，安斌，等.海带多糖降血脂，血糖研究[J].保健医学研究与实践，2010（4）: 10-11.

[21] SATO M，OBA T，YAMAGUCHI T，et al. Antihypertensive effects of hydrolysates of wakame （Undaria pinnatifida） and their angiotensin-I-converting enzyme inhibitory activity[J]. Annals of nutrition and metabolism，2002，46（6）: 259-267.

[22] SUETSUNA K，MAEKAWA K，CHEN J R. Antihypertensive effects of Undaria pinnatifida （wakame） peptide on blood pressure in spontaneously hypertensive rats[J]. The Journal of nutritional biochemistry，2004，15（5）: 267-272.

[23] 刘承初，周颖，邬英睿，等.羊栖菜和裙带菜中抗凝血活性物质的初步筛选[J].水产学报，2004，28（4）: 473-476.

[24] 国家中医药管理局《中华本草》编委会.中华本草[M].上海:上海科学技术出版社，1999.

[25] 王海明，周彦钢，任玉翠.条斑紫菜营养成分分析[J].浙江省医学科学院学报，1997，6:24-25.

[26] 李军.石花菜小档案[J].饮食科学，2007（8）: 27.

[27] 张伟云，周建峰，陈颢，等.紫菜多糖对免疫细胞及肿瘤细胞生长的影响[J].生命科学，2002，2（6）:167.

[28] GUO Ting-ting，ZHANG Lu-xi，GU Jia-wen，et al.Effect s of crude polysaccharide from

Porphyra yezoensis on the lymphocytes and the sertoli cells [J] .Shengwu Ji shu Tongxun，2006，17（3）:359 .

[29] 许瑞波，吴琳，王吉，等.石花菜多糖的提取工艺及其抗氧化活性研究[J]. 淮海工学院学报，2011，20（2）：38-41.

[30] 陈美珍，廖灶辉，陈鸿霖.龙须菜多糖硫酸基含量对抗流感病毒活性的影响[J]. 食品科学，2008，29（8）：587-590.

[31] 陈海敏，马红辉，郑立，等.不同聚合度琼寡糖对肝细胞内外抗氧化活性的影响[J]. 海洋与湖沼，2007，38（3）：253-258.

[32] 万海霞，杨政茂，魏玉西，等.多管藻蛋白质酶解多肽的抗氧化活性研究[J]. Marine Drugs，2011（1）：6-10.

[33] 国家中医药管理局《中华本草》编委会.中华本草[M].上海:上海科学技术出版社，1999 .

[34] 纪明侯.海藻化学[M]. 北京：科学出版社，1997.

[35] 石学连，张晶晶，宋厚芳，等.浒苔多糖的分级纯化及保湿活性研究[J]. 海洋科学，2010，34（7）：81-85.

[36] 徐大伦.浒苔主要化学组分的分析及多糖活性的研究 [D]. 青岛: 中国海洋大学，2004.

[37]陈晓清，苏育才.小球藻的应用研究进展[J]. 生物学教学, 2012,37(1): 8.

[38]彭娟，王艳，向文洲，等.不同培养基对小球藻 Chlorellazofingiensis 生长和虾青素产量的影响[J]. 热带海洋学报,2010,29(3): 61-64.

[39]韩春然，马永强，孙冰玉.海水小球藻生产叶黄素的研究[J]. 食品工业科技,2007，28（6）：187-189.

[40] 郝宗娣，刘洋洋，续晓光，等.小球藻（Chlorella）活性成分的研究进展[J]. 食品工业科技，2010（12）：369-372.

[41] 罗振宇，陈薪研，王小燕，等.孔石莼抗病毒蛋白多糖的提取分离及抗柯萨奇病毒 B3 活性[J]. 时珍国医国药，2010，5: 027 .

[42] 陈晓清，郑怡，林雄平.两种微藻多糖与蛋白质提取物的抗菌活性[J]. 福建师范大学学报（自然科学版），2005，21（2）：76-79.

[43] 许晶晶，唐志红，王景玉，等.浒苔多糖的纯化及抗氧化活性研究[J]. 食品工业科技，2009，30（10）:134-136.

[44] 石学连，张晶晶，王晶，等.浒苔多糖的分级纯化及体外抗氧化活性研究[J]. 中国海洋药物杂志，2009，28（3）：44-49.

[45] 陈桂葵，陈桂珠.中国红树林植物区系分析[J]. 生态科学，1998，17（2）：19-23.

[46] 张道敬，吴军，张偲，等.红树药用植物桐花树化学成分的研究[J]. 中成药，2006，27

（11）: 1308-1310.

[47] XU M，DENG Z，LI M，et al. Chemical Constituents from the Mangrove Plant，Aegiceras corniculatum[J]. Journal of natural products，2004，67（5）: 762-766.

[48] GHOSH S，MAJUMDAR et al. Chemical Investigation of Some Mangrove Species[J].J India Chem Soc，1976，11:1241-1242.

[49] 孙昱，丁怡，林文翰. 红树植物白骨壤化学成分的分离鉴定[J]. 北京大学学报: 医学版，2009，41（2）: 221-225.

[50] 高程海，张荣灿，许铭本，等. 红树白骨壤果实中生物碱类化学成分研究[J]. 广西科学院学报，2014（2）: 104-106.

[51] 黄梁绮龄，苏美玲. 香港地区红树植物资源研究（Ⅰ）四种常见红树植物抑制植物病原真菌效能的评价 [J]. 天然产物研究与开发，1994，6（1）: 5-8.

[52] GHOSH S，MAJUMDAR，et al. Chemical Investigation of Some Mangrove Species[J].J India Chem Soc 1976，11:1241-1242.

第三章

各领风骚的海洋动物药用资源

第一节　炫目的刺胞动物

刺胞动物门过去又称为腔肠动物门，但最近发现腔肠动物门其实包括两个门类的动物，即刺胞动物和栉水母动物，所以现多废弃不用。刺胞动物门是一类低等的多细胞动物，又称为刺细胞动物，它具有消化食物的中央腔。刺胞动物的细胞有明确的分工，体壁由外胚层、内胚层、中胶层组成，具有肌肉和神经组织，还具有捕食和御敌的刺细胞，具消化腔和生殖系统，在消化腔中央有口，既是食物的进入口，又是废物的排泄孔，而且口的周围具有一圈或多圈的触手，它的外胚层细胞分泌钙质或角质的外骨骼。

据统计，刺胞动物大约有1万种，现存种类中极少数生活在淡水中，绝大多数生活于海洋，大部分在浅海，少部分在深海。因为这类动物身体中央生有空囊，因此整个动物有的呈钟形，有的呈伞形。它的触手十分敏感，上面生有成组的被称为刺丝囊的刺细胞，如果触手碰到可以吃的东西，末端带毒的细线就会从刺丝囊中伸出，刺入猎物体内而进行猎食。刺胞动物的体型可分为两种：固着生活的水螅型和自由游泳的水母型。刺胞动物主要有三大纲：水螅纲、钵水母纲和珊瑚纲，见图3-1。

（1）水螅纲（Hydrozoa）：本纲动物绝大多数海产，少数生活在淡水中。刺胞动物的淡水种类都属于本纲。单体或群体生活。大部分种类生活史中有水螅型和水母型，或同时存在于群体中形成二态或多态，或交替出现形成世代交替；少数种类只存在水螅型或水母型。常见种类有水螅（*Hydra*）、筒螅（*Tubularia*）、薮枝虫（*Obelia*）、桃花水母（*Craspedacusta*）、僧帽水母（*Physalia*）等。

（2）钵水母纲（Scyphozoa）：本纲动物全部海产。生活史主要阶段是单体水母，水母型构造比水螅水母复杂，水螅型不发达或完全消失，且常常以幼虫的形式出现。代表种类有各种大型水母，如海月水母（*Aurelia*）、海蜇（*Rhopilema*）。

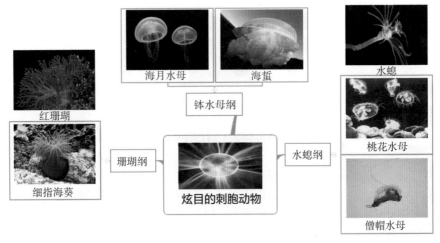

图3-1 典型的刺胞动物

（3）珊瑚纲（Anthozoa）：珊瑚纲是刺胞动物门最大的一个纲，全部海产。全部是水螅型的单体或群体动物，生活史中没有水母型世代。珊瑚纲的水螅型结构比水螅纲复杂，身体为两辐射对称。常见种类有红珊瑚（*Corallium Rubrum*）、细指海葵（*Metridium*）等。

一、瑰丽的珊瑚

珊瑚是海洋中最引人注目的瑰丽景观（见图3-2）。珊瑚的英文名称为Coral，来自拉丁语Corallium。它是一种海生的圆筒状刺胞动物，名叫"珊瑚虫"。珊瑚在分类学上属于刺胞动物门，除了少数几种属于水螅虫纲外，绝大多数都属于珊瑚虫纲。珊瑚按形态特征可分为石珊瑚、软珊瑚和柳珊瑚，其中坚硬如石的种类为石珊瑚，形态柔软的是软珊瑚，形态似树的是柳珊瑚。此外，还有一类水螅珊瑚，它们的种类虽少，却也是珊瑚礁上的重要生物之一。珊瑚的外表形态变化很大，在同一类中还有非常复杂的变异，这些形态上的特征和变异，最适合于区别珊瑚的种类。珊瑚虫纲又分为八放珊瑚亚纲及六放珊瑚亚纲，软珊瑚和柳珊瑚都属于八放珊瑚，其中的软珊瑚类具有优美的形态、鲜艳的色彩及亮丽

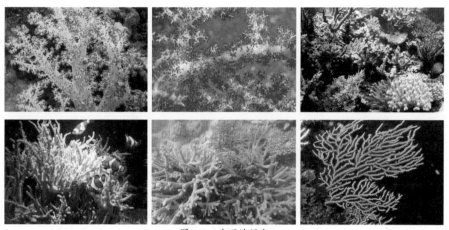

图3-2 瑰丽的珊瑚

的外观，是海底重要的景观和生态资源。而石珊瑚种类繁多且形状各异，大部分属于六放珊瑚亚纲中的石珊瑚目，小部分属于六放珊瑚亚纲中的黑珊瑚目，八放珊瑚亚纲中的蓝珊瑚目、葡根目以及水螅虫纲中的千孔目与柱星目。石珊瑚类的珊瑚，因为具有分泌碳酸钙形成坚硬群体骨骼的能力，是构成珊瑚礁体最主要的部分，所以又被称为造礁珊瑚，以有别于其他的非造礁珊瑚。

我们通常所说的珊瑚，一般指的是珊瑚虫的骨骼。这些骨骼上有无数小孔，每个小孔中都住过一个活的珊瑚虫。珊瑚虫非常细小，依靠自己的触手来捕捉食物，在生长过程中能吸收海水中的钙和二氧化碳，然后分泌出石灰石，变为自己生存的外壳。成千上万的珊瑚虫，在白色幼虫阶段就会自动固定在先辈珊瑚的石灰质遗骨堆上，在生长的过程中，为了能更多地捕捉食物和吸收阳光，它除了向上生长外，还向前后左右扩展，这就形成了在三维空间似树枝状的生物群体。所以，随意取出的一束珊瑚，都会显得婀娜多姿、美丽动人，被誉为天然的艺术品。有趣的是，因为在海中的珊瑚通常长成树丛状，所以有好长一段时间，珊瑚一直被误认为植物，直到18世纪中期，生物学家才认清珊瑚原来是一种动物。

珊瑚虫的繁殖生长需要良好的外在条件。首先，海水的温度要适宜，最佳温度是25℃～30℃，不能低于13℃，也不能高于36℃。其次，要有充足的光线，因而珊瑚虫生活的水深有一定限度，一般不能深于40～60米，深度大了，珊瑚虫会因光照不足而死亡。此外，海水的盐分要正常或较高，水中的溶解氧气也要比较充足。在条件合适的情况下，珊瑚虫在海底可能会沿海岸或海岛边缘形成巨大的珊瑚礁。珊瑚的缤纷色彩，跟共生藻有密不可分的关系，共生藻寄居在珊瑚虫细胞内，还会供给珊瑚虫养分。因为藻类色素往往随环境的状况呈现不同的颜色，所以珊瑚虫细胞内的共生藻就为珊瑚赋予了美丽而多变的色彩。珊瑚的骨骼基本上由外壁、隔壁、横板3部分组成。外壁是包在软体外围的杯状骨骼，它是随着珊瑚虫的成长逐渐形成的。表壁面上常有许多横纹（由细到粗依次为生长纹、生长带、生长环）分别代表珊瑚虫生长中每日、每月、每年的增长物。珊瑚礁的矿物成分是方解石和文石，科学家们对珊瑚生长做了仔细的研究，发现珊瑚礁平均每年只增长2厘米左右。

在珊瑚美丽的外表下，隐藏着很多不为人知的秘密。比如珊瑚具有排斥海藻生长和防止其他生物栖息的能力，这可能是珊瑚存在毒性物质，即化学防御剂的结果，这一现象，吸引了众多化学工作者研究珊瑚的次级代谢产物，再加上珊瑚种类约占海洋生物的22.4%，是可以大量利用的海洋生物资源，值得深入研究。珊瑚的主要活性物质如下。

1. 甾醇类化合物

珊瑚中存在丰富的甾醇类化合物，甾醇侧链结构的多样化和氧化程度的不同，赋予其结构的丰富性和复杂性。在不同种的珊瑚中都分离到这类物质，并且结构和活性各异，从侧扁软珊瑚（*Subergorgia suberosa*）乙醇提取物中得到新的孕甾类化合物以及3种新胆甾烷类；从一种柳珊瑚*Gorgonella umbraculum*中获得了1种新螺环缩酮甾体；从中国南海粗疣棘柳珊瑚（*Acanthogorgia vagae Aurivilliu*）中，分离得到4种甾醇类化合物，也首次发现了C19羟基化的甾体类；从南海网状软柳珊瑚（*Subergorgia reticulata*）中获得5种罕见的螺环缩酮甾体和2种甾醇类新化合物；从橙红角珊瑚（*Bebryceindica*）中分离到了多羟基甾体；从桔色刺柳珊瑚（*Echinogorgia aurantiaca*）中获得了具有3β，5α，6β三羟基取代特点的3种多羟基甾体；从台湾的脆灯蕊柳珊瑚（*Junceella fragilis*）中，首次分离得到2种新的5β–胆甾烷类，是少数有关本种生物中新甾体的报道。

2. 萜类化合物

对于珊瑚而言，它所含的萜类化合物是一类很重要的物质，是其有效的化学屏障。最早人们发现软珊瑚虽然肉质柔软，但却不被海洋中的动物所吞食，就推测它的次生代谢产物中，可能含有能驱赶其他生物的化学防御物质。后来研究果然发现，在软珊瑚和柳珊瑚的次生代谢产物中，萜类化合物种类和含量都比较丰富。还有学者发现，南极柳珊瑚中不具备物理防御能力（不含骨针）的物种，虽然会产生海星喜食物质但却可以免遭捕食，因此对其中之一的东威德尔海柳珊瑚（*Ainigmaptilon antarcticus*）进行了化学成分研究，得到了两种较少在柳珊瑚中存在的桉烷类新倍半萜ainigmaptilones A和ainigmaptilones B，抗捕食实验显示ainigmaptilones A对海星O.*validus*有高度的抑制作用，而且这两种化合物也对同海域的南极细菌以及硅藻，分别具有抑制和强致死功效，研究结果显示此类倍半萜正是柳珊瑚的有效化学防御物质之一。从多种珊瑚中都分离得到了多种萜类化合物，结构各异，比如从台湾侧扁软柳珊瑚（*Subergorgia suberosa*）中提取出6种柳珊瑚烷倍半萜，其中得到Subergorgiol和2β–acetoxysubergorgic acid两种新化合物。从台湾绿岛海域粗枝竹珊瑚（*Isis hippuris*）中分离得到裂环侧扁软柳珊瑚烷类isishippuric acids A，isishippuric acids B。从南海小月柳珊瑚（*Menella* sp.）中首次得到4种新愈创木烷倍半萜Menverins A ~ D。从一种软珊瑚（*Clavularia inflata*）中分离到的一种榄香烷型倍半萜环内酰胺，这种含有γ–羟基–α，β–丁内酰胺的倍半萜结构很罕见。研究还发现，近年来从中国海域柳珊瑚中分离到的倍半萜类化合物，从结构上主要有5种骨架：角型三奎烷型、石竹烷型、丁香三环烷型、愈创木烷型和Suberosane型。

3. 生物碱类化合物

生物碱是一类碱性含氮有机化合物，它广泛存在于自然界中。在对珊瑚的研究中也发现了不少结构独特的生物碱类化合物。比如从红海Aquba湾柳珊瑚S.*hicksoni*中，分离得到3种新奇的吲哚生物碱类Hicksoanes A ~ C，还发现这3种化合物有非常独特的8元杂环片段（Triazocane），此片段还没有在自然界被报道过，而且吲哚片段的芳环上连碘原子，也极罕见，尽管海洋生物代谢产物中常有氯或溴代产物被报道，但碘代谢却非常少见。从坦桑尼亚柳珊瑚*Euplexaura nuttingi*中获得17种生物碱，发现其中6种新的四异戊烯基取代的嘌呤生物碱nuttinginsA ~ F和malonganenones D ~ H。从莫桑比克柳珊瑚*Leptogorgia gilchristi*中发现3种生物碱，其结构新颖，其中1种为首次从海洋生物中发现的3，7–二取代黄嘌呤类，另2种是首次从柳珊瑚中获得的甲酰胺类衍生物。

4. 含氮化合物

珊瑚中的含量氮化合物主要是神经酰胺、脱氧胸苷、胸腺嘧啶、甲基尿素嘧啶和尿素等。从印度洋的一种滨珊瑚*Porites australiensis*、灯芯柳珊瑚*Junceella*和侧扁软柳珊瑚*Saubergorgia suberosa*（Pallas）中都发现了新的鞘氨醇。

5. 长链脂肪酸酯和长链醇类

通过对中国珊瑚的研究发现，珊瑚中普遍存在着长链脂肪酸、长链脂肪醇及其所形成的酯类化合物。

二、珊瑚的药用前景研究

珊瑚作为药材在《本草纲目》中已有详细记载。而在20世纪60年代后期，美国Weinheimer等从柳珊瑚中发现了具有独特结构和强烈生理活性的前列腺素前体，这一成果进一步推动了珊瑚化学的研究，对其药理活性研究比较活跃[1-4]，概况（见图3-3）如下。

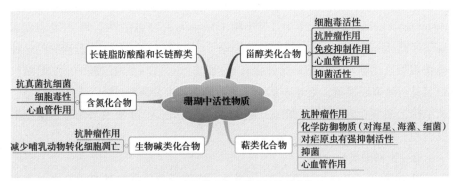

图3-3　珊瑚化学成分和药理活性研究概况

1. 细胞毒活性和抗肿瘤活性

对珊珊的细胞毒活性和抗肿瘤活性研究非常广泛，这也是珊瑚引起人们特别重视的原因之一。

从东海桂山厚丛柳珊瑚（*Hicksonella guishanensis* Zou）中分离得到 3β，7β，19-三羟基-5-烯-胆甾烷具有强烈的细胞毒活性。分离自圆形短指软珊瑚的孕甾烯醇酮对人体结肠癌细胞株HT-29具有较强的细胞毒性，半数有效量ED_{50}值为0.7微克/毫升，对小鼠淋巴增多性白血病细胞株P-388和人体腺癌细胞株A549具有中等强度的细胞毒性作用，其ED_{50}值分别为7.8微克/毫升和8.6微克/毫升。

从海南岛三亚海域采集的豆荚软珊瑚中分离得到5种孕甾醇苷，其中的3种化合物具有抑制人体胶质瘤细胞SKMG-4、人肝癌细胞Hep-G2和人鼻咽癌细胞CNE2生长的活性。从圣安德烈岛的一种柳珊瑚*Eunicea pinta*中分离得到了孕甾烷皂苷3β-pregnan-5，20-diene-β-D-xylopyranoside，对肾脏癌细胞显示强烈的细胞毒活性（人肾癌细胞A498，IC_{50}4.2毫克/升；人肾腺癌细胞ACHN，2.8毫克/升；人肾透明细胞癌皮肤转移细胞CAKI-1，6.6毫克/升），从墨西哥科尔特斯海（Cortez）*Muricea* sp. 中得到2种新的降碳孕甾类Muricenones A，Muricenones B，不但具有新颖的骨架结构，而且两种化合物都对肺癌A-549 细胞具有细胞毒作用，细胞50%生长抑制所需的药物浓度GIs分别为2毫克/升、3毫克/升。从台湾I.hippuris中分离得到19种C_2缩酮螺甾烷类hippuristanols，发现有11种是新化合物，其中1种新化合物和部分已知物对人肝癌和胸腺癌细胞显示出了显著毒性，同时还分离得到5种多氧甾。从马里亚科斯海湾的青柳珊瑚*Eunicella cavolini*中，发现了4种新孕甾烷类，这种化合物可以抑制乳腺癌MCF-7 细胞增生，进一步的研究还发现了两种5-过氧甾醇类，8-过氧甾醇类，其中侧链带有环丙烷结构的化合物在抗增生活性中显示出最好的效果；此外还分离得到了一系列C9，11-裂环甾醇，其中一种化合物和其中一种同类已知物能较好地抗人类前列腺LNCaP 和乳腺癌MCF-7 细胞增生。

从珊瑚中分离得的到柳珊瑚酸甲酯显示具有一定的抗宫颈癌HeLa 细胞毒活性。从库拉索西北海水深342米的柳珊瑚*Paramuricea* sp. 中获得两种新愈创木烷类，发现它们对鼠类白血病细胞P388 呈细胞毒活性，IC_{50}分别为2.7毫克/升、15.6毫克/升，此外还发现前一种化合物具有胰腺癌细胞毒活性（PANC-1，IC_{50}18.7毫克/升）。从我国南海S.suberosa中得到新的侧扁软柳珊瑚酮与嘌呤加合的倍半萜生物碱，具有胸腺癌MDA-MB-231细胞毒活性（IC_{50} 8.87毫克/升）。从台湾*Junceella juncea*中得到4 个新二萜juncenolides A～D，其中一种显示对肝癌HEPA 59T/VGH 细胞和口腔上皮癌KB 细胞轻度细胞毒作用。

从中国南海柔软肉芝软珊瑚（*Sarcophyton moll*）中分离得到的二萜内酯化合物，通过体外生理活性试验显示对艾氏腹水瘤细胞和小鼠S180肿瘤细胞均有显著抑制作用，在2.5微克/毫升浓度下，对艾氏腹水瘤细胞有显著抑制作用，抑制率为70%，对小鼠S180 的抑制率为53.9%。从中国南海柔弱短指软珊瑚（*Sinularia tenella*）中分离到的化合物dihydroflexibide对高转移肺癌和鼻咽癌细胞的毒性较大，对宫颈癌、胃癌细胞也有一定的毒性。

从哥伦比亚圣安德烈岛南部海域柳珊瑚*Eunicea pinta*中，得到8种新γ-西松烷内酯12-epieupalmerone和uprolides H～M，且发现其中的两种化合物具有较强的肿瘤细胞毒活性，对美国国立癌症研究所（NCI）肺癌H322M细胞的IC_{50}为0.90毫克/毫升，对白血病细胞MOL T-4 的IC_{50}为0.90毫克/升。从登西亚岛的西印度洋柳珊瑚P.kallos中分离得到7种新西松烷二萜，结构为BipinnatinsK ~ Q，其中Bipinnatins O对人急性淋巴细胞白血病T淋巴细胞CCRF-CEM、人急性淋巴母细胞白血病细胞MOLT-4、人多发性骨髓瘤细胞RPMI-8226和淋巴瘤细胞SR具显著活性；还有学者从同一种柳珊瑚中分离得到一种新骨架二萜，并命名为登西亚素（Providencin 305），Providencin 305具有独特的双环十六烷母核，可能是由西松烷的异丙基C_{17}与C_2环合而成，还发现providencin 305对胸腺癌MCF7、肺癌NCI-H460等有一定的细胞毒活性。

粗疣棘柳珊瑚（*Acanthogorgia vagae Aurivillius*）乙酸乙酯粗提物在体外抗肿瘤的试验中，对人肺癌细胞A549、白血病细胞HL60显示良好的抑制活性，软珊瑚*Sinularia* sp.的乙醚粗提物有较好的免疫促进作用和抗肿瘤活性作用。从莫桑比克柳珊瑚（*Leptogorgia gilchristi*）中得到的三种生物碱类化合物均显示一定的抗食管癌活性。

2. 免疫抑制及心血管活性

对小鼠腹腔注射从南海软珊瑚（*Nephtheabayeri*）中分离到的3β，7β，19-三羟基-24-亚甲基-5-烯-胆甾烷化合物0.978毫克/千克量时，7天就可以较明显地减轻小鼠免疫器官的重量，这种化合物具有明显的免疫抑制作用，能显著抑制体液免疫以及皮肤试验中所致小鼠迟发型超敏反应及ConA诱导体外淋巴细胞的增殖；从中分离得到的3β，5α，6β，19-四羟基-24-亚甲基-5α-胆甾烷具有抑制离体豚鼠心房肌收缩、松弛离体兔主动脉血管平滑肌和豚鼠回肠平滑肌的作用，给大鼠静脉注射后能显著地降低血压和心率，降压作用无快速耐受性，而且可以部分被阿托品阻断，对二甲苯致小鼠耳肿胀、醋酸介导小鼠的毛细血管通透性、鸡蛋清所致大鼠足肿胀、大鼠棉球肉芽肿等炎症有显著抑制作用。珊瑚中分离得到的神经酰胺普遍有抗真菌抗细菌及细胞毒性等活性，它还可以抑制乙酰胆甾转化蛋白酶，从而为研制动脉粥样硬化等心血管疾病的治疗药物提供了一种可选择的导向化合物。

3. 抗菌抗炎活性

从软珊瑚（*Muricea cf. austera*）中分到两种新孕甾烷皂苷，发现其中的一种具有抑菌活性。在台湾灌丛柳珊瑚（*Rumphella antipathies*）中，发现氯代石竹烷类化合物rumphellatin A、umphellatins B，可抑制革兰阴性和阳性菌。从柳珊瑚*Echinomuricea* sp.中分离得到没药烷新天然产物（7S，10R）-（+）-10，11-epoxycurcuphenol和已知物K1，二者能较强抑制中性粒细胞所释放的弹性蛋白酶和超氧阴离子。

4. 抗疟原虫活性

在波多黎各西北海的一种柳珊瑚*Euniceasp*. 中得到8种倍半萜，其中有7种新化合物包括榄烷、桉烷和牻牛儿烷类型，对疟原虫*Plasmodium falciparum*具强抑制活性（IC_{50}为10~18毫克/升）。

5. 其他活性

从西印度洋扁刺柳珊瑚（*Echinogorgia complexa*）中得到两种新愈创木烷类iso-echinofuran和8，9-dihydro-linderazulene，二者具有抑制线粒体呼吸作用。从侧扁软柳珊瑚（*Subergorgia suberosa*）中分离得到柳珊瑚酸，发现它是梭曼有机磷酸酯神经性毒剂的新型天然抗毒剂，而且对离体心脏和心房都有抑制作用，对离体豚鼠气管和离体兔的十二指肠都有兴奋作用，还发现柳珊瑚酸钠对心肌缺血再灌注损伤有明显的保护作用。

对珊瑚代谢产物的生物活性研究，作为天然产物或新药先导化合物研究的重要部分，将会随着现代分离、鉴定手段以及生物技术的快速发展，带给人类更多的希望。

三、最长寿的海洋动物海葵

海葵又名海菊花，是刺胞动物门珊瑚虫纲海葵目的动物。中国人一直以乌龟作为长寿的象征，不过现在科学家发现，海葵的寿命远远超过海龟、珊瑚等寿命达数百年的物种，在采用放射性同位素碳-14技术，对3只采自深海的海葵进行测定时，发现它们的年龄竟然达到1500~2100岁，所以其实海葵才是世界上寿命最长的海洋动物。

海葵一般分为6科：爱氏海葵科、链索海葵科、细指海葵科、投海葵科、固边海葵科和绿海葵科。海葵体形大多呈圆筒状，触手以辐射对称在口周围形成数轮，广泛分布在热带和温热带海域，主要固着在海中岩石上或泥沙中。我国海域均有分布。

海葵看起来非常柔弱，它的颜色也常常艳丽得令人惊叹，非常像美丽的花朵（见图3-4），但不要忘了，它其实是捕食性动物，如果你有幸近距离看到它，还是要小心了，"可远观而不可亵玩焉"这句话同样适用在它身上，因为海葵毒素可是世界上最厉害的生物毒素之一。海葵中隐藏着无数刺细胞，刺细胞中的刺丝囊含有带倒刺的刺丝，一旦碰到它，这些刺丝立即会刺向对手，并注入"海葵毒素"。有研究表明，海葵在发射毒素时，体内的渗透压达2000个重力加速度，完成发射只需0.02秒。它会对水下作业的潜水员构成威胁，当潜水员被海葵蜇伤，可能就会造成皮肤红肿、食欲下降、头昏乏力等。在夏威夷海域生长着一种巨大红海葵，其毒素极毒，被当地人当作箭毒使用。生长在百慕大的砂岩海葵，其毒性更大，被称为世界上最厉害的生物毒素，其毒性远远大于氰化钾。

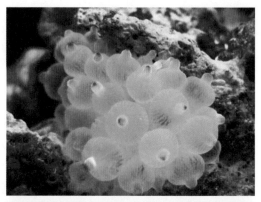

海葵是六放珊瑚亚纲的一目，其构造非常简单，由于没有中枢信息处理机构，因此它甚至不具备最低级的大脑基础。海葵的单体呈圆柱状，柱体开口端为口盘，封闭端为基盘。口盘中央为口，口部周围有充分伸展的软而美丽的花瓣状触手，犹如生机勃勃的向日葵，因而得名海葵。触手的数

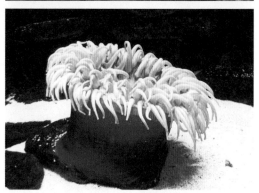

图3-4　艳丽的海葵

目因种而异，内环数量大于外环数量，数目均为6的倍数，具有摄食、保卫和运动的功能。附着端的基盘，可分泌腺体吸附于石块、贝壳、海藻或木桩等硬物上。口盘的直径大多为几厘米，栖息在北太平洋沿岸和澳大利亚大堡礁的巨型海葵，口盘直径可达1.5米之巨。海葵为雌雄同体或雌雄异体。在雌雄同体的种类中，雄性先熟。多数海葵的精子和卵子是在海水中受精，发育成浮浪幼虫；少数海葵幼体在母体内发育。还有些种类通过无性生殖，由亲体分裂为两个个体。海葵具有缤纷绚丽的颜色，这些色彩来自何处呢？一是本身组织中的色素，另外来自与其共生的共生藻。共生藻不仅使海葵大为增色，而且也为海葵提供了营养。

海葵种类繁多，据统计全世界共有1000多种，约占刺胞动物总数的1/7，而中国海葵品种约占世界的1/10。海葵的栖息范围很广，分布于世界各海区，以热带和亚热带海域分布最为广泛。暖海中的海葵个体较大，呈圆柱形。体表具乳突的绿侧花海葵常见于岩岸蓄水的石缝中。太平洋侧花海葵在中国东

海的分布十分丰富，数量很多，每平方米可达数百至近万个。在几平方厘米的贝壳、石块上，也会有紫褐色带橘黄色纵带的纵条肌海葵，当其收缩时酷似西瓜，因此又名西瓜海葵。此外，还有触手众多的细指海葵等。

20世纪70年代，学者开始对海葵化学成分进行研究，研究方向主要集中于海葵毒素。另外，随着对海葵化学成分研究的不断深入，还从海葵中分离得到了神经酰胺、甘油酯、甾醇、嘧啶和生物碱等化合物。目前对海葵化学成分主要研究如下。

（1）蛋白质和多肽：海葵神经毒素和溶血毒素目前研究得最多也最为深入的两类海葵毒素，随着对海葵研究的不断深入，研究人员还发现了越来越多活性各异的蛋白多肽类成分。

（2）糖和糖苷类成分：从生长在我国南海西沙群岛的斯式花群海葵（*Zoanthus stephensoni*）体内中发现活性多糖，此外还发现，绿疣海葵（*Anthopleura midori*）体内含有酸性粘多糖，黄海葵（*Anthopleura xanthogrammica*）体内含有1-甲氧基-α-半乳糖苷。

（3）脂肪酸和甘油酯类成分：从青岛产的黄海葵的乙酸乙酯提取物中，首次分离得到5种化合物，分别为2种脂肪酸和3种甘油酯。从太平洋侧花海葵中也分离得到了一些脂肪酸和脂类：棕榈酸甲酯、花生酸甲酯和1-o-蜡酰甘油酯等。

（4）酰胺类成分：从太平洋侧花海葵中得到了7种酰胺类化合物，其中的3种都具有抑制稻瘟霉菌丝生长或导致菌丝生长形态异常的活性。

（5）其他成分：从纵条矶海葵（*Haliplanella luciae*）中分离提取了3种吲哚生物碱成分，以及1种嘌呤生物碱成分。从太平洋侧花海葵中得到了5α，8α-过氧麦角甾-6，22-二烯-3β-醇（8）。

四、海葵的药用前景研究

从中医角度来说，海葵具有滋阴壮阳、收敛止泻、燥湿杀虫等功效，民间主要用来治疗痔疮、脱肛、饶虫病和体癣等。前面我们说要小心海葵的毒素，别被它蜇到，但也正因为它的毒性吸引了许多人去研究它，使得它的毒素成为研究热点。海葵毒液中富含多肽或蛋白类生物毒素活性物质，相对分子质量从3000到80000不等，这些毒素可以特异地与某些离子通道或细胞膜受体相结合，从而影响生物的某些生理功能。对海葵的药理活性研究概况见图3-5。

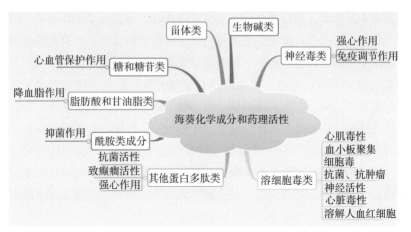

图3-5　海葵化学成分及药理活性研究概况

1. 神经毒性

海葵神经毒素主要作用于细胞膜上的钠、钾等离子通道，通过改变通道活性而起到特定的生物活性。离子通道是由细胞中特殊的蛋白质构成，这些蛋白质聚集到细胞膜上，并且形成水分子占据的孔隙，这些孔隙就成为水溶性物质进出细胞的快速通道。离子通道的活性，就体现在细胞可以通过离子通道的开闭，调节相应的物质以不同的速度进出细胞，这对于实现细胞的各种功能具有重要意义。

关于海葵离子通道毒素的相关研究很多。比如从海葵中分离得到的1型钾离子通道毒素有从太阳海葵（*Stichodactyla helianthus*）中分离的ShK、从疣状海葵（*Bunodosoma granulifera*）中分离的BgK，以及从一种迎风海葵*Anemonia erythraea*中分离的AETX K等。目前，研究发现的2型和3型钾离子通道毒素还不多，2型有从迎风海葵中分离得到的AsKC-1、AsKC-2和AsKC-3，3型，有从沟风海葵（*Anemonia sulcata*）中分离得到的BDS-I和BDS-II，以及从华丽海葵（*Anthopleura elegantissima*）中分离得到的APETx1，还有些神经毒素，比如APETx2和APHC1可以作用于细胞膜上除钠、钾离子通道以外的其他离子通道。从海葵中分离得到的5种新的APETx类多肽神经毒素，都与1型钠离子通道海葵毒素具有相同的作用。利用电刺激法从一种海葵*Bunodosoma cangicum*中得到毒液，然后把这些毒液用凝胶色谱法进行分离，可以得到3种1型钠离子通道毒素: CGTX-II、δ-AITX-Bcg1a和δ-AITX-Bcg1b，而且这3种多肽类毒素对钠离子通道具有特异的选择性，可作为钠离子通道特异性探针发挥作用。还有研究发现，在神经毒类成分中，无论是钠离子通道毒素还是钾离子通道毒素，都具有一定数量半胱氨酸形成的二硫键，这些二硫键使得神经毒类成分结构相对稳定，这可能有利于活性结构域的形成，而这些活性结构域又可以跟细胞膜上的特殊离子通道进行特异性结合，从而产生特殊的生物活性。从海葵Stichodactyla helianthus 中得到的神经毒素ShK，是一种强烈的Kv1.3通道阻断剂，而Kv1.3离子通道，在由T淋巴细胞和B淋巴细胞引起的自身免疫紊乱中起到很重要的作用，所以ShK可以对自体免疫性疾病起到免疫调节作用。

部分海葵多肽类神经毒素具有增强心肌收缩力的活性[5]，这类多肽跟神经和肌肉的快速电压依赖性钠离子通道相结合，可引起钠离子通道开放而导致心肌收缩力增强，它们的强心作用不受利舍平及 α、β-肾上腺受体阻断剂的影响，也不影响心率和血压，与现有洋地黄毒苷类强心药物相比，具有效果好、副作用小的优点。从一种丽花海葵Urticina piscivora分离得到的UpI，就具有很好的强心作用。从青岛海葵中分离得到两种多肽Ap-QD1和Ap-QD2，对小鼠离体心脏具有强心作用。海葵重组神经毒素rhk2a，能对心肌组织产生很强的正性肌力作用，不过也具有稳定性差、毒性大等问题，通过对rhk2a的N-末端进行修饰后，发现虽然修饰后的rhk2a在强心作用上有所减弱，但可以增强稳定性，减弱毒性，而且比乙酰毛花苷的强心效果更明显。从舟山黄海葵中，提取得到一种含48个氨基酸残基的新型多肽AX-1，并且发现这种多肽是一种兴奋性多肽毒素，可以作为一种潜在的强心药物。

2. 溶细胞毒性

海葵溶细胞毒素是海葵毒素中的另一大类别，具有心肌毒性、细胞毒、抗菌、抗肿瘤等广泛的生理活性。它是一种具有水溶性成分的分泌蛋白，具有很强的溶细胞作用，它的溶细胞作用的机理，主要是通过在细胞上成孔，进而导致细胞以及细胞器裂解、消失。根据相对分子质量大小可以把海葵溶细胞毒素分为4类：第1类由相对分子质量为（5~8）kD × 10^3的多肽构成，通常具有抗组胺活性；第2类相对分子质量在20 × 10^3左右，包括一些碱性蛋白的海葵溶细胞毒素，目前对这种类型的溶细胞毒素研究最多也相对较透彻；第3类相对分子质量在（30~40）× 10^3，是一类带有或不带有磷脂酶的溶细胞素；第4类是由相对分子质量在80 × 10^3左右的单一溶细胞素构成。

比如，从海葵中提取到的两种溶细胞素STI-STII，对磷脂酶A2的活性相对较高（1.85 U/毫克）（U为酶单位），并且具有Ca^{2+}依赖性，同时这两种溶细胞素都具有神经活性和心脏的毒性。海葵提取物还具有溶解人类血红细胞作用，当样品和红细胞悬浮液的体积比为1：20，在37℃放置20分钟，其中有

30%~100%的红细胞会出现溶解现象。

3. 其他活性

我国南海西沙群岛的斯式花群海葵（*Zoanthus stephensoni*）体内中含有两种组分不同的多糖，且其中的多糖I能使心脏冠脉流量显著减少，心脏收缩力增强；多糖II能使心脏冠脉流量显著增加，心脏收缩力显著增强。大鼠实验表明这两组多糖都具有显著的降压作用。采用雄性SD大鼠研究纵条矶海葵油的降血脂活性，发现高剂量（33毫克/千克）组具有明显的降血脂作用。

从太平洋侧花海葵分离得到多肽类化合物，具有体外抗真菌活性，它可以拮抗受试菌株中的红色毛癣菌和申克氏孢子菌。从海葵中得到的多肽gigantoxin I，其氨基酸序列跟哺乳类动物的表皮生长因子的相似度达到31%~33%，而且它还可以跟人皮肤鳞癌细胞A431细胞上的表皮生长因子受体相互作用，这说明这种多肽物质具有跟表皮生长因子相类似的活性。

对海葵中分离的多肽CGX进行注射给药后，会引起实验动物行为的改变，包括面部和头部的间断性不自主颤抖、唾液分泌量增多、跳动和前肢阵挛性地颤抖等，脑电图显示这些行为会逐渐演化成持续8~12小时的癫痫，这与毛果芸香碱样急性癫痫模型相似，说明CGX具有很强的致癫痫活性，可以在抗癫痫药物研究中用于造模。

可见，来自海葵的化合物具有强烈的生物活性。目前针对海葵的研究，多集中于多肽和蛋白质类，对其他小分子非肽化合物研究较少。我国沿海海葵资源丰富，特别是随着中华仙影海葵的人工繁育、养殖成功[6]，使得充分研究海葵资源，进行产业化综合开发成为可能。

五、飘逸多彩的水母

水母是一种非常漂亮的海洋生物（见图3-6），属于刺胞动物门。水母的身体95%以上是水分，因而水母的身体呈现透明状。水母身体中的其他成分则是由蛋白质和脂质所构成，没有心脏、血液、鳃和骨骼。有些水母不但颜色多变，而且还会在水中发光，有的闪耀着微弱的淡绿色或蓝紫色光芒，有的还带有彩虹般的光晕。当它们在海中游动时，就变成了一个光彩夺目的彩球。水母能够发光，是由于体内具有一种叫埃奎明的奇妙的蛋白质，这种蛋白质和钙离子混合时，就会发出强蓝光，埃奎明的量在水母体内越多，发的光就越强。水母体内的埃奎明平均含量只有50微克。水母的伞状体内还有一种可以释放一氧

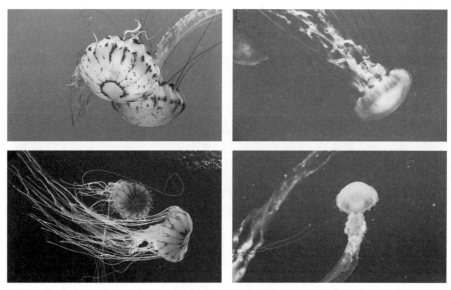

图3-6 飘逸多彩的水母

化碳从而使伞状体膨胀的特别的腺体，当水母遇到敌害或者在遇到大风暴的时候，就会自动将气放掉，沉入海底，环境安全或海面恢复平静后，在数分钟内它就可以生产出气体让自己膨胀并漂浮起来。在运动时，水母利用体内喷水反射前进，远远望去，就像一顶顶圆伞在水中迅速漂游；有些水母的伞状体还带有各色花纹。在蓝色的海洋里，这些游动着的色彩各异的水母像精灵一样，不但飘逸，而且散发着梦幻般的光芒，是不是有点不食人间烟火的味道？

但是我们不得不面对一个事实，那就是水母并没有表面看起来那么温婉可爱，因为所有水母都不是吃素的，它们都是肉食性动物，主要以鱼类和浮游生物为食。猎食的时候，水母一般是被动性地捕食游到它们身边的动物。水母的触手是消化器官，也是猎食武器。触手上布满了刺细胞，像毒丝一样，能够射出毒液，毒液中的有毒成分被称为水母毒素。猎物被刺蜇以后会迅速麻痹而死，水母触手就把猎物紧紧抓住，缩回来，用伞状体下面的息肉吸住，每一个息肉都能够分泌出毒素，能够迅速把猎物体内的蛋白质分解。因为水母只有原始的消化器官，所以捕获的食物会在腔肠内消化吸收。水母的颜色和光彩其实是它的一种生存方式：透明色，是让敌人难于发现；发光，是为了吸引猎物。

千万不要忘记，水母的毒性是很强的，在马来西亚至澳大利亚一带的海面上，分布有两种可分泌强毒性毒液的水母——曳手水母和箱水母，如果被它们刺到的话，在几分钟之内就会呼吸困难而死亡，因此它们又被称为夺命杀手，其中生活在澳大利亚东北沿海水域的箱水母比眼镜蛇还要危险。成年的箱水母，有足球大小，蘑菇状，近乎透明，触须上有几十亿个毒囊和毒针，足够用来杀死20个人，它的毒液主要损害的是心脏，当箱水母的毒液侵入人的心脏时，会破坏肌体细胞跳动节奏的一致性，从而使心脏不能正常供血，导致人最快在30秒内死亡。

举一个箱水母中毒事件的例子，大家就知道水母的毒性有多么可怕了。事情发生在澳大利亚最大的海产品罐头加工厂。这个海产品罐头加工厂在生产中不小心把长约1厘米的剧毒箱水母的触手混入到了一个罐头中。不幸的是，这个罐头被顾客买到并食用了，尽管经过了高温烹煮，但食用者还是在食用后不久就发生了中毒现象。在被紧急送医以后，医院用尽了各种方法及解毒血清，还是没有能够挽救这个人的生命，他在被送到医院两小时后就死亡了。这件事引起了澳大利亚政府的关注，他们派出了两名优秀的海洋生物研究员，到海洋里探寻这种水母。不过，厄运再一次发生，其中的一名研究者在被箱水母蜇了一下（仅仅是在脚部）之后，还没被同事拉上小艇就死了。所以，看动物也要像看人一样，千万不可以被漂亮、柔弱的外表所迷惑。

从分类学来说，水母分为两纲：钵水母纲和水螅纲。钵水母纲有立方水母也称箱水母（*Chironex fleckeri*）、霞水母（*Cyanea capillata*）等，水螅纲有僧帽水母（*Physalia physalis*）、细斑指水母（*Chironex fleckeri*）、多管水母（*Aequorea aequorea*）等。海蜇隶属于钵水母纲根口水母目海蜇属，有4种：海蜇（*Rhopilema*）、黄斑海蜇（*Rhopilema hispidum Vanhoeffen*）、棒状海蜇（*Rhopilemarhopalophorum*）和疣状海蜇（*Rhopilema verrilli*）。通常，我国把大型的食用水母称为海蜇。普通水母的伞状体不是很大，只有20~30厘米长。但大洋深处的水母，身长可达成人的2倍。水母喜欢群居生活，是刺胞动物在浮游生物中的代表，除了水螅水母类的桃花水母属（*Craspedacusta*）是淡水产的以外，其余水母均为海产，而且都是浮游的。这一类群的种类大多数有两种基本体型：营固着生活的水螅型和营浮游生活的水母型。这两种体型往往出现在同一个种的生活史中，成为两个不同世代，即水螅型世代（无性世代）和水母型世代（有性世代），这两个世代交替是刺胞动物的重要特征。

水母具有三胚层：最外的外胚层、最内层的内胚层以及两个胚层之间的中胶层（见图3-7）。水母分布于温带、亚热带及热带海域，我国山东、浙江、福建、广东等沿岸海域分布广泛。

现代科学发现水母有如下化学成分。

（1）脂肪酸：不同生存条件中的水母所含脂肪酸各异。比如，野生水母与人工养殖的水母中脂肪酸的组成并不一致，而且食物的改变会导致水母体内脂肪酸的组成及含量发生改变。

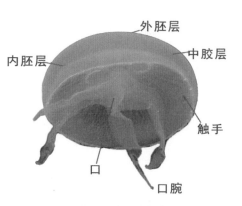

图3-7　水母的构造

海蜇不同部位的脂肪酸含量是不一样的。研究发现各种脂肪酸在海蜇头、皮和生殖腺中占各个部位总脂肪酸的比例分别是：饱和脂肪酸为44.9%、45.4%和42.4%，单不饱和脂肪酸为15.5%、14.3%和16.4%，多不饱和脂肪酸为36.23%、37.1%和38.7%。此外还发现，这三个部位的脂肪酸在组成上没有明显的差别[7]。

（2）氨基酸：海蜇和沙蜇体内含有的氨基酸种类相同，含量最多的是谷氨酸和甘氨酸，其中必需氨基酸有7种：亮氨酸、异亮氨酸、苯丙氨酸、缬氨酸、色氨酸、苏氨酸和赖氨酸，其总含量分别占海蜇的口腕部和伞部的26.62%和26.66%、沙蜇的口腕部和伞部的31.04%和36.20%[8]。在新鲜的海蜇头、海蜇皮和海蜇生殖腺等中，共分析出17种氨基酸，含有除色氨酸以外的其他7种人体必需氨基酸，而且谷氨酸在所测的各个部位中含量最高。各个部位的氨基酸组成基本相同，但在生殖腺中，必需氨基酸含量高于另外两个部位，所占的比例也明显高于其他海产品。

（3）水母毒素：水母毒素是一类蛋白质，其结构新颖而独特，相对分子质量最低的为1×10^4，最高的超过6×10^5。接触过水母的人可能知道，被水母蜇伤后，可能产生的症状有疼痛、剧痒，局部有线状丘疹样的皮疹，伴随潮红与水肿，严重时也可有水疱、出血、坏死与溃疡性变化，有时也可能产生荨麻疹样的皮疹。如果接触到眼眶周围或结膜，会导致结膜炎、眼皮水肿等。另外，还可能产生严重的过敏性反应，如喉咽水肿、血管性水肿等。对于极度敏感的病人，还可能引发休克，并已有致死的报告。总的来说，这类毒素具有多种生物活性，包括溶血性、神经毒性、酶活性、肌肉毒性、肝脏毒性、杀虫性，以及心血管系统、皮肤坏死，影响离子运转等作用。长期以来，国内外对水母的研究主要集中在其毒素的组成及生物活性方面。水母毒素主要分为蛋白质类、多肽类、酶类、四氨铬物、强麻醉剂、组织胺、5-羟色胺等，它们进入机体后主要通过四种途径发挥作用，即阻滞钠、钙等离子通道影响细胞渗透压调节的毒素，作用于心肌纤维造成心脏强烈收缩的心脏毒素，作用于机体细胞引起细胞膜溶解的细胞毒素，结合于胆碱能受体通道可阻断神经系统信号传导的毒素[9]。

（4）无机成分：海蜇中含有丰富的无机成分，不同部位各元素的含量存在一定的差异，其中锌、镁、钙、铝、锶、硅等元素在各个部位中的含量相对较高。

（5）其他成分：从多管水母中分离并提取出的光蛋白基因aeqxm和aeqxxm，通过大肠杆菌表达出了具有荧光作用的活性蛋白质[10]。多管水母的多管水母素和绿色荧光蛋白作为标记物已被广泛应用。

六、水母的药用前景研究

水母具有很好的营养价值和药用价值。早在晋代张华的《博物志》就记载，海蜇俗称"鲊鱼"，在晋代人们就已经开始食用，在药用上，海蜇有清热解毒、软坚散结、降血压的功效，可用来治疗慢性气管炎、哮喘、高血压、胃溃疡等病症。现代对于水母的药理活性研究多集中于水母毒素，主要活性如下（见图3-8）。

1. 溶血活性

大多数的水母毒素都具有溶血活性。溶血活性往往是由磷脂酶等溶血素直接造成的。水母毒素主要作用于离子通道、膜通透性蛋白及膜上的离子泵，通过离子通道对心脏、血管产生影响，从而引起血压和心电图的改变并会造成细胞毒性和溶血活性，毒素活性会随着温度升高及溶液pH值的增加而降低，在毒素的缓冲溶液中加入（NH_4）$_2SO_4$、牛血清白蛋白等的情况下，有助于提高毒素稳定性。从霞水母中分离的刺丝囊毒素和无刺丝囊触手毒素，在pH 1~8的环境中，随着pH的增加，溶血活性增强，40℃时溶血活性最大，而在煮沸后活性完全消失[11]。发形霞水母毒素的溶血活性在pH值为8时活性最大，当pH>11时无溶血活性，并且对于不同动物的红细胞，溶血活性也会表现出很大的差异[12]。

2. 神经毒活性

水母毒素对实验动物具有明显的神经毒性作用。比如，用含有五卷须金

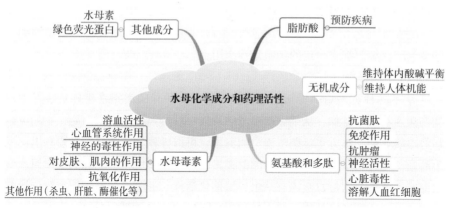

图3-8 水母化学成分和药理活性研究概况

黄水母（Chrysaora quinquecirrha）刺囊毒素的林格溶液，作用于去除了背侧颅骨的小孔鳉（Adinia xenica），可马上使小孔鳉出现平衡失调现象，并在2天内全部死亡。从袋状灯水母（Carybdea marsupialis）中提取的一种毒素蛋白注射实验蟹，发现蟹出现了典型的抽搐症状，最后瘫痪、死亡。来自细斑指水母触手中的毒素，可以通过改变神经细胞突触电位阻断蟾蜍坐骨神经的传导和干扰大鼠的横膈膜神经，导致大鼠隔膜肌反应丧失。

3. 心血管活性

水母毒素可以降低心肌收缩力，减少心搏量，扩张全身毛细血管，增加血管的通透性，减少有效循环血量，引起心脏停搏，使得心动过缓及心律失常，还会造成血压上升或下降等。毒素的剂量和组成成分都会对血压的升高或降低造成影响。来自发形霞水母的毒素可导致实验大鼠房室传导阻滞、心肌缺血以及死亡。当把立方水母（Carukia barnesi）中的毒素注射麻醉小鼠时，小鼠的血压和心率都升高，而且升高的程度与注射毒素的剂量没有相关性。研究还发现，这种水母毒素对心血管的作用，与刺丝囊毒素对心血管的影响是不同的。当用沙蜇刺胞提取物注射实验小鼠时，小鼠的血压下降极为明显，并且降压后持续时间较长[13]。

4. 抗氧化及抗菌活性

水母中提取的一些成分具有抗氧化活性。比如，从沙蜇刺胞毒素中提取出的活性蛋白注射吗啡戒断小鼠，与对照组对比，可以改善吗啡戒断小鼠的肾脏、肝脏、心脏的超氧化物歧化酶和过氧化氢酶的活性，使小鼠的机体抗性逐渐恢复正常。从海蜇（Rhopilema. esculentum）中也发现了具有抗氧化作用的蛋白质，其中部分蛋白质具有很好的还原及金属螯合作用。

对从水母胶层中分离出的抗菌肽含有40个氨基酸残基，对革兰阳性细菌和革兰阴性细菌都有一定的细胞毒性作用。

5. 其他作用

从不同种类水母的毒素中还提取了引起皮肤和肌肉正常生理功能发生改变的活性物质。比如，从细斑指水母的毒液中就分离出两种蛋白质，它们可以引起皮肤坏死。立方水母刺丝囊中的毒素，可以导致实验小鼠的真皮和上皮发生腐烂。此外，从立方水母中分离的毒素，还可以使兔子胸动脉的平滑肌产生收缩等。此外，水母毒素还有杀虫、酶催化活性、肝脏毒性及干扰突触传导和影响离子通道酶活性的作用等。从海蜇皮中提取的胶原蛋白对实验小鼠的关节炎有一定程度的治疗作用。

可见，水母具有化学成分和生物活性多样性的优点。但水母中一些活性成分含量低，在分离提取过程中，容易受到各种因素的影响，这是限制它研究进展的因素之一。而且以往的研究主要是针对水母毒素，对水母成分的生物活性研究较少，针对性也不够强。如何把水母的各种活性功能发挥到最好的效用，也是今后水母研究的重点。

第二节　辐射对称的棘皮动物

有一些稀奇古怪的小动物会出现在海边的岩礁、海藻间，这些动物身体表面长有许多长短不一的棘状突起，因此又被称为棘皮动物。猛然一看，你可能觉得这些棘皮动物，长得五花八门，没有什么共同之处，但仔细看看，你会发现，它们的身体构造都在遵循着一种规律，就是辐射对称，主要是五辐射对称。

棘皮动物全部生活在大海中，在陆地和淡水中绝对找不到它们的踪影。棘皮动物也都是独居的，它们广泛分布在世界各个海洋里，垂直分布幅度很广，从潮间带到万米深的海沟都有它们的踪迹。人们常见的海星、蛇尾、海胆、海参和海百合等，均属于棘皮动物，这是一个相当特殊的类群。目前，世界上已知的现生棘皮动物有5纲1242属6413种，化石棘皮动物有21纲2013属14328种。而在中国海共记录到约600种棘皮动物。

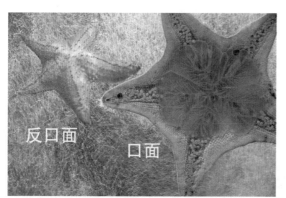

反口面　口面

图3-9　棘皮动物（海星）的口面和反口面

从外观上看，棘皮动物差别很大，有星状、球状、圆筒状和花状，但它们的基本构造却是一致的。比如：海星和蛇尾类呈星形，上下扁平，体轴很短，口面朝下，管足沿着腕（辐部）做放射状排列；海胆和海参体轴延长，辐部和间辐部结合，体呈球形或圆筒形，管足做子午线排列；海百合口面向上，反口面具长柄或卷枝供附着用。

棘皮动物的成体呈五辐射对称状，身体分为有管足的辐部或步带和无管足的间辐部或间步带，身体有口面和反口面之分（见图3-9）。它们的内部器官，包括水管系统、神经系统、血系和生殖系统都呈辐射对称状，只有消化道除外。它们的真体腔也发达，包括围脏腔，即围绕内脏器官的腔和围血系，即围绕循环系统的管腔。水管系统形成管足，组成棘皮动物的运动器官，并兼有呼吸作用。水管系统的结构有筛板、石管、环水管、辐水管（5根）、枝水管、管足囊和管足，具有特殊的五体对称步管结构。棘皮动物属于后口动物，也就是说它们的原肠胚孔形成肛门，而口部是后来形成的。棘皮动物骨骼很发达，由许多分开的碳酸钙骨板构成，各板均由一单晶的方解石组成。其中海胆骨骼最为发达，骨板密切愈合成壳。海星、蛇尾和海百合的腕骨板成椎骨状。海参骨骼最不发达，骨板变为微小的分散骨针或骨片。

绝大部分的棘皮动物生活于底栖，但其幼虫期通常是浮游的。棘皮动物发育过程几经变态，幼虫经过一段浮游生活后，逐渐沉入海底。不同纲的棘皮动物的幼虫形态极不相同，但基本构造是相同的，即都具有纤毛沟的腕。棘皮动物这种由幼体的两侧对称变成成体的辐射对称，完全是适应固着生活的结果。棘皮动物是狭盐性动物，对盐度的高低及变化极为敏感，在低盐海区很少分布，同时对水质污染也很敏感。棘皮动物的主要食物为有机质碎屑、小形动物、植物和海草，有一些则是肉食性动物。棘皮动物一般都有很强的再生能力，比如：海星的腕断落后，很快就会再生出来；某种海参种类的内脏排出后也能再生，并且身体断成2~3段后，还能再生成一完整个体；还有少数种类能以无性的裂殖法进行增殖。

整体而言，棘皮动物具有非常重大的经济价值，一方面它们能大量地吞食其他动物，如双壳类、螺类和蠕虫等，是贝类养殖上的敌害，另一方面又是某些鱼类的饵料。此外，一些棘皮动物还可作为人类的食品，全世界有40多种海参可食用，有少数海胆的生殖腺也可供食用。某些海星还可做药用或充作肥料。

一、海中珍品海参

有一种类似黄瓜的动物，外表褐色或苍绿色，身上长着许多突出的肉刺，生活在海藻繁茂的海底，这就是被誉为"海中人参"的海参。海参是棘皮动物中名贵的海珍品。从分类学来说，海参属于无脊椎动物中最高等的棘皮动物门、海参纲，是海洋重要的食物和药物资源。海参种类比较丰富，目前世界上已知的种类有1100多种，而我国约有500种。全世界可食用的海参有40多种，我国有20多种。

海参有与消化道分离的真体腔，体壁有来源于中胚层的内骨骼，幼体两侧对称，发育经过复杂的变态；口从胚孔的相对端发生，属后口动物。外观千差万别，有星状、球状、圆筒状和花状。成体五放辐射对称，由管足排列表现出来。根据管足的有无，身体区分为有管足的辐部或步带和无管足的间辐部或间步带，管足分布情况是海参分类上的一种重要依据。比如，锚海参类无管足，芋海参类仅在肛门周围有少数疣足。触手位于口周围，触手的形状和数目是分类上的依据。触手分为盾状触手、枝状触手、羽状触手和指状触手。

海参纲的主要形态特点有：身体横卧海底（主轴的口在前，肛门在后）以侧面向前运动；蠕虫形体型，腹部常略扁平，体制辐射对称已不是很明显，表现出不同程度的左右对称；体壁的肌肉一般比较发达，皮下的石灰质骨骼分散，或者粗大向外突出因而体表粗糙或者细小，因而身体非常柔软（形成经济可食种类）；腹部的管足一般发达，和体壁肌肉的蠕动相互配合进行运行。海参体壁厚薄差别很大，有的厚而柔韧，结缔组织特别发达，可加工食用，如楯手目的海参；有的薄而透明，从外面略能透视其辐肌和内脏，如无足目海参。

海参的主要食物是泥沙里面的有机质和微小的动植物，比如硅藻、有孔虫、放射虫、小形甲壳类和小形腹足类等。海参的再生能力很强，受外界刺激时或处于不适宜的环境中时，常常会排出内脏，这种现象在海参属、刺参属很普遍。大多数海参为雌雄异体，外形不易区分，多在傍晚或夜间排出精卵，在水中受精，受精后发育成耳状幼体、梯形幼体、五能手幼体、小海参体等。

海参在世界各地都有分布，垂直分布在潮间带至万米深沟，但以印度西太平洋区种类最多。它们生活环境的底质各种各样，一般喜欢潜伏，多生活在岩礁底、珊瑚礁和珊瑚泥沙底上，但不栖息于红树林附近。

对海参主要成分的研究[14-15]如下。

（1）多糖：体壁是海参主要的食用和药用部位，而多糖是海参体壁的重要组成成分。国内外相关研究表明，海参体壁多糖主要分为两类：一类为海参糖胺聚糖（GAG），即酸性粘多糖（HG）；另一类为海参岩藻多糖（HF）。研究表明，各种海参多糖的总糖含量为40%～62%，硫酸根含量为20%～30%，糖醛酸含量在9.5%～13%之间变化，差异并不明显，但是各种海参多糖中的氨基糖含量差别还是比较大。

（2）皂苷：海参皂苷是一种三萜皂苷，这是一种在动物体内非常少见的三萜皂苷，只在海参和少部分海绵体内发现它的存在。海参皂苷主要由苷元和寡糖基两部分组成，其中海参苷元都是羊毛甾烷的衍生物，通常含有5个角甲基，20位上连接有侧链，其中绝大部分结构属于海参烷型，它们的分子中含有18内酯结构，也有很少一部分分子结构为18内酯环或无内酯环结构者，就被称为非海参烷型。研究人员至少已从21种海参中分离并鉴定了59种新的海参烷型海参皂苷，这些皂苷多数为羊毛甾烷型三萜皂苷。海参皂苷结构的多样性，也使其具有变化多端的生物活性。

（3）海参肽：在海参干燥体壁中，蛋白质含量很高，接近90%，不仅氨基酸的构成比例较好，其中必需氨基酸的比例很高，而且海参中甘氨酸、精氨酸和谷氨酸的含量远远高于海参中其他氨基酸的含量。海参肽是海参经蛋白酶水解，并分离提纯后得到的小分子肽，主要是胶原肽类。此外，海参体内还含有神经肽、糖肽以及抗菌肽等多种活性肽。

（4）海参脂：海参中含有脂肪酸、神经节苷脂、脑苷脂等脂类物质。研究人员对热带和温带海域的12种海参进行分析后发现，鲜海参体内总脂含量为0.24%～0.83%，其中磷脂约占总脂含量的12.5%～29.0%，磷脂中的鞘脂主要为神经酰胺，包括神经节苷脂和脑苷脂[16]。海参体内含有多种脂肪酸，其中分布在温带水域的海参20：5（n-3）脂肪酸含量较高，20：4（n-6）脂肪酸含量较少。分布在热带水域的海参支链脂肪酸约占总脂肪酸的1%，而温带海参这一比例可高达15.5%。

（5）其他成分：研究发现，海参中还含有凝集素，它是一类具有抗原专一性，可促使细胞凝集的糖蛋白，在体液免疫及细胞免疫中起着重要的作用，不同种类海参中的凝集素，具有不同生物活性。此外，海参中还含有色素以及牛磺酸、钒、硒、锗、维生素PP 等微量物质。

二、海参的药用前景研究

海参是海洋重要的食物和药物资源，其主要药物活性研究（见图3-10）如下。

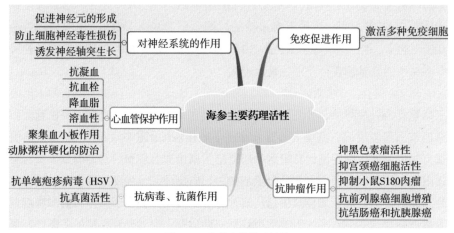

图3-10　海参主要药理活性

1. 抗肿瘤作用

海参发挥抗肿瘤功能的主要成分有多糖、多肽、皂甙和脂肪酸类等组分。海参多糖可通过提高机体的免疫功能而产生抗肿瘤活性。抗肿瘤实验发现，海参硫酸粘多糖对黑色素瘤B16的IC_{50}为0.13 毫克/毫升，在作用72小时的情况下，表现出显著的抗肿瘤活性[17]。

从日本刺参中得到的胶原蛋白多肽，具有抗肿瘤作用和调节免疫功能的作用，不同剂量组的刺参多肽都可以显著抑制小鼠S180肉瘤的生长，提高小鼠脾指数及胸腺指数，而且还能显著提高荷瘤小鼠血清溶血素含量和抗体形成细胞数，对紫外线诱导的皮肤光老化的模型小鼠皮肤具有保护作用。

在来自海参的体壁、内脏和腺体的海参皂甙类化合物中，有些具有肿瘤细胞毒性，能够抑制肿瘤细胞的生长与转移，起到有效防癌、抗癌作用。从海参（*Cucumaria okhotensis*）中提取出的3种新三萜皂苷Okhotosides B1、B2 、B3和一种已知的皂苷Frondoside A，对HeLa宫颈癌细胞都显示出不同程度细胞毒性（2.1毫克/毫升≤IC_{50}≤4. 5毫克/毫升），其中Frondoside

A的细胞毒性最强。某些海参皂苷还具有镇痛解痉作用，可能由于它们能特异性作用于神经受体或离子通道，影响与受体有关的细胞调控活动而发挥作用。从叶瓜参（*Cucumaria frondosa*）中得到的一种支链脂肪酸，具有抗前列腺癌细胞增殖的效果，得到的糖脂类物质，具有抗结肠癌和抗胰腺癌的作用，且对人体正常的细胞无毒害作用。

2. 免疫促进作用

刺参冻干粉对小鼠肉瘤S180具有抑制作用，而且随剂量增加，抑瘤率也随之增加。此外，刺参冻干粉剂量增加可提高机体白细胞介素–2（IL–2）含量，激活多种免疫细胞，增强机体免疫功能。海参酸性粘多糖具有较强的免疫促进作用，可用于肿瘤病人的辅助治疗。

3. 心血管保护作用

从海参中得到的海参糖胺聚糖（GAG）和岩藻糖硫酸软骨素（FCS），都有类似于肝素但又不同于肝素的抗凝血、抗血栓的作用。其中，海参糖胺聚糖（GAG）具有抗凝血酶作用，可促进纤维蛋白溶酶原活化，产生纤溶作用，还具有明显的抑制血小板解聚的功能，这种作用与其相对分子质量大小有关。对海参糖胺聚糖进行酶解，可以保留其抗凝血活性，减弱血小板聚集，减少出血风险。海参糖胺聚糖还可以抑制血小板与内皮细胞的黏附反应，减少血栓形成，具有新型抗凝药物潜力。一定剂量的岩藻糖硫酸软骨素（FCS）具有比肝素更强烈的抗凝效果，其抗凝血活性的关键结构是2，4–二硫酸化岩藻糖单元，而2，4–二硫酸化岩藻糖单元在多糖链上的位置，还决定了它具有凝血还是出血作用。

日本刺参中提取的皂苷，具有显著提高血管内皮细胞增殖活性，抑制胞内丙二醛（MDA）含量，有效保护氧化损伤的血管内皮细胞，而且它对细胞一氧化氮合成限速酶（NOS）的活性和NO释放量基本不产生影响，这对于动脉粥样硬化的防治具有重要意义。

从黑海参（*Holothuria forskali*）中酶解提取出多肽，并进行大鼠喂养，发现海参多肽能够明显升高大鼠血清高密度脂蛋白的含量，降低血清甘油三酯的水平，起到降血脂作用。棘刺瓜参体内分离出的凝集素还具有溶血性，可促使人类和老鼠的红细胞穿孔而溶血。

海参中提取的小分子多肽具有很多药理活性，比如降血压、降血脂、抗动脉粥样硬化、抗菌、抗氧化、提高免疫力、抗疲劳和延缓衰老等诸多生理功能。

4. 抗菌作用

海参糖胺聚糖（GAG）抑制HSV的最低有效浓度为10微克/毫升，效果大于阿糖腺苷（25微克/毫升），说明GAG有明显的抗HSV作用[18]。

从糙海参中获得的一种凝集素具有抗菌活性。来自海参*Psolus patagonicus*的一种三萜皂苷具有很强的抗真菌活性，对叶霉病菌、尖孢镰刀菌和念珠菌的生长都有抑制作用，而且这种皂苷对盐水虾卤虫有较高的致死率。从黑乳海参中得到的另一种三萜皂苷，也具有较强的抗真菌活性。其抗菌活性跟大多数海参皂苷都具有较强的溶血活性有关。

5. 神经系统作用

把从刺参中提取得到的硫酸多糖和成纤维细胞生长因子混合一起，可促进大鼠神经胚胎干细胞的增殖分化，而且比单独加入成纤维细胞生长因子的增殖分化效率要高得多，这可能是因为刺参硫酸多糖可以减缓细胞死亡，延长细胞寿命，促进神经元的形成，而且刺参多糖对谷氨酸所致的PC12细胞神经毒性损伤也有保护作用。从海参中提取出四种神经节苷脂能协同神经长年因子（NGF）的作用诱发神经轴突生长。因此，海参多糖可以作为促进神经肝细胞增分化的辅助药物，用于预防中枢神经元的退行性病变和治疗神经性疾病。

6. 其他作用

由于海参多肽具有良好的溶解性、稳定性、低黏度性、易消化吸收、无抗原性，食用安全等特殊的理化性质，可以加工成提高免疫力的营养补充剂，也可以作为制备抗氧化、延缓衰老的保健品或化妆品原料，具有广阔的开发利用前景。

目前，海参深度开发利用的重要方向是海参的功能性食品，未来海参的抗肿瘤活性及其作用机制将是研究的重点。

三、分身有术的海星

海星又叫星鱼，它是海滨最常见的棘皮动物，属棘皮动物门海星纲。海星有一个大绝招，就是它的分身术，如果把海星撕成几块抛入海中，每一碎块都会很快重新长出失去的部分，从而长成几个完整的新海星来。沙海星仅需保留一厘米长的腕就能生长出一个完整的新海星，而有的海星本领更大，只要有一小截残臂就可以长出一个完整的新海星，这是不是有点像孙悟空拔几根猴毛变出小孙？所以，对于海星来说，断臂缺肢并不是什么大不了的事，因为它拥有着惊人的再生本领，加上天敌较少，所以在有的海区繁殖量非常惊人。

海星纲主要形态特点是，身体扁平呈星形，多数为五辐射对称（但腕也有的多于5个），腕和盘的界限常不明显，口面向下，口位于腹面中央，周围有膜质的围口部，没有齿，有步带沟，通到各腕的末端，沟内有管足。背面为反口面，在腕的间辐部具有一个圆形的带细沟纹的筛板，肛门在反口面，以管足作为主要的运动器官，内骨骼为分散的骨片，身体表面具棘刺。海星类大多为雌雄异体，少数雌雄同体，卵在水中受精，多数种类为间接发育，经过羽腕幼虫期。

海星是一种肉食性动物，常以软体动物、海虫以及动物尸体为食，特别喜欢吃贝类。海星捕食的方法十分奇特，当海星用腕和管足把食物抓牢后，并不是送到嘴里"吃"，而是把胃从嘴里翻出来，包住食物进行消化，待食物消化后，再把胃缩回体内。那些消化不了的贝壳，在海星饱餐之后就被抛弃掉了。海星除吞食各种软体动物外，还吞食珊瑚、海胆等，且日吞食量很大，对沿海的贝类养殖而言，是巨大的危害。

海星分布于全世界的各个海洋中，它们的生活区域在岩石、珊瑚礁和砂质的底质上，运动缓慢，常用管足将身体推向前进，较喜欢生活在高盐度的海水中。从潮间带到深海600米都有分布。世界的海区中，以太平洋区域种类最多。全世界的海星纲动物大约有1200种，一般分为5个目，其中2个目为化石种类，3个目为现代生活种类。我国沿海分布的海星有50~60种。

近年来，对其化学活性成分研究如下[19-20]。

（1）氨基酸和多肽类：对多种海星的研究发现，在海星幽门盲囊和生殖腺中，游离氨基酸含量高于体壁中的含量，在海星所有组织中，甘氨酸是主要游离氨基酸。从海星辐神经中得到一种多肽成分，相对分子质量小于5000，具有10~15个氨基酸残基，这种多肽具有调节卵子或精子排放的作用。

（2）脂类：通过对多种海星的磷脂成分进行研究，发现海星的磷脂成分含量一般占总脂的35%~43%，主要结构是1-O-1烷基-1烯-2-酰基磷脂酰乙醇胺以及1，2-二酰基磷脂酰胆碱2种磷脂成分。在海星生殖腺中，二十碳五烯酸（EPA）和二十二碳六烯酸（DHA）的含量分别约占总脂肪的11%和6%。

（3）皂苷类：海星的所有组织中都含有皂苷。海星中的皂苷属于甾体皂苷，可以分为3种结构类型，分别是硫酸酯甾体皂苷、环状甾体皂苷和多羟基甾体皂苷。大部分海星皂苷与糖蛋白和脂蛋白结合，只有3%左右是以游离状态存在。海星幽门盲囊所含皂苷中，木糖为主要糖成分，而其他组织的皂苷中则以异鼠李糖为主。对海星Asterias rubens的研究发现，排卵时，其皂苷浓度最高，而排卵后则非常低。从身体各部位的含量来说，海星胃中皂苷含量最高，体壁、生殖腺和幽门盲囊中的皂苷含量相近。不过，尽管皂甙具有多种生物学活性，但是由于它能引起细胞溶解，也因此限制了它在医药和作为生化工具化合物方面的应用。

（4）甾类糖苷：甾体苷类是海星的主要代谢物质，也是海星体内所含的毒性物质。根据化学结构的不同，可以把从海星中提取的甾类糖苷分为3类，也就是硫酸酯甾类糖苷、多羟基甾类糖苷和环甾类糖苷。硫酸酯甾类糖苷主要分布在海星的体壁和性腺中，在南极海水领域不同种类的海星中，就分离出了7种硫酸酯甾类糖苷和13种多羟基甾类糖苷。环甾类糖苷在海星中含量很少，在刺海星属的两类海星中有所发现，其特点是分子中没有硫酸基团，但有葡萄糖醛酸。

（5）生物碱：生物碱是存在于生物有机体中、含有负氧化态氮原子的环状化合物，主要分布于植物界，在动物中发现的生物碱成分较少。从皮革海星*Dermasterias. imbricata*中分离得到一种结构独特的苯基四氢异喹啉生物碱类化合物，在珠链单鳃海星（*Fromia monillis*）和西奈海星（*Celerina heffernani*）⊠种海星中，也发现了5种五轮列胍生物碱类分子，这5种化合物的主要结构骨架是五轮列胍的亚精胺或羟亚精胺残基上连接了一个线性的羟基脂肪酸。

（6）其他成分：此外，在海星中还研究发现了其他多种化学成分，比如蛋白质、维生素、微量元素、胶原蛋白、多胺化合物等。

四、海星的药用前景研究

近年来，国内外对海星的生物活性和药理作用进行了广泛的研究，取得了以下一些进展。

1. 抗肿瘤作用

海星的抗肿瘤活性较为突出。从砂海星（*Luidia quinaria*）和光海星（*Psilaster cassiope*）的极性提取物中分离得到两种新的硫酸化海星皂苷，发现其对大鼠嗜碱性细胞白血病细胞RBL-2H3的半数抑制活性很高，抑制率分别为31.3微克/毫升和5.4微克/毫升。用乙醇作为溶剂从面包海星（*Culcita novaeguineae*）及中华五角海星（*Anthenea chinensis*）中，相继分离得到4种新的甾体皂苷Novaeguinosides A-D和10种新的多羟基甾体苷Anthenosides B-K，发现其中多数可抑制人的慢性髓原白血病细胞K-562和人肝癌细胞BEL-7402。[21]另一种面包海星皂苷-1（Asterosaponins 1），可以明显抑制体外恶性胶质细

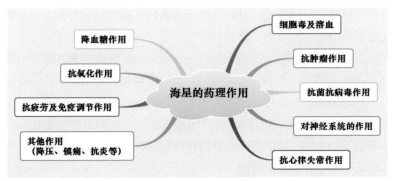

图3-11　海星主要药理活性

胞瘤细胞U87MG 的生长，并能促使其凋亡。此外，从镶边海星（*Craspidastet hesperus*）中分离提取出的海星总皂苷，对体外培养的小鼠移植性肿瘤肉瘤S180、肝癌H22细胞有直接的细胞毒作用，并能明显抑制小鼠移植性肉瘤S180的生长，延长H22腹水小鼠的生存时间。从飞白枫海星（*Archaster typicus*）中分离得到两种新的甾体皂苷，对HeLa细胞系和小鼠JB6P+Cl41细胞系都有中等程度的抑制作用。

2. 细胞毒活性及溶血活性

从棘冠海星（*Acanthaster planci*）的棘状突起中分离得到两种致死因子：海星毒素plancitoxins Ⅰ 和plancitoxins Ⅱ （plancitoxins Ⅰ 为主要因子，plancitoxins Ⅱ 为次要因子），二者静脉注射具有相同的半数致死量（LD_{50}为140 微克/千克），注射低于致死剂量的两种物质时，表现出强烈的肝脏毒性，可显著提高小鼠血清中谷草转氨酶和谷丙转氨酶的水平，并发现plancitoxin Ⅰ 是一种有毒的脱氧核糖核酸酶Ⅱ类似物[22]。此外，从棘冠海星中还分离出一种致死因子、两种磷脂酶A2亚型（AP–PLA2–Ⅰ 和AP–PLA2–Ⅱ）和一种抗凝血因子。

多种海星皂苷都具有溶血作用，从海燕*Asterina pectinifera*各组织中提取的海星总皂苷溶血活性，由大到小依次为幽门盲囊、胃、体壁和生殖腺[23]。从鸡爪海星（*Henricia leviuscula*）和一种翅海星（*Pteraster pulvillus*）中发现的多种极性甾类化合物，对小鼠红细胞均具有一定的溶血活性。

3. 抗菌、抗病毒、抗氧化作用

多棘海盘车多糖对金黄色葡萄球菌具有一定的抑制作用；多棘海盘车皂苷对黑曲霉的生长有显著的抑制作用，对金黄色葡萄球菌、蜡样芽孢杆菌具有较好的抑制作用。罗氏海盘车（*Asterias rollestoni*）水提纯化可得到具有强抗真菌活性的水溶性海星皂苷SF-3和SF-4，对白色念珠菌和裂殖酵母菌两种真菌都体现出很强的抗菌活性。从海星中分离出的五轮列胍生物碱类化合物具有非常显著的抗病毒和抗真菌活性。

用乙醇作为提取液，从海星Anasterias minuta中分离得到两种新的硫酸化的多羟基甾体木糖苷，对黄瓜黑星病菌和黄曲霉菌都具有拮抗活性。从黄海海燕（Asterina pectinifera）中，也分离得到一种新的多羟基甾醇和多种已知的甾体衍生物，其中4种甾体衍生物具有抗病毒活性，对单纯疱疹病毒HSV-1也表现出一定的抑制作用，还有两种甾体衍生物则具有抗肿瘤活性，对人肝肿瘤细胞HepG2具有一定的抑制作用。

在体外实验中，海星多糖可有效清除羟基自由基和超氧阴离子，抑制红细胞氧化溶血。从多棘海盘车（Asterias amurensis）中分离，并经结构改造可得到一种海星甾烯AST化合物，在体外能抑制正常大鼠和兔心肌及肝匀浆过氧化脂质的生成，并可以对抗半胱氨酸和硫酸亚铁所引起的过氧化脂质生成增加，此外AST还对异丙肾上腺素致大鼠心肌缺血具有保护作用，与其抑制心肌中脂质过氧化物MDA的聚集、稳定细胞膜结构、清除自由基的功能有关。[24]

4. 神经系统作用

海星甾醇能够增强学习记忆功能，对抗铝中毒引起的学习记忆障碍，改善老年性痴呆的认知障碍。海星甾醇还能够提高谷胱甘肽过氧化物酶（GSH-Px）及超氧化物歧化酶（SOD）的活性，清除过多的自由基，使脑神经元细胞膜免受过氧化脂质的损伤，从而对脑记忆的获得、巩固和再现起到增强作用。此外，从黄海海燕（Asterina pectinifera）和蓝指海星Linckia laevigata氯仿甲醇提取液的水溶性脂质碎片中，分别得到两种新的神经节苷脂GP-3和LLG-5，不仅能诱导大鼠肾上腺髓质嗜铬细胞瘤PC12神经轴突的生长，而且能协同神经生长因子（NGF）作用，促进神经细胞轴突再生，阻断神经损伤造成的神经元继发变性[25]。

5. 抗疲劳及免疫调节作用

有人说海星的营养价值可以比得上海参，这是因为海星黄中含有丰富的营养成分和突出的生理活性。海星的幽门盲囊与生殖腺称为海星黄，它含有丰富的蛋白质和多种活性肽，其中的某些肽具有激素样作用，海星黄中还含有人体必需的微量元素，具有促进人体发育、增强器官机能的作用。海星黄可以延长小鼠负重游泳时间，降低游泳后血乳酸含量，推迟运动性疲劳出现并促进恢复，它还显著地滋补大鼠肾阳虚，可用于对肾阳虚症病人的治疗。

从海燕中分离出1种新的吡咯寡糖苷类化合物，对小鼠脾脏B淋巴细胞的增殖有一定的激活作用。从罗氏海盘车的体壁、内脏中提取出两种粘多糖，都可以促进正常小鼠的免疫功能，其中一种效果更明显，而且还具有显著逆转皂苷脾细胞毒作用。

6. 其他作用

从海星中分离并经结构修饰得到两种海星甾醇，都具有广泛的抗心律失常作用。从多棘海盘车中分离并经结构修饰获得的海星甾醇，能显著降低四氧嘧啶及链脲霉素诱导的小鼠糖尿病模型的血糖含量，增加$AlCl_3$所导致的急性衰老大鼠血细胞膜Na^+、K^+-ATP 的酶活性[26]。

此外，海星提取物还具有多种生理活性，比如降压、镇痛、抗炎、抗溃疡、抗凝血、抗休克、胃肠道作用、促骨细胞生长、调节生殖发育、阻碍哺乳动物神经肌肉传导等生物活性[27]。海星具有的丰富生理、药理活性以及营养价值，值得更多医药工作者的关注。

第三节 善于自我保护的海绵动物

一、海绵动物及其活性成分

海绵（*Marine sponge*）属于多孔动物门，常呈分枝形（见图3-12），因身体比较柔软而得名。它不会游动，也不像其他动物那样富有活力，只能常年静卧海底，像植物那样固着在原地不动。一般来说它总是形单影只、独处一隅，在海绵动物栖居的地方，很少有其他动物前去居住，科学家分析，这种现象形成的原因是：首先是海绵动物对周边贪食的动物没有任何吸引力，它浑身的骨针和纤维使其他动物难以下咽，因此海绵动物的天敌不多。其次，海绵动物大多栖息在有海流流动的海底，而很多动物都难以在那样的环境中生活，因为它们的幼虫在那样的环境中或容易被水流冲走，或可能会被海绵动物滤食，并且，海绵动物本身的化学防御体系非常出色，它所含有的化学成分特殊且刺激，而且常会散发出一股难闻的恶臭，这也可能是其他动物远离它的原因之一。所以，多数的海绵具有寿命长、不易被其他动物捕食、不能被细菌分解等特点。从这个角度上说，海绵是非常善于自我保护的海洋动物。

海绵动物的体形差异极大，从极其微小至2米长都有，常在其附着的基质上

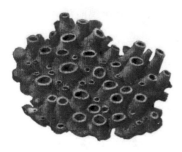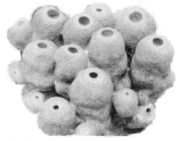

图3-12　海绵动物

形成薄薄的覆盖层。海绵动物形态各异，可呈管状、块状、伞状、分叉状、扇状、杯状或不定型，它们的颜色也不尽相同，或色泽单一或十分炫丽，这种颜色来源于其体内的类胡萝卜素，主要有黄色到红色。海绵动物的生活习性为水生营固着生活，体形辐射对称或无对称；身体由疏松的细胞群组成，没有器官和真正的组织；细胞内消化，通过扩散作用进行排泄和呼吸；没有神经系统，对刺激的反应是局部的和独立的；具有由孔、沟、室组成的水沟系；具有骨针或由有机纤维组成的支持结构；以出芽或芽球行无性生殖，以雌雄生殖细胞的结合行有性生殖，发育过程有两囊幼虫和逆转现象，具有再生能力强等特点。

海绵动物是滤食动物，它的捕食方法是十分奇特的滤食方式。单体海绵犹如一个花瓶，瓶壁上分布着众多小孔，每一个小孔都是一张"嘴巴"。海绵动物通过不断振动体壁的鞭毛，使含有食饵的海水不断从这些小孔渗入瓶腔，进入体内。在"瓶"内壁有无数的领鞭毛细胞，由基部向顶端螺旋式地波动，从而产生同一方向的引力，起到类似抽水机的泵吸作用。当海水从瓶壁渗入时，水中的营养物质，如动植物碎屑、藻类、细菌等，便被领鞭毛细胞捕捉后吞噬。经过消化吸收，那些不消化的东西随海水从出水口流出体外。如果把石墨粉或几滴墨水滴在饲养在水族箱中的海绵动物的一侧，过不了多久瓶口（出水孔）处就会流出黑色的细流。

海绵动物中除针海绵属（*Spongilla*）约20种为淡水产外，其余均为海产，分布在海洋的潮间带到8500米深处。海绵也是重要的造礁生物，少数属种具有一定的地层意义，它是最原始、最低等的多细胞动物（后生动物），这类动物在演化上是一个侧支，因此又名"侧生动物"。海绵动物虽然是最原始的低等多细胞海洋动物，却有一个庞大的家族，全世界有1万～1.5万种，我国也有5000种左右。

目前，对于海绵动物的化学组成研究非常活跃，其主要活性成分如下：

（1）氟化硅酸钾：经X光和原子吸收光谱分析，发现穆氏软海绵（*Halichondria moorei*）体内有大量的氟化物，确定该海绵抗炎成分为氟化硅酸钾（K_2SiF_6）。在不同海域分别采集到两批这种海绵，发现这两批海绵干品中氟含量分别为11.5%和9.75%，换算成K_2SiF_6则分别为22.2%与18.7%。按湿品计算，两批海绵的K_2SiF_6平均含量均为6%。

（2）甾醇化合物：甾醇存在于所有生物体内，是某些激素的前体，也是生物膜的重要组成部分。目前在海洋生物中发现的单羟基甾醇有200多种，大部分可以在海绵中找到。比如海绵*Phorbas amaranthus*中就提取到5种新的甾体咪唑类化合物。另外，从海绵中还分离得到了大量的多羟基甾醇类成分，这些成分大都具有显著的生理活性。

（3）其他化合物：海绵体内含有丰富的萜类、脂类、生物碱类、肽类、大环内酯类、糖苷类、咪唑醇、多聚乙酰化合物以及酪氨酸代谢物，结构类型多种多样，并且表现出强烈的生理活性。

二、海绵动物的药用前景研究

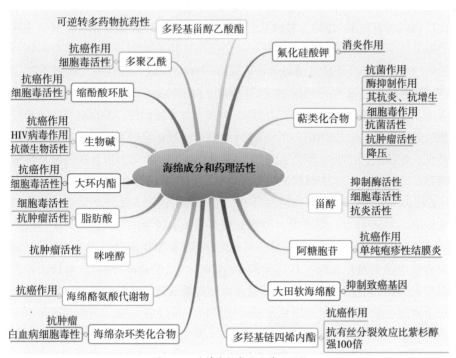

图3-13　海绵生物成分和药理活性

也许正因为海绵动物太会保护自己了，所以源自海绵动物的化合物，通常具有显著的生物活性，比如抗菌、抗肿瘤（细胞毒性）、抗真菌、抗病毒（甚至抗HIV、抗炎、心血管等活性，尤其是细胞毒性化合物超过10%，显著高于其他海洋动物（2%）陆生植物（< 1%）或微生物（< 1%）。而且，迄今为止，来源于海绵并已经开发成海洋药物的就至少有阿糖胞苷（海洋抗癌药物的起源）、阿糖腺苷（抗病毒药物）和甲磺酸艾日布林（抗癌药物）。因此，近年对于海绵动物的药理活性研究（见图3-13），也在如火如荼地进行，取得的进展不胜枚举，让我们以收集的部分实例来看看[28]，对海绵动物的活性研究有多么活跃和广泛。

1. 细胞毒及抗肿瘤活性

海绵中细胞毒及抗肿瘤活性的化合物，是海绵化学成分研究中一个极其重要的领域，已进入进一步的临床研究，比如从软海绵属中分离得到的大田软海绵酸OA，可使致癌基因逆转为正常型，它的同族物也可以作为肿瘤促进剂，现已成为研究生命科学极有价值的工具药物（详见第五章中软海绵素B和甲磺酸艾日布林）。从加勒比海的一种深海海绵（*Discodermia dissoluta*）中得到的*Discodermolide*，抗肿瘤作用机制与紫杉醇（Taxol）类似，抗有丝分裂效应比Taxol强100倍，作为一种极具开发利用前景的先导化合物被深入研究（详见第五章）。

从南沙群岛海绵*Phyllospongia foliascens*中分离到倍半萜化合物，对KB细胞系（人口腔表皮样癌细胞）有中等程度的细胞毒作用，IC_{50}为20微克/毫升。从南海偎海绵属海绵*Dysideavillosa*中分离得到一种scalarane型二倍半萜化合物，对HL-60、BEL-7402、MDA-MB-435等肿瘤细胞株具有显著的抑制活性，IC_{50}值分别为3.4微摩尔/升、5.8微摩尔/升和4.8微摩尔/升。印度尼西亚海绵*Lendenfeldia* sp.中得到的脂类提取物，对低氧诱导的T47D胸腺瘤细胞中hypoxiainducible factor-1的活性具有一定的抑制作用，此外还得到结构已知的homoscalarane型二倍半萜，不仅能够抑制低氧诱导的转录因子HIF-1的活性（IC_{50}值为0.64 ~ 6.9微摩尔/升），还可抑制T47D和MDA-MDA-MB-231胸腺肿瘤细胞的增殖活性。从南非海绵*Axinella* sp.中分离得到7种结构新颖的sodwanone三萜类化合物，其中部分化合物具有强烈的抗肿瘤活性，比如，其中一种化合物可以同时阻断低氧诱导和铁离子螯合剂（1，10-邻二氮杂菲）诱导下人乳腺导管癌细胞T47D中HIF-1的活性（IC_{50}值为15微摩尔/升），有4种化合物具有抑制T47D细胞中HIF-1的活性，一种化合物对T47D细胞有一定的细胞毒性（IC$_{50}$值为22微摩尔/升），还有一种化合物对乳腺癌细胞MDA-MB-231有一定的细胞毒性（IC$_{50}$值为23微摩尔/升）。

海绵*Myrmekiod ermastys*产生的二萜类系列化合物，对小鼠P388白血病细胞系及人A549肺癌细胞系均有中等程度的细胞毒作用。从海南岛附近采集的海绵南海薄星芒（*Stelletta tenuis*）中分离得到一种含一个内酯环的三萜，对P388白血病细胞表现出很强的毒性，ED$_{50}$为0.001微克/毫升。从南海海绵（*Rhabdastrellag olbostllata*）中分离得到一种三萜化合物，采用人工修饰技术合成了它的甲酯化合物，具有很强的抗肿瘤活性与免疫功能。从中国南海海绵*Jaspis* sp.分离得到多种异臭椿类三萜化合物，具有很强的抗病毒、抗肿瘤等生理活性。

蛋白激酶是潜在的抗癌靶点，从菲律宾海绵*Spheciospongia* sp.中分离得到3种新的甾醇硫酸盐，均具有阻断蛋白激酶Cζ（PKCζ）活性的作用，IC$_{50}$值分别为1.59微摩尔/升、0.53微摩尔/升、0.11微摩尔/升，这些化合物还可以阻断NF-kB（细胞内最重要的核转录因子）的活性，ED$_{50}$值为12~64微摩尔/升。菲律宾的科隆岛海绵*Lissodendoryx fibrosa*中分离得到2种新的硫酸取代的甾醇的二聚体化合物，也具有较强的蛋白激酶CPKCζ抑制活性，IC$_{50}$值分别为16.4微摩尔/升和5.6微摩尔/升。从南海的蓖麻海绵（*Biemnafortis Topsent*）中分离得到1种甾体，对T淋巴细胞和B淋巴细胞增殖显著的抑制活性，还能显著抑制蛋白质酪氨酸磷酸酯酶PTP1B，IC$_{50}$值为1.6微摩尔/升。从海绵*Cliona nigricans*中分离得到两种结构骨架异常奇特的甾体Clionastatins A、Clionastatins B，在自然界中极罕见，它们对鼠纤维肉瘤细胞WEHI 164、鼠巨噬细胞RAW264-7和人单核细胞THP-1具有中等强度的细胞毒活性，IC$_{50}$值为0.8~2.0微克/毫升。

从印度尼西亚海绵*Haliclona* sp.中分离出一种多元不饱和溴代脂肪酸，对NBT-T2大鼠膀胱上皮细胞有细胞毒性，半数抑制浓度IC$_{50}$值为36微克/毫升。*Strongylophora*属海绵中含有3种多烯炔类成分，对人急性淋巴母细胞白血病细胞Molt-4具有非常显著的细胞毒活性，IC$_{50}$值分别为0.35微克/毫升、0.85微克/毫升、0.80微克/毫升。从简易扁板海绵（*Plakortis simplex*）中分离得到3种化合物，对鼠纤维肉瘤细胞WEHI 164具有较强的活性，IC$_{50}$值分别为7.1微克/毫升、9.5微克/毫升、8.2微克/毫升。从海绵*Diacarnus levii*中分离得到1种结构新颖的化合物diacarnoxide B，具有显著的活性，可以抑制低氧状态下肿瘤细胞的生长。1994年，从海绵*A.mauritianus*中分离得到了1种具有抗肿瘤活性的化合物，是当时首次报道的含有α–半乳糖基的神经酰胺类化合物，这类化合物中有的还具有抗肿瘤和免疫刺激作用。从日本Sagami海湾两种不同的海绵中，提取的Calyculin的衍生物，能抑制小鼠L1210和P388白血病细胞系增殖，还能特定抑制蛋白磷酯酶I和蛋白脂酶IIA（PP-1和PP-2A）的活性（IC_{50}分别为0.5～1纳摩尔/升和2纳摩尔/升），抗P388白血病细胞系的细胞毒性试验的IC_{50}为18纳克/毫克，而且还对多种细胞系具有依赖剂量的细胞毒性，ID_{50}范围为20～90纳克/毫升。

从瓦怒阿图群岛（西南太平洋岛国）海绵Zyzzya属中提取得到吲哚生物碱类化合物，具有相当大的细胞毒活性，能抑制DNA拓扑异构酶II以及人结肠癌HCT116细胞系生长，延长人卵巢癌荷瘤小鼠的寿命，其中的Makaluvamine F和Makaluvamine A对人结肠癌细胞HCT116毒性最强，Makaluvamine A和Makaluvamine C能减少人类实体瘤的大小，Makaluvamine N能抑制拓扑异构酶II（Topoisomerase II）的催化活性，Makaluvamine C还可产生与蛋白质相关的DNA双链断裂，Makaluvamine P对KB细胞在1×10^{-3}摩尔/升浓度范围有细胞毒性以及抗氧化活性。从巴布亚新几内亚海绵Hyrtiosreticulates中分离得到1种β-咔啉生物碱，可抑制MDA-MB-435黑素瘤细胞、H522-T1肺非小细胞和U937淋巴癌细胞系的增殖。从海绵Cribrochalina sp.中分离得到的3种异喹啉生物碱，都具有很强的抑制卵巢癌细胞Ovcar-3增殖的活性，其IC_{50}值分别为0.77微摩尔/升、2.20微摩尔/升、0.18微摩尔/升，对鼠白血病细胞P388也有很好的抑制增殖的活性，IC_{50}值分别为2.49微克/毫升、24.6微克/毫升、0.045微克/毫升，此外这3种化合物还具有一定的抗微生物活性。从海绵Dendrilla nigra中分离得到4个结构新颖的片罗素类成分，均具有分子靶向抗肿瘤活性，其中的一种化合物，可以阻断低氧诱导下人乳腺癌细胞（T47D）中的转录因子HIF-1活性，IC_{50}值为1.9微摩尔/升，也可以抑制血管内皮生长因子（VEGF），使其停留在分泌蛋白水平。

从印度尼西亚的加里曼丹岛海绵Jaspis splendens中分离得到了化合物jaspamide和其两种衍生物Jaspamide Q、Jaspamide R，对于小鼠淋巴瘤L5178Y细胞的增殖具有一定的抑制作用，IC_{50}值<0.1微克/毫升。从巴布亚新几内亚的海绵Theonella swinhoei中分离得到一种结构新颖的环肽Theopapuamide，对CEM-TART和HCT-116细胞系均具有强的细胞毒性，半最大效应浓度（EC_{50}）值分别为0.5微摩尔/升和0.9微摩尔/升。从两种海绵Auletta sp.和Jaspissplendens中分离得到的Jasplakinolide B，具有强烈的细胞毒性，对人体直肠结肠恶性腺瘤细胞HCT-116的IC_{50}值<1纳摩尔/升。在日本海域采集到的

蒂壳海绵属海绵中分离得到5种新的多功能杂环多肽Theopederins A～E；从新西兰山海绵属 *Mycale* sp. 及冲绳群岛蒂壳海绵属 *Theomella* sp. 中也分离出了类似的杂环类化合物，Theopederin 对P388 鼠白血病细胞具有强烈的细胞毒活性，其 $IC_{50}<$ 1纳克/毫升，而且对P388肿瘤细胞系，HL-60、HT29、A549人肿瘤细胞系以及B16 黑色素瘤、Lewis 肺癌、M5076 卵巢癌等皆有抑制作用，并能使ras（癌基因）转化的NRK 细胞系回复突变至正常细胞，抑制p21-ras的蛋白合成。从琉球半岛附近海绵中得到的缩酚酸环肽（Depsipeptide）与美国FDA临床试验I期药物Crytophycin1结构相似，具极强的细胞毒性，对KB细胞的 IC_{50} 为5皮克/毫升。

从3种不同海绵中分离得到的大环内酯类化合物，结构中都有相同的碳架并带两个螺缩酮部分和一个卤原子，具有强烈的细胞毒性。其中的Altohyrtins A～C和去乙酰基-altohyrtin对人口腔表皮样癌细胞KB的 IC_{50} 分别为：0.01纳克/毫升、0.2纳克/毫升、0.4纳克/毫升和0.3纳克/毫升；对白血病细胞L1210的 IC_{50} 分别为0.1纳克/毫升、0.03纳克/毫升、1.3纳克/毫升和2.3纳克/毫升。从海绵Cacospongia mycofijiensis中分离得到大环内酯类聚酮化合物，其中的Fijianolides A、Fijianolides B具有微管稳定作用，与紫杉醇类似，Fijianolides B的作用强于Fijianolides A，而且Fijianolides B可持续阻断HCT-116肿瘤细胞的生长长达28天，Fijianolides D～I在体外实验中显示一定的抗HCT-116（人结肠癌细胞）和MDA-MB-435（人乳腺癌高转移细胞）细胞系活性。从巴布亚新及利亚 *Ircinia* sp.中分离得到一种有强细胞毒性的大环内酯类化合物，体外试验中对人结肠癌细胞HCT-116显示出强烈的细胞毒性，可使细胞分裂停留在S期。从新西兰Mycale hentscheli 中分离得到亚微克级的大环内酯类化合物，其中的Peloruside B可以促进微管的聚合，阻断细胞的有丝分裂在G2期，与紫杉醇类似。

20世纪50年代，从隐南瓜海绵（ *Cryptethiacrypta* ）中发现了胸腺嘧啶核苷（简称海绵胸苷），此后又分离出海绵尿苷及海绵核苷。这些化合物都属于阿拉伯糖苷类，为人们合成核苷类药物提供了天然模式，在此基础上，又合成了D-阿拉伯糖胞嘧啶，也就是现在的阿糖胞苷Ara-C，它能通过抑制DNA聚合酶而干扰DNA的合成。近年来，阿糖胞苷在临床上被广泛应用于治疗急性髓细胞白血症和非和杰金氏淋巴瘤。

从海绵中提取得到咪唑醇类化合物，在体内试验中，可以抑制小鼠移植肿瘤包括白血病（P388、L1210、ip）和实体瘤MA16/C乳腺癌、M5076 细胞肉瘤；体外试验中，可以以相同细胞毒性抑制P388肿瘤细胞系（P388和P388/DOX细胞）的生长，而且体内试验保留对P388/DOX细胞的抗肿瘤活性。这种咪唑醇类化合物化学结构独特，其作用机制是抑制延长或终止阶段的蛋白质合成。但在临床试验中会出现短暂恶心和呕吐等副作用，因此阻止了它的应用。

从海绵中分离得到一种酪氨酸代谢物，能选择性地抑制上皮细胞生长因子受体（EGFR）酪氨酸蛋白激酶（PTKs）的磷酸化作用，对高表达的乳腺癌、肺癌有极强的抑制作用，当其浓度为0.25~0.5毫摩尔/升时，可使肿瘤细胞死亡，而且提高浓度高达10倍时，对正常成纤维细胞亦无影响，极具药物应用潜力。

从分布于日本西南海域的两种海绵中以及同一海域的一种海鞘中，都分离得到一种多聚乙酰化合物，说明该化合物可能是由共生微生物产生，其结构与多种已知具抗肿瘤活性的化合物相似，具极强的细胞毒性，对KB细胞的IC_{50}为10皮克/毫升，现可人工合成。

2. 抗菌、抗炎、抗病毒活性

从太平洋西加罗林群岛附近海域，采集到海绵*Luffariella variabilis*提取分离得到倍半萜烯类化合物MLD，与已知的镇痛药如内啡肽、吗啡、吲哚美辛等在结构上没有相关性，它对磷脂酶A、磷脂酶C、醛糖还原酶以及鸟氨酸脱羧酶等多种酶都具有抑制作用，对细胞膜上Ca^{2+}通道有阻滞作用，对环氧酶（COX）与脂氧酶有双重抑制作用，在体外实验中具有显著的抗菌活性，对脓链霉菌及金黄色葡萄球菌的抗菌作用尤为明显。它不仅对生物合成的促酶PLA2有直接抑制作用，而且对致炎的前列腺素E2（PGE2）和白三烯C4（LTC4）的合成也有抑制活性的作用，它还能抑制小鼠巨噬细胞的释放，抑制巨噬细胞内PGE2的生物合成，且具有剂量依赖关系，还能抑制巨噬细胞对LTC4的释放，MLD还具有强有力的钙通道阻滞作用，是一种强效的Ca^{2+}动员抑制剂，因而MLD是一种具有重要研发价值的海洋天然活性物质。

从海绵*Hyrtios* sp.中分离得到的化合物Puupehenone具有很强的抗新隐球菌和念珠菌活性，最低杀真菌浓度（MFC）值分别为1.25微克/毫升、2.50微克/毫升。杯叶海绵（*Phyllispongia foliascens*）和沐浴角骨海绵（*Spongia officialis*）中均含有二倍半萜Scalarane衍生物，具有抗炎作用，它的衍生物还有持续性降压效果，此外还发现它对有假丝酵母细胞活性具有抑制作用，而且具有中等强度的细胞毒性，对人口腔表皮样癌细胞KB细胞的IC_{50}为20微克/毫升。从新几内亚巴布亚岛海绵（*Petrosia contignata*）中获得的高度氧化甾醇，具有抗炎活性。氟化硅酸钾被发现具有很好的消炎作用。自古以来，新西兰海岸的毛利人，就利用这两种海绵来外敷伤口。

从一种加勒比海海绵中分离的一系列新多环胍类生物碱，具有潜在的抑制细胞表面的糖蛋白CD4/ gp120（病毒外膜糖蛋白）结合的活性，具有潜在治疗HIV的药理作用。从海绵*Siliquariaspongia mirabilis*中分离出多种新环肽化合物，其中的Celebesides A具有抗HIV活性，在单轮传染性实验中的IC$_{50}$值为1.9±0.4微克/毫升，Theopapuamides A、Theopapuamides B、Theopapuamides C对人体结肠癌细胞HCT-116显示出细胞毒性，IC$_{50}$值为2.1～4.0微克/毫升，并且表现出强烈的抗真菌活性。

3. 抗氧化活性

从中国南海海绵（*Iotrochota* sp.）中分离得到Purpurone，是该属海绵中的特征性成分和主要抗氧化活性成分，具有清除DPPH•自由基的作用，IC$_{50}$值为19微克/毫升。

4. 其他作用

从群海绵属的*Agelas flabelliformis*中，分离得到具有免疫抑制活性的甾醇类化合物，在2.0~62.5微克/毫升的浓度范围内对鼠脾脏双向混合淋巴细胞反应体系有很强的抑制作用。

从加勒比海绵*Verongula rigida*分离得到两种Bromotyrosine衍生的化合物，在10.5微摩尔/升时对利什曼原虫和疟原虫具有选择性抗寄生虫的活性。从日本沐浴海绵属海绵*Spongia* sp. 中分离得到的多羟基甾醇乙酸酯，具有可逆转多药物抗药性。从帕劳群岛深水水域*Theonellaswinhoei*中分离得到3种新的类似于Anabaenopeptin的多肽类化合物，对羧肽酶具有选择性抑制作用。

此外，文献[29-30]中还收集了30余篇国内外、从不同区域采集的海绵中分离到的各类化合物及其生物活性。可见人们对海绵动物中活性成分研究的热情程度。总的来说，从海绵来源的化合物种类繁多，药理活性极其突出，非常具有研究价值。

第四节　丰富可口的软体动物

软体动物门是无脊椎动物中的一大门类。根据硬壳与软体的特征，共分为10个纲：单板纲、腹足纲、多板纲、双壳纲、无板纲、头足纲、掘足纲、节石纲、喙壳纲、舌螺纲。世界上已有记载的软体动物约有13万种，占动物总种数的11%，仅次于节肢动物门。因大多数软体动物身体柔软、不分节、一般左右对称，通常具有石灰质外壳的，因此通称贝类。软体动物一般由5个部分组成，即头、足、内脏囊、外套膜和贝壳。头部生有口、眼和触角等；足在身体的腹面，由强健的肌肉组成，是运动器官；内脏囊在身体背面，包括神经、消化、呼吸、循环、排泄、生殖诸系统；外套膜和由它分泌的贝壳包被在身体的外面，起保护作用。

软体动物的适应能力很强，在陆地和海洋均有分布。其水生种类以鳃呼吸，陆生种类以外套膜（微血管）呼吸，分布广泛，从寒带、温带到热带，从海洋到河川、湖泊，从平原到高山，到处可见。软体动物中除双壳纲中约有10%为淡水种类、腹足纲中约有50%为淡水和陆生种类外，其余全为海产种类。可以说，软体动物有一半以上生活在海洋中，也是海洋中最大的一个动物门类，海洋软体动物分布很广，从寒带、温带到热带，由潮间带的最高处至1万米深的大洋底，都生活有不同种类的软体动物。

由于软体动物大多数贝壳华丽、肉质鲜美、营养丰富，又较易捕获，因此远在上古渔猎时期，就已被人类利用，其中不少可供食用、药用、农业用、工艺美术业用，很多海洋软体动物都具有药用价值，比如鲍的贝壳（中药称石决明）、宝贝的贝壳（又称海巴）、珍珠和乌贼的贝壳（又称海螵蛸）以及蚶、牡蛎、文蛤、青蛤等的贝壳等都是中医的常用药材。此外，凤螺、鲍鱼、蛤、牡蛎、乌贼、海蜗牛等软体动物体内均含有可作为抗生素和抗肿瘤药物的化学成分。

在我们的生活中因为食物的原因，会比较常见到一些海洋软体动物，我

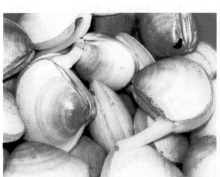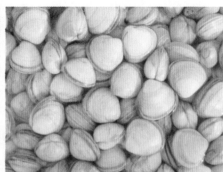

图3-14 西施舌和四角蛤蜊

们就来看看以下几种堪称美味的海洋软体动物的成分，以及对其活性物质的研究情况。

一、天下第一鲜——蛤蜊

蛤蜊属于软体动物门双壳纲异齿亚纲 帘蛤目蛤蜊科。蛤蜊科又分为*Mactra*、*Rangia*、*Pseudocardium* 和*Spisula*等属，我国沿海常见的有西施舌（*Coelomactra antiquate*）、四角蛤蜊（*Mactra veneriformis*） 和中国蛤蜊（*Mactra chinensis*）（见图3-14）等种，蛤蜊科的动物按其生活习性可分为暖水种和热水种，广泛分布于世界各大洋。目前，我国沿海已发现30多种，多栖息在潮间带的中、下区和潮下带百米以内的浅海海底，少数能生活在百米以上的深海，营穴居生活。它的肉质鲜美，营养丰富，被称为"天下第一鲜""百味之冠"，具有很高的经济价值，也是我国贝类滩涂养殖的主要品种。

对蛤蜊的成分及活性研究[31~32]概况如下。

（1）多糖：在蛤蜊*Spisula solidissima*中含有类似肝素作用的抗凝血物质，进一步分离纯化后可得到硫酸多糖和肝素、中性钠盐，这3种物质均含有葡糖胺和葡萄糖醛酸，在体外均显示出较高的抗凝血活性。在*Mactrafragilis*肌肉和内脏中，糖原的含量分别为2.4%和2.0%，平均链长分别为13.3和7.3。该糖原全部由D型葡萄糖组成。糖原可以改善肌体心脏及血液循环功能，具有保肝作用，能被肌体直接吸收从而减轻胰腺负担。

（2）氨基酸和蛋白质：西施舌蛋白质水解产物中含有18种氨基酸，其中谷氨酸、甘氨酸、丙氨酸和牛磺酸含量较高，其干基质量比分别为78.0毫克/克、67.0毫克/克、57.6毫克/克和13.2毫克/克。

酶是一类具有生物催化剂活性的蛋白质，在蛤蜊分离得到的蛋白质中，有许多具有特殊的酶活性。在*Spisula*的卵母细胞中有一种新载体蛋白E2-C，该蛋白由4个多肽组成，在N-末端有30 个氨基酸的延长链而区别于以往的载体蛋白，其相对分子质量为2.1×10^4。

（3）脂肪酸和脂肪醇：蛤蜊中含有丰富的脂肪酸，尤其是二十碳五烯酸（EPA）和二十二碳六烯酸（DHA）等nω3系不饱和脂肪酸（PUFA）。分布于辽东湾的蛤蜊，其脂质成分中含有15种脂肪酸，其中饱和脂肪酸7种，含量占脂肪总量的50%以上，另有不饱和脂肪酸8 种，其含量约占脂肪酸总量的39%，以5，8，11，14，7- 二十碳五烯酸、11-二十碳烯酸、9-十六碳烯酸为主。在西施舌的脂肪酸组成中，二十碳五烯酸和二十二碳六烯酸两种不饱和脂肪酸含量分别占脂肪酸总数的20.41%和10.20%。从大西洋浪蛤（*Spisula solidissima*）的卵母细胞中，还发现了五羟基二十碳四烯酸和八羟基二十碳四烯酸。从日本蛤蜊（*Spisula Polynyma*）中分离出多种具有二氨基和三羟基基团的长直链烷烃化合物。

（4）类胡萝卜素：目前在蛤蜊体内已发现的类胡萝卜素化合物有19种，其结构主要为不饱和脂肪链、环氧化物、羰基或者羟基链接，如β-胡萝卜素、岩藻黄质、Mactraxanthin、Crassostrea xanthinA、Halocynthiaxanthin、Heteroxanthin等。研究人员还从中国蛤蜊（*Mactra chinensis*）体内分离得到新化合物岩藻黄质和岩藻黄质醇的酯化产物Fucoxanthin 3-ester和Fucoxanthinol 3-ester，并认为蛤蜊中的岩藻黄醇只有C_3位羟基才能被脂化。类胡萝卜素如岩藻黄质和β-胡萝卜素等，已被证实具有抗氧化、抗肿瘤和抗肥胖等多种生物活性。

（5）其他成分：蛤蜊中含有大量的无机成分。此外在葡萄牙中南部海域的坚固马珂蛤（*Spisula solida*）中还发现腹泻类贝类毒素DSP，包含了三种贝类毒素，分别是大田软海绵藻酸（OA）、鳍藻毒素2（DTX2）以及扇贝毒素（PTX2sa），并且发现其中大量的OA被脂化，而且含量多于DTX2。

二、贝类珍品——文蛤

海洋生物文蛤（*Meretrix meretrix Linnaeus*），又名花蛤、黄蛤（见图3-15），因贝壳表面光滑并布有美丽的红、褐、黑等色花纹而得名，属于软体动物门双壳纲真瓣鳃目帘蛤科文蛤属。贝壳背缘略呈三角形，腹缘呈圆形，壳长5~12厘米，高度约为长度的4/5，宽度约为长度的1/2，壳质坚硬，两壳大小相等。壳顶突出，位于背面稍靠前方，两壳顶紧接，并向腹面微弯，小月面

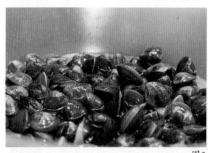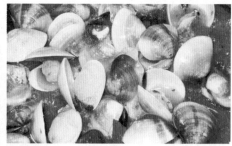

图3-15　文蛤

狭长，呈矛头状，盾面长卵形，韧带短粗，褐色，突出壳面，贝壳表面光滑，被一层黄褐色光滑似漆的壳皮，轮脉清晰，由壳顶开始有锯齿状的褐色带，无放射肋，后部边缘呈紫色。我国的黄海、渤海、东海、南海沿海均有分布，主要产区在辽宁、河北、山东及江苏沿海。

近年来研究发现，文蛤中的蛋白质、多肽以及多糖含量非常丰富，因此对它的研究也比较深入，此外，文蛤中还具有核酸、甾醇类化合物和牛磺酸等活性物质。

三、海底牛奶——牡蛎

牡蛎（*Ostrea*）（见图3-16）是海洋中常见的贝类，俗称"海蛎子"，南粤称"蚝"，闽南称"蛎房"，北方渔民称之为"海蛎""石蛎"。从分类学上说，牡蛎属软体动物门瓣腮纲列齿目牡蛎科。牡蛎肉肥美爽滑，营养丰富，素有"海底牛奶"之美称，是沿海重要的海洋经济贝类。

牡蛎在公元前就已养殖以供食用。牡蛎的两壳形状不同，表面粗糙，呈暗灰色，上壳中部隆起，下壳附着于其他物体上，较大，颇扁，边缘较光滑，两壳的内面均白色光滑，两壳于较窄的一端以一条有弹性的韧带相连，壳的中部有强大的闭壳肌，用以对抗韧带的拉力。壳微张时，借纤毛的波浪状运动将水流引入壳内（每小时流过的水量可达2～3加仑），滤食微小生物。牡蛎在夏季繁殖，有的种类卵排到水中受精，而有的则在雌体内受精，受精卵发育成游泳的幼体，叫作缘膜幼体，两周以后缘膜幼体永久固着于其他物体上，比如其他牡蛎壳或岩石，固定3天以后，幼体失去了游泳的能力，变成了小的成体，

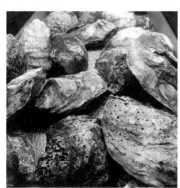
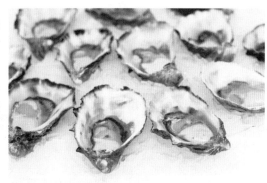

图3-16　牡蛎

叫作蚝仔，经过3～5年后可以长成成体。

牡蛎广泛分布于温带和热带各大洋的沿岸水域，全世界的种类共有100多种，我国沿海有20多种，现已人工养殖的主要有近江牡蛎（*Ostrea rivularis Gould*）、长牡蛎（*Ostrea gigas*）、褶牡蛎（*Ostrea plicatula*）和太平洋牡蛎（*Crassostrea gigas*）等。

牡蛎干肉中含有蛋白质45%～52%、脂肪7%～11%、总糖19%～38%，此外，还含有丰富的维生素A、维生素B_1、维生素B_2、维生素D 等，含碘量比牛乳或蛋黄高200倍。

牡蛎体内牛磺酸含量很高，蛋白质含量高达50%，因此，从牡蛎中提取小分子多肽具有广阔的发展前景。牡蛎软体中除含有丰富的蛋白质外还存在大量的多糖，包括糖胺聚糖以及其他多糖，尤其含有大量的糖原[33]。

四、海中鸡蛋——贻贝

贻贝（见图3-17）在中国北方俗称海虹，在中国南方俗称青口，它营养丰富，味道鲜美，蛋白质含量高，素有"海中鸡蛋"之称。它的干制品称作淡菜，是驰名中外的海产食品之一。贻贝是南北两半球较高纬度分布的种类，特别是在北欧、北美数量最多。贻贝是贝类养殖的重要种类，世界许多地区都有养殖，特别是北欧、北美以及澳大利亚等地区养殖贻贝很盛行，生产数量也很大。

中国产的贻贝种类有：贻贝、厚壳贻贝、翡翠贻贝等。它们的贝壳都呈三角形，表面有一层黑漆色发亮的外皮。翡翠贻贝贝壳的周围为绿色，分布于中国的厦门以南至广东沿海到越南、菲律宾等地。厚壳贻贝自日本沿海至中国的福建厦门沿岸都有分布，浙江沿岸产量较大。

贻贝为雌雄异体，其繁殖期因种类和地区而不同。贻贝产卵期大致是4月、5月和10月、11月。产卵时合适的水温是12℃～16℃。在贻贝繁殖期间，它的生殖腺特别肥大，生殖细胞充满整个外套膜。这时雌雄性可以从外套膜和生殖腺的颜色区分出来，雄体这部分的颜色是黄白

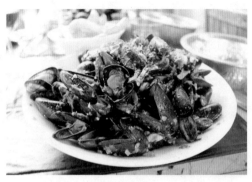

图3-17　贻贝

色，雌体的颜色较深为橙黄色。贻贝精子和卵子都直接排在海水里，卵很小，直径大约70微米，每个母体产卵可达1200万粒（在实验室里培养的个体，产卵时可使整个培养缸中的水变浑），卵子在海水中遇到精子即受精发育。经过担轮幼虫和面盘幼虫时期，3~4个星期便沉至海底用足爬行，之后分泌足丝附着在外物上，变态成小贻贝，过固着的生活。

　　贻贝具有很高的营养价值，据测定，100克干贻贝含蛋白质59.1克、脂肪7.6克、糖类13.4克、钙277毫克、磷864毫克、铁24.5毫克、碘0.12毫克、核黄素0.46毫克、烟酸3.1毫克。贻贝肉中所含的氨基酸种类较齐全，必需氨基酸含量约占总氨基酸量的33%。贻贝中牛磺酸的含量高，约占总氨基酸量的4%。与婴幼儿生长发育密切相关的赖氨酸、异亮氨酸、苏氨酸等都超过了全脂奶粉的含量。此外，贻贝中还含有较高含量的β-氨基丁酸、鸟氨酸等特殊氨基酸。贻贝中多聚不饱和脂肪酸（PUFA）含量也很高，其中以二十碳五烯酸（EPA）和二十二碳六烯酸（DHA）含量最高，两者的总量约占总脂肪酸的26%，而且研究还发现鲜贻贝与干贻贝的脂肪酸构成基本一致。

五、软体动物的药用前景研究

　　软体动物之美味相信很多人都品尝过，其中不少是贝类海鲜中的上品，具有极高的经济价值，同时在古代医书上很早就有软体动物药用的记载，我国最早的药用专著《神农本草经》始载牡蛎等贝类中药7种，具有敛阴、潜阳、止汗、化痰、软坚的功用。《神农本草经》也记载："文蛤主恶疮。"从传统中医角度而言，文蛤具有软坚散结、扶正祛邪之功效，可润五肺、止消渴、开脾胃，用于治疗肺结核、高血压、肿瘤、肾虚耳鸣等。清代汪昂所著《本草备要》还称文蛤具有除瘤的功效。现代科学研究表明，文蛤提取液具有降糖、降血脂的生理功能。《本草纲目》中对蛤蜊记载为蛤蜊肉"止消渴，开胃，治老癖，能为寒热及妇人血块"，蛤蜊粉（壳）"治痰，疝气白浊带下，定喘嗽，消水肿，利小便，化积块，消瘿核，止遗精，散肿毒"。《本草汇言》上对贻贝记载为："淡菜，补虚养肾之药也。"清代王士雄在《随息居饮食谱》中也载道"淡菜，甘温。补肾，益血填精，治遗带崩淋、房劳产怯、吐血久痢、膝软腰疼、脏寒腹痛、阳痿阴冷、消渴瘿瘤。干即可以嚼食，味美不腥。产四明者，肉厚味重而鲜，大者弥胜"。可见，软体动物具有很高的中药药用价值及食疗价值。现代研究发现其主要药理活性如下（见图3-18）。

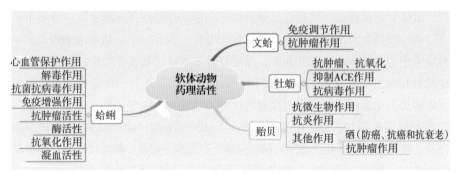

图3-18　软体动物药理活性

1. 抗肿瘤作用

文蛤具有很突出的抗肿瘤作用。从文蛤中提取分离出活性物质 "蛤素"，对小鼠S180肉瘤有显著的抑制作用，而对正常小鼠无毒性，蛤素的主要成分是一种多肽类物质，即糖肽或小分子核蛋白，它在文蛤体内的含量随着季节而变化，体外实验证实，蛤素对宫颈癌细胞HeLa也有较强的抑制及杀伤作用。从文蛤中分离得到一种糖蛋白MGP0501，在体外实验中对肿瘤细胞具有特异性，能选择性杀伤肿瘤细胞而不影响正常细胞的生长，并对人肺癌（A 549）、卵巢癌（HO8910）、宫颈癌（HeLa）、鼻咽癌（KB）、肝癌（SMMC-7721）等肿瘤细胞株都有较强的抑制作用，其中对卵巢癌细胞效果最强，IC_{50}达到18微克/毫升，而对正常淋巴细胞无明显抑制作用。文蛤中还分离出一种相对分子质量约为3100的小分子多肽，能显著抑制胃癌细胞BGC-823的增殖，当多肽浓度为4.0微克/毫升时，抑制率可达60%，其机理是通过提高超氧化物歧化酶清除氧自由基的能力，而发挥其抗肿瘤活性。把新鲜文蛤去除蛋白质后，对多糖进行沉淀，并经过干燥，可以制成文蛤多糖粉末。文蛤多糖对小鼠S180肉瘤具有显著的抑制作用，能够显著延长荷EAC腹水瘤和肝癌腹水瘤（HepA）小鼠的存活时间，而且对环磷酰胺所致的免疫损伤有拮抗作用，可以增加免疫器官胸腺、脾脏重量和外周血白细胞数量，增强吞噬能力，增高血清溶血素抗体水平，具有免疫调节作用。皮下注射或腹腔注射文蛤核酸，对荷瘤小鼠的瘤块重量有一定抑制效果，而且对动物体质无致敏性或不良影响。文蛤核酸还能增加外周血白细胞总数和脾重量，使荷瘤小鼠外周血的淋巴细胞百分率接近正常值。从文蛤肝脏的乙酸乙酯提取物中，分离得到的两种甾醇类化合物，具有抗氧化作用，还能诱导宫颈癌细胞HL-60凋亡，文蛤体内富含的牛磺酸也有抗肿瘤作用。文蛤肉煎剂，能够显著对抗化学诱变剂环磷酰胺和乌拉坦引起的微核率增加，具有抗突变功能。国内针对文蛤的抗癌作用，把提取物制成片剂治疗肺癌患者，可以明显增强患者机体的免疫功能，而且不会产生副作用。文蛤制成的"文蛤晶"能够减轻小鼠S180实体瘤的重量，延长EAC腹水瘤小鼠的寿命，还能对抗环磷酰胺对白细胞和精子的抑制。说明文蛤提取物可作为抗癌辅助药使用。

一定浓度的牡蛎多糖，对鼻咽癌细胞CNE-1和血管内皮细胞的生长增殖具有抑制作用，体外实验发现牡蛎多糖通过清除自由基、提高体内抗氧化酶活性、抑制脂质过氧化途径来降低或抵御自由基对肝细胞的损伤，从而发挥抗氧化作用。牛磺酸是牡蛎抗肿瘤活性的重要成分，牛磺酸可降低烧伤后心肌细胞的心肌肌钙蛋白TcTnT、肿瘤坏死因子α TNFα的浓度，从而起到抑制肿瘤细胞的增殖作用。酶解牡蛎脱脂蛋白得到的寡肽，在浓度为100克/毫升的条件下对A549（肺癌胞）、P388（白血病细胞）和K562（白血病细胞）都有较明显的细胞增殖抑制作用，其抑制率分别为19.60%、54.88%和11.23%[34]。牡蛎（*Saccostrea cucullata*）中分离的一种牡蛎天然低分子活性多糖，能有效改变人肺腺癌细胞的恶性形态与超微结构特征，对肺癌细胞具有一定的诱导分化作用。

从日本蛤蜊（*Spisula Polynyma*）中分离出的长直链烷烃化合物Spisulosine 285、Spisulosine 299、Spisulosine 313，均对L-1210鼠淋巴白血病细胞表现出特殊的细胞毒作用，靶向适应证是黑色素瘤、肝细胞瘤、前列腺癌和肾癌，其中Spisulosine 285可以引起细胞肌动蛋白纤维的降低，抑制前列腺PC-3和LNCaP癌细胞增殖。蛤蜊中的脂肪酸和类胡萝卜素如岩藻黄质和β-胡萝卜素等都具有一定的抗肿瘤作用。

贻贝体内含有丰富的硒，具有防癌、抗癌和抗衰老等作用。研究发现1克干贻贝外套膜的硒含量可达8微克以上，这说明贻贝可以作为硒的重要来源。新西兰的绿唇贻贝中提取的Lyprinol，还可以通过抑制人中性粒细胞5-LOX途径和血小板12-LOX途径而诱导肿瘤细胞凋亡。

2. 酶活性

射线马珂蛤（*Mactra corallina*）的精子中含有大量的鱼精蛋白及其他蛋白，包括鱼精蛋白类似物和组蛋白等，该鱼精蛋白含有约300个氨基酸并且含有丰富的精氨酸，相对分子质量远远超过以往发现的鱼类的精蛋白。在*Spisula*的卵母细胞中有一种新载体蛋白E2-C，该蛋白由4个多肽组成，在N-末端有30个氨基酸的延长链而区别于以往的载体蛋白，其相对分子质量为2.1×10^4。

在中国蛤蜊的消化腺中分离出两种酶，分别为Carbamoylase I、Carbamoylase II，这两种酶能够催化水解带有氨甲酰和硫脲基团的麻痹性贝类毒素，进一步研究发现，Carbamoylase I是一种糖蛋白，其相对分子质量约为1.9×10^5。还有学者从大西洋浪蛤（*Spisula solidissima*）内脏中提取到3种水解酶PI、PII和PIII，其相对分子质量分别为77200、36700和17400，三者都能水解酪蛋白、牛血清白蛋白和血红蛋白等，其中PI和PII是羧基蛋白水解酶，在pH值为2.0~5.0范围内稳定，PIII是巯基蛋白水解酶，在pH为3.0~6.0范围内稳定。在蛤蜊*Rangia cuneata*的消化腺和鳃中，也发现一种酶，能够水解有机磷类胆碱酯酶抑制剂和甲氟磷酸异己酯，酶活性在pH 4~9温度为15~50℃环境下才能发挥，目前这种酶化合物被用来预防和治疗有机磷类神经毒剂中毒。从蛤蜊*Spisula sachalinensis*分离得到昆布多糖酶，该酶相对分子质量为22000，作用于葡聚糖β-1，3键，为一种β-1，3-葡聚糖酶，可降解葡聚糖和真菌细胞壁，具有食品工业和生物农药方面的潜在应用前景。从蛤蜊*Pseudocardium sachalinensis*的内收肌中提取分离到了一种特殊精氨酸激酶，含量占肌肉组织可溶性蛋白的5%，功能与4×10^4左右的精氨酸激酶相似，具有可逆催化ATP的高能磷酰基形成ADP，可释放或储存能量。在蛤蜊中还发现了丰富的抗氧化酶类，如谷胱甘肽还原酶、谷胱甘肽过氧化氢酶以及酯酶、苹果酸脱氢酶和超氧化物歧化酶等。

3. 抗氧化、抗菌、抗病毒及免疫调节作用

人体内生物大分子的降解可以产生多种活性氧自由基，细胞内自由基的产生与积累是导致各种疾病的主要原因，牡蛎多肽被发现具有显著的清除DPPH•和•OH作用，并且对卵黄脂蛋白质的氧化能产生较好的抑制作用。分离纯化的牡蛎多糖中，得到至少含有4种不同的多糖成分，发现都具有免疫调节的活性。牡蛎多糖对犬肾细胞（MDCK）培养流感病毒的增殖具有明显的抑制作用，而且还与利巴韦林对抗流感病毒产生协同作用。

贻贝的血细胞可产生防卫素等抗微生物肽，是防病原入侵和保护自身的第一道防线，地中海贻贝防卫素MGD1具有很好的抑菌活性。从贻贝中提取的一种生物多糖，也具有良好的抗流感病毒活性，它可以使致死剂量感染的小鼠死亡率降低50%~60%，并且对流感病毒引起的小鼠肺炎病理改变具有明显的抑制作用。

以蛤蜊*Spisula sachalinensis*壳粉为原料，得到一种主要由镁、磷青铜、钾、钙、锰等组成的抗菌剂，这种抗菌剂对大肠杆菌、食物中毒细菌如金黄色

葡萄球菌、绿脓杆菌、真菌、沙门氏菌、肠炎弧菌等以及病毒有效，它的抗菌效果强于茶叶儿茶素和牡蛎壳，并且抗菌时间可以维持48小时。蛤蜊壳微粉（SMP）可作为巨噬细胞和树突细胞噬菌作用的载体，进而发挥增强抗病毒疫苗的鼻黏膜免疫反应作用，SMP的主要成分是98.9%的钙微粉，其微粒直径为1~10微米，能够与被灭活的A/ PR8（H1N1）型流感病毒血凝素疫苗进行协同，可治疗A/ PR8病毒引起的上呼吸道感染和肺炎，还能够协同A/ Yamagata（H1N1）、A/ Beijing（H1N1）和A/ Guizhou（H3N2）等病毒疫苗，并对感染A / PR8病毒的小鼠起到交叉保护作用。

4. 其他作用

ACE即血管紧张素转化酶，降血压肽通过抑制人体中血管紧张素转换酶的活性，就可以起到降血压作用。运用碱性蛋白酶酶解牡蛎，能得到具有ACE抑制活性的牡蛎肽。

在新西兰的绿唇贻贝中，分离到一种脂提取物Lyprinol（利筋诺），具有明显的抗关节炎作用，且有效剂量低于非甾体抗炎药，仅相当于鱼油的0.5%。Lyprinol不像环氧化酶抑制剂（如阿司匹林、甲氯芬那酸）那样具有胃毒性，在小鼠实验中，剂量在$3×10^{-4}$下仍然不会产生胃毒性，而且不会影响血小板的凝集。在对狗喂食绿唇贻贝肉粉发现，6周后，实验组比对照组在关节痛、关节肿胀等方面均得到了明显改善。临床研究也证明Lyprinol对骨关节炎病人有明显的改善病症作用，经过4周和8周的治疗，分别有53%和80%的病人病症减轻和关节功能改善，并且治疗期间无不良反应，Lyprinol还具有治疗哮喘的作用，临床实验显示，Lyprinol能有效降低日间喘鸣和呼出的过氧化氢浓度，增加早晨的呼气流量峰值，而且没有明显的副作用。Lyprinol还具有子宫松弛剂活性，可以改善自发的或催产素诱导的子宫收缩，具有减轻痛经的作用。

蛤蜊中提取的载体蛋白E2-C可用于治疗牛皮癣、自身免疫性疾病以及癌症等增殖性疾病。蛤蜊中提取的鱼精蛋白是存在于精巢中的一种碱性蛋白质，能够抗菌、降血压、阻止或延迟胰岛素释放和作为肝素解毒剂等作用。在西施舌中提取的血清和肌肉液中，发现了凝集素，而且对8种红细胞具有凝集作用。

中国渤海的四角蛤蜊可以选择性地富集铁、钴、锰和铅等重金属元素，能够对这几种重金属污染进行有效的生物监测。

综上所述，目前从软体动物中已分离得到多种活性物质。我国沿海软体资源丰富，易于产业化，随着更多先进仪器和技术的不断出现和发展，软体动物的药用研究颇具潜力。

参考文献

[1] 艾小红，陈亿新，漆淑华. 中国珊瑚化学成分与生物活性研究新进展[J]. 广州大学学报（自然科学版），2006，5（1）：49-56.

[2] 匡云艳，蓝文健. 圆形短指软珊瑚化学成分的研究[J]. 热带海洋学报，2002，21（3）：95-98.

[3] 柴兴云，唐力英，雷辉，等. 柳珊瑚化学成分与生物活性研究新进展[J]. 中国中药杂志，2012，37（5）：667-685.

[4] 高程海，方燕，易湘茜，等. 中国柳珊瑚萜类化合物研究新进展[J]. 广西科学院学报，2013（2）：108-113.

[5] 史文军，秦松，张朝晖，等. 海葵化学成分及生物活性研究进展[J]. 海洋科学，2013，37（12）：122-131.

[6] 吴建平，杨海萍，刘海林，等. 中华仙影海葵（Cereussinensis Verrill）的人工繁育试验：上[J]. 休闲渔业，2011，3：70-71.

[7] 刘希光，于华华，赵增芹，等. 海蜇不同部位脂肪酸的组成研究[J]. 分析化学研究简报，2004，32（12）：1635-1638.

[8] 李妍妍，杨晓红，杨春. 海蜇和沙蜇的氨基酸分析[J]. 河北渔业，2004（5）：10-11.

[9] 李兆英，吕倩，辛蕾，等. 腔肠动物的毒素[J]. 生物学通报，2006，41（6）：21-22.

[10] 罗文新，张军，李少伟，等. 两种多管水母光蛋白基因的分离、表达及生物活性初步研究[J]. 海洋学报，2004，26（4）：110-117.

[11] 陈琴，罗素兰，长孙东亭. 水母毒素研究进展[J]. 生物技术，2008，17（6）：95-97.

[12] 贾晓鸣，肖良，聂菲，等. 发形霞水母毒素溶血活性研究[J]. 中国海洋药物杂志，2008，27（2）：5-8.

[13] 苏秀榕，杨春，陈财利，等. 海蜇刺胞素降血压活性的研究[J]. 中国食品学报，2008，8（3）：42-45.

[14] 张梅秀，王锡昌，刘源. 海参生物活性研究进展[J]. 天然产物研究与开发，2012，24（8）：1151-1159.

[15] 李熙灿. 海参及海参中的化学成分综述[J]. 辽宁中医学院学报，2004，6（4）：341-342.

[16] IKEDA Y，INAGAKI M，YAMADA K，et al. Isolation and Structure of a Galactocerebroside from the Sea Cucumber Bohadschia argus[J]. Chemical and Pharmaceutical Bulletin，2009，57（3）：315-317.

[17] 高翔，王悦怡，袁长吉，等. 海参糖胺聚糖的提取及抗肿瘤活性的研究[J]. 食品工业科技，2008，6（29）：117-124.

[18] 袁卫华. 图纹白尼参和奇乳海参中生物活性成分研究[D]. 上海：中国人民解放军第二军医

大学，2008.

[19] 宋凯，张小军，金雷，等.海星化学成分及药理作用研究进展[J].广州化工，2014，42
（24）：42-43.

[20] 周鹏，顾谦拜，王长云.海星皂甙及其他活性成分研究概况[J].海洋科学，2002，24
（2）：36.

[21] TANG H F，CHENG G，WU J，et al. Cytotoxic asterosaponins capable of promoting
polymerization of tubulin from the starfish Culcita novaeguineae[J]. Journal of natural products，
2009，72（2）：284-289.

[22] SHIOMI K，MIDORIKAWA S，ISHIDA M，et al. Plancitoxins, lethal factors from the crown-
of-thorns starfish Acanthaster planci, are deoxyribonucleases II[J]. Toxicon，2004，44（5）：499-506.

[23] 郭承华，张恒云，刘丽娟.海燕组织中海星皂甙的分布及溶血指数的测定[J].中国海洋药
物，2000（3）:12-14.

[24] 高玫梅，刘燕，燕启江，等.多棘海盘车AST抗氧化作用研究[J].现代临床医学生物工程学
杂志，2001，7（1）:7-8.

[25] INAGAKI M，MIYAMOTO T，ISOBE R，et al. Biologically Active Glycosides from
Asteroidea，43. Isolation and Structure of a New Neuritogenic -Active Ganglioside Molecular
Species from the Starfish Linckia laevigata [J]. Chem Pharm Bull （Tokyo），2005，53
（12）:1551-1554.

[26] 许东晖，许实波.海洋新化合物A1998降血糖作用机制研究[J].中草药，1999，30
（10）:752-755.

[27] 王伟红，李发美，郑址馨，等.海星化学成分及其活性的研究进展[J].中国海洋药物，2002
（5）:46-50.

[28] 巫志峰，许东晖，梅雪婷，等.海绵动物的生物活性产物及其药理作用[J].中草药，
2003，34（11）：U010-U015.

[29] 朱彦，洪丽莉，甘建红，等.群海绵属化学成分及生物活性研究进展[J].中国海洋药物，
2013，6: 016.

[30] 许嵘，顾琼，汪洪玲，等.海绵中活性化学成分的研究进展[J].现代药物与临床，2014
（12）：1433-1440.

[31] 陈添悦，王潇潇.中国蛤蜊的研究进展[J].中国动物保健，2013，15（7）：31-34.

[32] 栾合密，吴皓，方东，等.蛤蜊化学成分及其生物活性研究进展[J].中国海洋药物，
2008，27（6）：57-61.

[33] 陈惠源，蔡俊鹏.牡蛎的营养药用价值及其开发利用[J].中药材，2005，28（3）：172-174.

[34] 张辉.太平洋牡蛎（Crassostrea gigas Thunberg）中氨基酸和寡肽的提取及活性初步研究
[D].青岛：中国海洋大学，2005.

第四章
看不见的宝贝——海洋微生物药用资源

第一节　海洋微生物

　　海洋微生物是在海洋环境中能够生长繁殖、形体微小，单细胞或个体结构较为简单的多细胞，甚至没有细胞结构的一群低等生物，通常要借助光学显微镜或电子显微镜放大才能观察到。海洋微生物之所以在资源利用方面越来越受重视，一方面是由于它们具有独特的生物活性，更重要的一方面是，与产生生物活性的海洋动植物相比，海洋微生物具有生长周期短、代谢易于调控、菌种较易选育和可通过大规模发酵实现工业化等特点，且海洋微生物的开发不至于导致海洋物种与海洋生态环境失衡，更具有自然资源的可持续利用性，所以从这个意义上来说，海洋微生物可以说是海洋中肉眼看不见的宝贝。

　　高压、高盐、低温、低光照、寡营养等特殊的海洋环境，造就了海洋微生物的多样性。据估计，海洋中的微生物有200万至2亿种，正常情况下其密度约为10^6个/米^3[1]。而且海洋微生物具有很强的再生、防御和识别能力，特殊的海洋环境也造就了它们具有独特的、与陆地微生物不同的代谢方式，从而能产生一些结构新颖、活性特异的次级代谢产物，以适应周围极端的生存环境。

　　海洋微生物被认为是最有前景的药物研究开发来源，大约1/3的海洋新天然产物来源于海洋微生物。而且研究结果表明，从越来越多的无脊椎动物中发现的结构新颖的化合物，真正来源是跟它共附生的微生物，因此近年来海洋微生物引起了科学家们的广泛关注，成为天然活性产物的重要来源之一[2]。近10年来的研究还表明，海洋微生物代谢产物中至少有10%具有细胞毒活性，美国每年被分离出来的海洋化合物单体大约1500个，其中1%具有抗肿瘤作用[3]，这些也为抗肿瘤药物的研发提供了多样性。

海洋微生物药物资源有三大研究热点：海洋细菌、放线菌、真菌。目前，国内外已经从这些微生物体中分离到许多具有生物活性的次级代谢物，比如萜类、大环内酯类、醌类、生物碱等，这些代谢产物化学结构丰富多样、新颖独特，是陆地生物所不具有的。已发现的生物活性包括抗菌、抗肿瘤、抗微生物、抗病毒、酶及酶的抑制活性等。

以2010年1月至2013年2月间（据不完全统计）报道的895种海洋微生物新天然产物为例，其中有66种来源于海洋细菌，253种来源于放线菌，576种来源于真菌[4]。这些化合物具有高度的化学多样性，其结构类型包括生物碱、聚酮、甾体、萜类、大环内酯、肽类、脂肪酸、酰胺等；同时这些化合物也具有生物活性多样性，包括抗病毒、抗菌、抗炎、抗肿瘤和抗污损等。在2010年1月至2013年2月间报道的海洋新天然产物的统计结果（见图4-1）中，具有以下一些规律。

微生物天然产物的发现者国别中，中国是海洋微生物新天然产物的主要发现者，其分离鉴定的新化合物（411种）约为海洋微生物新天然产物的46%，其次是欧美（216种）和其他亚洲国家（208种），分别占24%和23%。

在海洋微生物来源中，海洋真菌因它具有遗传背景复杂、代谢产物种类多、产量高等特点，而成为海洋微生物新天然产物的主要来源，约占海洋微生物来源的64%，其中研究得最多的真菌是曲霉（*Aspergillus*）和青霉（*Penicillium*）。

在微生物天然产物的结构及活性分类中，海洋微生物新天然产物的结构类型多样，涉及生物碱、聚酮（大环内酯、酚、醌、不饱和内酯和苯丙素等）、甾体、萜类、脂肪酸、肽类、鞘氨醇及其糖苷等，其中聚酮和含氮化合物最多。

从微生物天然产物的生物活性来看，主要表现为肿瘤细胞毒活性和抗菌活性，分别占海洋微生物新天然产物的28%和14%。微生物所产天然产物的活性大小也迥然不同，其中含氮化合物的活性率最高，具有生物活性的含氮化合物，分别是所有含氮新天然产物和微生物新天然产物的54%和22%。

在微生物的环境来源中，营养相对丰富的海底沉积物、红树植物、海绵和海藻，分别是产生新化合物的海洋微生物的主要栖息地或宿主，其中海底沉积物是微生物最主要的来源。不同结构类型化合物的产生菌，它们的来源各不相同。聚酮产生菌的主要栖息地是海底沉积物和红树林，其次是海绵和珊瑚；

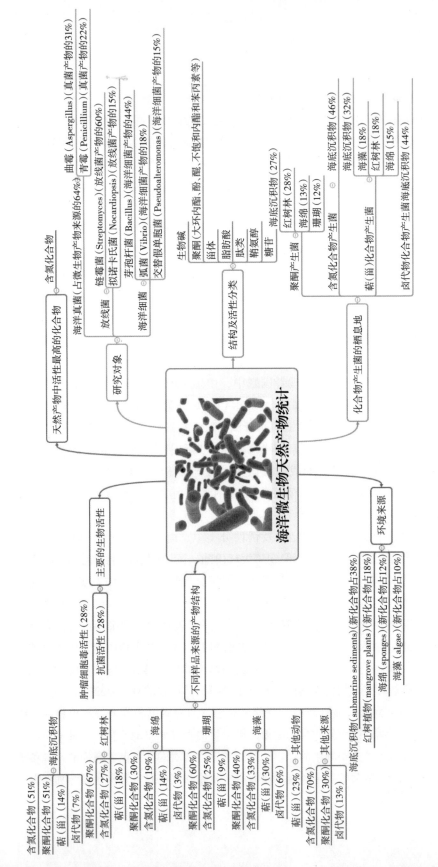

图4-1　海洋微生物天然产物统计（2010年1月至2013年2月）

含氮化合物产生菌的主要栖息地是海底沉积物；萜（甾）化合物产生菌的主要栖宿主依次为海底沉积物、红树林、海藻和海绵；卤代化合物产生菌的主要栖息地也是海底沉积物，这可能与海底沉积物中相对丰富的氮源和碳源相关。研究的海洋微生物中，还代谢产生少量卤代化合物，特别是向培养基中添加卤盐，可获得特征的卤代化合物，这说明适应了海洋盐环境的海洋微生物具备利用卤盐合成卤代天然产物的特质。不同来源的微生物产生的天然产物结构也相差比较大，比如：海底沉积物来源的微生物主要代谢产生含氮化合物、聚酮化合物、萜（甾）和卤代物；红树林来源的微生物主要代谢产生聚酮化合物，其次是含氮化合物和萜（甾）；海绵来源的微生物主要代谢产生聚酮和含氮化合物，其次是萜（甾）和卤代物，珊瑚来源的微生物主要代谢产物，由多到少依次为聚酮、含氮化合物以及萜（甾）；海藻来源的微生物主要代谢产物，由多到少依次为聚酮、含氮化合物、萜（甾）以及卤代物；其他动物来源的微生物主要代谢产物，由多到少依次为含氮化合物，聚酮、萜（甾）和卤代物；其他来源的微生物主要代谢产物，由多到少依次为含氮化合物、聚酮和卤代物。

以上这些统计，可以对海洋微生物活性物质的发现和研究，起到一些规律性的指导作用。

第二节　海洋细菌

一、海洋细菌及其活性成分

海洋细菌是海洋微生物中一大类群，也是海洋微生物学的主要研究对象。海洋细菌的细胞无核膜和核仁，DNA不形成染色体，无细胞器，属于原核生物，不能进行有丝分裂，以二等分裂为主；个体直径一般在1微米以下，呈球状、杆状、弧状、螺旋状或分枝丝状（见图4-2），具有坚韧的细胞壁。

自然界中的细菌种类繁多，一般参照三个国际上较全面的细菌分类系统对其进行分类鉴定：《伯杰氏系统细菌学手册》（美国细菌学家协会所属的鉴定和分类委员会直接指导和撰写）、《细菌和放线菌的鉴定》（苏联KrassiLnLkov著）、《细菌分类学》（法国Prevot著）。其中伯杰氏系统最具权威性，该手册每隔数年新版一次。1984年出版的定名为《伯杰氏系统细菌

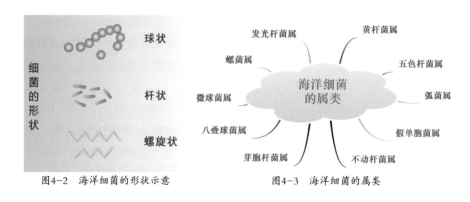

图4-2　海洋细菌的形状示意　　　　　图4-3　海洋细菌的属类

学手册》（*Bergey's Manual of Systematic Bacteriology*），新版的《伯杰氏系统细菌学手册》几乎全是在表型特征基础上，以DNA为资料，对属、种的分类地位给予决定性的判断（见图4-3），使细菌分类更好地阐明其亲缘关系，更接近自然分类体系。

海洋细菌的特点有：第一，嗜盐性，这也是海洋细菌最普遍的特性。第二，海洋细菌还能耐受高渗透压。第三，嗜冷性，海洋水温的变化范围远远小于陆地，90%以上水体的温度是在5℃以下，因此绝大多数海洋细菌都具有在低温下生长的特性。第四，嗜压性，深海一般指的是水深超过了大洋平均深度（约3800米）的海区，压力增加导致一系列物理化学的复杂变化，包括pH值、水的结构和气体溶解度的改变，这会妨碍浅海和陆源细菌在深海中的生长，但深海嗜压细菌具有适应高压并生长代谢的能力，能在高压环境中保持酶系统的稳定性。迄今所分离到的海洋嗜压细菌都是革兰阴性假单胞菌。第五，低营养性，海水处于寡营养状态，营养物质较为稀少，有机碳平均水平相当低，一般海洋细菌适应于低浓度营养的海水，因此分离培养海洋细菌忌用营养丰富的培养基。由于海洋寡营养细菌的分离、培养及鉴定较困难，并且它们生长慢、研究周期长，因而在较长一段时间内其研究发展并不快。不过，近年来随着生物技术等许多新手段，比如荧光抗体技术、放射自显影技术及聚合酶链反应和核酸杂交技术的应用，大大加快了低营养状态下海洋细菌的研究步伐。第六，趋化性与附着生长，绝大多数海洋细菌都具有运动能力，某些细菌还具有沿着某种化合物的浓度梯度而移动的能力，这一特点称为趋化性，由于具有趋化性，细菌容易在营养水平低的情况下黏附到各种表面进行生长繁殖，营养物质缺乏时附着能力可不同程度地提高。通过附着表面生长繁殖，是海洋细菌适应环境条件变化的一种生存策略。第七，发光性，少数几个海洋细菌有发光的特性，生物发光是鉴定海洋发光细菌的主要特征，目前主要分为发光杆菌属（*Photobacterium*）和射光杆菌属（*Lucibacterium*）。

　　海洋细菌的种类和数量分布，跟它所处的海洋环境具有密切的相关性。在近岸海域，海洋细菌数量的平面分布，跟营养盐分布基本一致，在营养盐丰富的沿岸地区，海洋细菌的数量也较多，随着离岸距离的增大，细菌的密度也逐渐递减，在内湾和河口区域，海洋细菌的密度最大，在细菌的垂直分布上，基本上呈现出细菌密度随深度增加而减小的趋势。在外海水域，由于细菌具有疏水性，表层海水中也含有大量的疏水性物质（比如碳氢化合物、脂类等有机物等），因此在外海表层中，海洋细菌数量相对也较多。随着海水深度增加、水温下降、压力增大，细菌密度逐渐减少，至水底泥界面处又有所回升。除营养物质外，其他的环境因素，比如季节风、海流、温度及盐度等，都可能造成海洋细菌在某海域形成密集化。

　　在早期的研究里，人们从海水中分离得到的海洋细菌，大多数为革兰阴性细菌，大约占90%以上。随着研究的深入，研究人员才逐渐发现，在海洋中同样存在着许多革兰阳性细菌，但这些革兰阳性细菌大多数分布在海洋沉积物和海洋生物共生系统中，并且常在系统学上形成独特的分支。海洋中的革兰阳性细菌包括产芽孢和不产芽孢的属群，主要有芽孢杆菌属（*Bacillus*）、类芽孢杆菌属（*Paenibacillus*）、葡萄球菌属（*Staphylococcus*）、链球菌属（*Streptococcus*）、消化球菌属（*Peptococcus*）、微球菌属（*Micrococcus*）、梭菌属（*Clostridium*）、八叠球菌属（*Sarcina*）、动性球菌属（*Planococcus*）、盐芽孢杆菌属（*Halobacillus*）、放线菌属（*Actinomyces*）[5]。

　　研究发现海洋细菌中主要有以下活性成分[6]。

　　（1）酶：海洋细菌是酶的重要新来源。在海洋极端生态环境下，发现的一些微生物，尤其成为新酶源开发应用的重点方向。

　　海洋细菌产生的酶常常具有特殊的理化性质，特别是在极端环境下具有高活性和稳定性，研究较多的领域是海洋蛋白酶。大多数海洋细菌产生的蛋白酶通常是低温的，这些海洋细菌适合在碱性条件下生长并产生酶。一些高温蛋白酶的酶活性和热稳定性可以随着压力的增加而增加，而且升压可以提高深海细菌某些酶的产量。比如产岩藻多糖酶的海洋芽孢杆菌，可用于催化生产低分子质量的岩藻多糖。海洋细菌中也有望发现纤维素酶、脂肪酶等，用于医药上治疗消化不良、食欲不振等。海洋弧菌*Vibrio* sp. JT0l07 可产琼脂糖酶，南海海水中分离到的弧菌（*Vibrio* sp.）可产几丁质酶。此外，海洋细菌中还发现了多种其他活性的酶类，如新型碱性金属内肽酶、碱性磷酸酶、海藻解壁酶、葡萄糖降解酶、甘露聚糖酶、过氧化物酶、褐藻胶裂解酶等。

（2）酶抑制剂：从海洋细菌产生的急救蛋白，是一种热稳定的组织蛋白酶抑制剂，有治疗骨病的潜力。从放线菌中分离出一种新型物质——二抗抑素，可用于抑制二羧酰氨基酶，有治疗关节炎和其他疾病的功效。在铜绿假单胞菌中，发现了一种新的几丁质酶抑制剂。从日本油壶湾海水水样中分离出一种交替单孢菌，研究发现它可以生产出一种多组分活性物质的蛋白酶抑制剂丸黄素（Marinostatin C），丸黄素活性位点的氨基酸序列明显地不同于陆栖微生物产生的蛋白酶抑制剂。从黄杆菌中分离出来的黄酮类物质A和B，发现它们对真核DNA复制酶-DNA聚合酶a具有抑制活性。从海洋细菌SANK 71896的培养基中分离的一系列新的活性代谢物质B-5354a、B-5354b和B-5354c，都是能够抑制鞘氨醇激活的酶，IC_{50}分别为21~58微摩尔/升。此外，从海洋细菌培养基中，还分离到了半胱氨酸蛋白酶抑制剂、新的内皮肽转化酶抑制剂以及许多其他酶抑制剂。因此可以说，海洋细菌是新的酶抑制剂筛选的重要来源。

（3）多不饱和脂肪酸（PUFA）：多不饱和脂肪酸（PUFA）的代表是二十碳五烯酸（EPA）和二十二碳六烯酸（DHA）。前面我们提到了，非常多的海洋生物都能产生多不饱和脂肪酸，但海洋细菌生产的多不饱和脂肪酸却因为一些特殊的性能吸引了人们的目光，比如海洋细菌中的EPA是磷脂型的，就优于鱼类的中性脂质EPA，而且没有特殊的鱼腥味。早在1973年，在其他海洋细菌中就发现了多不饱和脂肪酸。其后从多形屈挠杆菌（Flexibacter polymorphus）分离得到EPA，说明原核生物也具有合成PUFA的能力。在分离纯化得到的一株海洋细菌中发现，EPA含量占总脂的24%~40%，占细胞干重的2%。还有来自海鱼的细菌菌株WL-1021，合成的PUFA跟美国生产的深海鱼油产品结构类似，PUFA中的EPA和DHA含量较高。目前发现的PUFA生产细菌大多数是深海细菌和极地细菌，通过5S和16S rDNA序列分析，证实这些海洋细菌都是革兰阴性菌，分别属于：科尔韦尔氏菌（Colwellia）、希瓦氏菌（Shewanella）、交替单胞菌（Alteromonas）、交替假单胞菌（Pseudoalteromonas）和铁单胞菌（Ferrimonas）。其中Colwellia和Shewanella被认为是生产PUFA的主要海洋细菌种属。由于海洋细菌具有可发酵大规模培养的特点，因此，从海洋细菌获得的EPA和DHA具有广泛的应用前景。

（4）其他活性物质：从海洋细菌中分离筛选的天然活性产物还有多糖、维生素、氨基酸等。

二、海洋细菌的药用前景研究

海洋细菌活性的研究主要是针对不同来源的海洋细菌进行相关的活性筛选，抗肿瘤活性、抗菌活性是海洋细菌研究非常活跃的领域之一。海洋细菌的药理活性研究进展如下（见图4-4）。

（1）抗菌活性：研究发现许多海洋细菌可以产生抗生素类活性物质[7-13]。已报道海洋细菌产生的抗生素有溴化吡咯、α-n-pentylquinolind、magnesidins、istamycins、aplasmomycins、altermicidin、macrolactins、diketopiperazines、3-氨基-3-脱氧-D-葡萄糖、oncorhyncolide、maduralide、salinamides、靛红、对羟苯基乙醇、醌、thiomarinds BC、trisindoline、pyrolnitrim等，其中有些种类在陆生菌中从未见过。

一些海洋细菌产生的活性物质对海洋微生物的抑制作用具有专一性。比如，从绿藻中分离到的一株交替假单胞菌，在75%人工海水培养基中可产生一种抗菌物质，这种物质能抑制海洋细菌的生长，但是对陆地微生物不起作用。

不同种类的海洋细菌都可能产生抗菌活性。研究人员对5608株海洋细菌进行了研究，发现其中大约25%的海洋细菌具有不同程度的抗病原菌和致病菌的活性。从海洋细菌LUB02中，分离到一种广谱抗真菌活性物质，发现它对人类致病真菌白色念珠菌具有强烈的抗菌作用。从海洋细菌（*Pseudomonas sp.*）的发酵液中分离鉴定出环二肽，其中环（Tyr-Ile）、环（Phe-Pro）、环（Val-Pro）和环（Ile-Pro）对多种海洋细菌显示出了一定的抗菌活性。从海洋细菌041381的次生代谢物中分离出14种单体化合物，从海洋放线菌sh6004的次生代谢物中分离出4种单体化合物，发现这些化合物主要为含氮化合物，并且从中筛选出了6种抗菌活性化合物，其中的两种新化合物在浓度为10微克/毫升时对白色念珠菌有强抑制作用，有4种化合物在浓度为10微克/毫升时表现出较强的抗金黄色葡萄球菌和抗枯草芽孢杆菌作用。从蜡状芽孢杆菌（*Bacillus cereus*）041381（海南儋州）的代谢产物中获得了两种喹唑酮类生物碱，都可以抑制白色念珠菌（*Candida albicans*）的生长，最小抑制浓度（MIC）均为2.5微摩尔/升。

不同来源的海洋细菌也都具有不同的抗菌活性，极端环境下的海洋细菌中发现新活性和新化合物的概率要更高。从海洋沉积物中分离出芽孢杆菌Sc026，并从其培养液中分离得到三种大环内酯类化合物，发现它们对枯草杆菌和金黄色葡萄球菌都有抑制活性。从海藻中分离出一种新属黏细

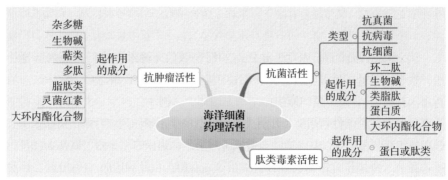

图4-4　海洋细菌的药理活性

菌（*Halisngium luteum*），其培养液的丙酮浸膏中分离出一种新的抗生素（Haliangicin），发现它具有抗真菌活性。从海参肠道内的海泥中分离得到136株细菌，并从中筛选出了1株能产生广谱抗菌物质的菌株B132，这种细菌对革兰阴性菌和革兰阳性菌具有较强的抗性，抑菌活性较高，遗传稳定性较好，鉴定为枯草芽孢杆菌。在多种海洋来源的芽孢杆菌中，发现了一系列新型抗菌肽，从南海深海沉积物分离的解淀粉芽孢杆菌SH-B10，产生新霉素家族的新化合物6-Abu Fengycin，对镰刀菌具有较强的活性。由南海深海分离的由解淀粉芽孢杆菌SH-B74产生新的伊豆蛋白类脂肽bacillopeptln B1，这是第二次从深海来源的解淀粉芽孢杆菌发现新抗菌脂肽活性化合物，同种微生物可产生不同的次生代谢产物，这说明深海微生物具有独特的合成和代谢途径，是新型活性产物的丰富来源。

（2）抗肿瘤活性：海洋细菌是海洋微生物抗肿瘤活性物质的重要来源，早在20世纪60年代，Burkholder就从海洋假单胞菌中，分离得到了具抗癌作用的抗生素硝吡咯菌素，不过一直到上个世纪末，人们才对海洋细菌的筛选、培养及代谢产物的研究重视起来，以期从中得到新的特效抗癌药物。近年海洋细菌中抗肿瘤活性研究取得了如下一些进展[14-18]。

从海洋细菌中分离到了多种结构的抗肿瘤活性物质。1983年，从海洋湿润黄杆菌的代谢产物中得到一种杂多糖Marinactan，这种杂多糖具有增强免疫活性、促进体液免疫和细胞免疫的功能，对小鼠肉瘤180有明显抑制作用，还可抑制动物移植肿瘤，将其与化疗药物在抗肿瘤方面协同作用，现已作为治疗肿瘤的佐剂在临床上使用。

从海洋细菌中分离出大环内酯类化合物，发现具有抗肿瘤抗病毒抗大鼠活性。从海洋细菌中分离出新的异香豆素PM-94128、赛可拉林（Thiocoraline）和IB-96212等对肿瘤细胞P388、肺腺癌A-549、结肠癌HT-29及小鼠红白血病Mel-28表现出很强的细胞毒性。

来自海洋细菌的新萘醌类抗生素（Neomarinone），在体外对HCT-116有中等细胞毒性（$IC_{50}=0.8$微克/毫升），对60种人类肿瘤细胞群IC_{50}平均值为10微摩尔/升；醌环类抗生素（Kosinostatin），对人的骨髓性白血病U937细胞有明显的细胞毒性（IC_{50}为0.09微摩尔/升），并对21种人类癌细胞具有抑制作用（IC_{50}小于0.1微摩尔/升）。

筛选得到两株代谢产物具有抗肿瘤活性的菌株S-1和N16，从菌株 S-1代谢产物中分离纯化出一种能抑制肿瘤细胞增殖的多肽SBP，相对分子质量为1570，发现它对人肝癌细胞 BEL-7402的抑制作用。研究还发现，这种抗肿瘤多肽-SBP可以改变人肝癌细胞BEL-7402的细胞形态，抑制肝癌细胞BEL-7402的增殖，有望成为抗肿瘤药物的候选化合物。

对分离自美国圣璜岛海域的54株海洋菌有较好的抗肿瘤活性，在测试浓度为100微克/毫升时，对HeLa细胞的抑制率均大于50%，占总测试菌株的21.5%，并有7株菌株对HeLa细胞的抑制率在85%以上。其中，以变形斑沙雷氏菌（Serratia proteamaculans）的活性最强，其液体发酵及固体发酵的提取物，对HeLa细胞的IC_{50}分别为36.53微克/毫升、3.19 微克/毫升。该代谢产物中活性最强的组分为灵菌红素。嗜盐芽孢杆菌（Haloba-cillus sp.）的粗提物中的Whb45对人肝癌细胞Bel7402，人结肠癌细胞RKO、人宫颈癌上皮细胞HeLa等细胞株均有较强的抑制作用，其 IC_{50}值分别为15.66微克/毫升、78.23微克/毫升和54.26微克/毫升，都小于100微克/毫升。

不同来源的海洋细菌也能产生不同结构的抗肿瘤活性成分。

来自深海底泥中的一株革兰阳性细菌C-237，发酵产生一种大环内酯化合物Macrolactins A，对小鼠黑素瘤细胞B16-F10的IC_{50}为3.5微克/毫升。从广西北部湾的红树林海泥中，筛选到具有抗肿瘤活性的海洋短小芽孢杆菌Bacillus pumilus PLM4，并发现它的活性物质是多糖结构。从南极洲深海中获得的菌株Penicillium sp.中分离出的一种次级代谢产物PR19N-1，经结构鉴定为氯代艾里莫芬烷倍半萜类（Chlo-Eremophilane Sesquiterpenes），对人早幼粒细胞白血病（HL-60）细胞和人肺腺癌（A549）细胞具有细胞毒的活性，IC_{50}值分别为（11.8±0.2）微摩尔/升和（12.2±0.1）微摩尔/升。

对分离自美国圣璜岛海域海绵的300株海洋细菌进行了分析，发现分离自海绵的菌株272的代谢产物比较丰富，经鉴定为恋臭假单胞菌（*Pseudomonas putida*）。对菌株发酵后提取分离得到21种化合物，活性筛选表明得到的化合物中的环（亮氨酸-丙氨酸）和环（苯丙氨酸-丙氨酸），在50微克/毫升时对HeLa细胞具有一定的肿瘤细胞毒活性，抑制率分别为53.55%和58.60%。从繁茂膜海绵（*Hymeniacidon Perleve*）中分离鉴定出一株共生细菌，从菌株中得到β-咔啉生物碱norharman，研究发现其对人胃癌细胞系BGC-823和宫颈癌细胞系HeLa有显著的细胞毒活性，IC_{50}均为5微克/毫升。从海绵共生菌*Psychrobacter* sp. 中得到3-Dimethoxy-12α-hydroxycholanic acid，发现该化合物浓度为200微摩尔/升时对NO和白细胞介素-6具有中等的抑制作用。

分离自海藻表面的细菌在含海水的培养基中发酵能产生多糖类化合物，发现对小鼠实体瘤具有抑制作用。在渤海潮间带植物盐地碱蓬根际，分离得到海洋芽孢杆菌B-9987，采用抑菌活性跟踪分离的方法，从B-9987发酵液中跟踪分离到8种抑菌化合物（总称BM），并鉴定了其中含量较大的化合物，发现均为新结构的脂肽类化合物。对BM的活性研究发现，BM-1和BM-3对白色假丝酵母菌的MIC（最小抑制浓度）为25~50微克/毫升，10^{-5}摩尔/升的BM-1对人白血病细胞株HL-60抑制率为83.8%。

（3）肽类毒素活性：海洋微生物产生的毒素按其化学结构来分主要有肽类、胍胺类、聚醚类和生物碱等，多数为次级代谢产物，发现由基因直接编码的多肽蛋白类毒素在其中毒性最强，这类毒素通常作用于离子通道，具有特定的生理活性，如镇痛、强心、抗病毒等。海洋细菌中，目前已报道的能够产生蛋白或肽类毒素的细菌以假单胞菌属、弧菌属较常见[19-20]。

随着对海洋认识的不断提高，加上现代生物技术的飞速发展以及海洋研究中深度与广度的进一步结合，海洋细菌活性物质的研究充满了迷人的魅力。海洋细菌今后的研究重点有以下几个方面：继续寻找能产生新颖、高效生物活性物质的海洋细菌；海洋细菌活性物质的人工合成研究；海洋细菌发酵条件的研究，尤其是海洋细菌蛋白类活性物质，比如酶等，可以采用基因工程手段，来实现大规模地生产海洋细菌酶，这就可以克服海洋细菌培养需要高盐环境、培养液中浓度稀等困难，有助于解决药源问题，加速产业化进程；对海洋细菌中特定功能基因的研究，比如把海洋细菌酶与陆地酶进行结构和功能上的比较和研究，然后再通过蛋白质工程对酶进行分子修饰和改造，以获得更好的性能。相信随着现代生物技术、生化技术、医学等多学科的介入和联合重点攻关，海洋细菌天然活性物质的研究、开发和应用必然取得更快的发展。

第三节 海洋真菌

一、海洋真菌及其活性成分

海洋真菌是一类具有真核结构、能形成孢子、营腐生或寄生生活的海洋生物，是生长在营养基质上能形成绒毛状、蜘蛛网状或絮状菌丝体的一类真菌，它是海洋丝状真菌的通称。通常为菌丝状或多细胞，只有酵母菌在发育阶段中有单细胞出现。海洋真菌除黏菌为摄食外，多为吸收式。许多真菌具有与藻类类似的多种多样的繁殖方式，既有产生无性孢子进行繁殖的，也有产生能运动的有性配子进行有性生殖的。

海洋真菌主要包括海洋霉菌和海洋酵母菌。海洋真菌丝状真菌包括子囊菌类、担子菌类和半知菌类等。海洋真菌中的海洋酵母呈圆形、卵形或椭圆形（见图4-5），内有细胞核、液泡和颗粒体物质，是单细胞真核生物，通常以芽殖为主，有的可以产生子囊孢子，个体较大，最适的生长温度通常为12℃左右，最低可达2℃。

大多数海洋真菌营栖生生活，根据海洋真菌的栖生习性不同可划分为5种生态类型：木生真菌、藻体真菌、红树林真菌、海草真菌和寄生动物体真菌。

①木生真菌，是数量最多的一类高等海洋真菌，能强烈地分解木材和其他纤维物质。在已知的100余种海洋木生真菌中，子囊菌类70多种，半知菌类约30种，担子菌类只有几种。②藻体真菌，在海洋真菌中，大约有1/3的种与藻类有关系，其中以子囊菌类居多，除寄生型外，真菌和藻类间还存在其他共生及腐生关系，比如海洋地衣就是海洋真菌与特定海藻结合形成互惠共生的结合体，生活在藻体上的真菌，可以利用海藻释放的营养物质但对宿主无害，这种共栖现象在海洋环境中非常普遍。③红树林真菌，栖生在红树林的海洋真菌多半是腐生菌，其中子囊菌类20余种、

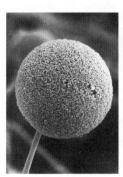
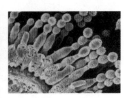
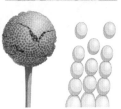

图4-5 真菌的孢子图

半知菌类约20种，担子菌类很少。海洋真菌能分解红树叶片，产生的有机碎屑营养水平很高，可作为浮游生物和底栖生物的食料，对形成以红树叶片开始的腐屑食物链中具有重要意义。④海草真菌，海草是生活在沿岸海区底部的有根开花植物，由于在海草根中含有丹宁这类抑制生物生长的物质，只有那些能抵抗这类物质的海洋真菌才能在海草根上适应生长，海草上真菌数量相对较少。⑤寄生动物体真菌，此类真菌可寄生在动物外骨骼、壳等处，海洋真菌在分解动物体中的纤维素、甲壳素、蛋白质和碳酸钙等过程中起重要作用。低等海洋真菌也是引起海洋鱼类和无脊椎动物病害的重要致病菌。

　　海洋真菌跟海洋细菌类似，也具有嗜压和嗜冷的特点，它们分布广泛，从潮间带高潮线或河口到深海，从浅海沙滩到深海沉积物中都有它们的踪迹。海洋环境中的真菌大多数处于透光层，特别在近海区域。但人们在1000米深的地方也发现了一些降解纤维素的海洋真菌的踪迹。有学者认为，影响海洋真菌分布的主要因素是，可利用的营养源或寄主、温度、静水压力、氧气。海洋真菌的营腐生或寄生生活，决定它们的分布受寄主分布特性的影响大，特别是许多海洋真菌有特定的寄主。因此，海洋真菌地理分布的特点主要取决于寄主的地理分布范围，其中海水中溶解氧浓度和海水温度也是影响海洋真菌生存与发展的重要因子。

　　海洋真菌是一种可以产生丰富多样生物活性物质的海洋资源。其中生物活性的主要关注点在于抗生素和抗肿瘤方面，但其他具有突出作用的活性物

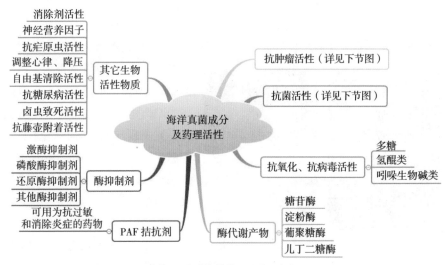

图4-6　海洋真菌药理活性及成分

质，比如细胞周期抑制剂、抗血小板活性因子、抗病毒、抗原生动物、磷酸酶抑制剂以及激酶抑制剂等，也引起了人们的极大兴趣。海洋真菌药理活性及成分见图4-6。

二、海洋真菌的药用前景研究

对海洋真菌的研究可以说是浩如烟海，在这里仅以部分收集整理的实例说明已开展的一些工作[21-27]。

1. 抗肿瘤活性

近年来，随着对海洋微生物研究的深入，人们在针对海洋真菌的次生代谢产物研究中，发现许多属的海洋真菌可产生抗肿瘤活性物质，而且大多数具有新型的结构，因此海洋真菌的抗肿瘤活性，成为继海洋放线菌之后的又一研究热点。海洋真菌的抗肿瘤活性成分研究，按海洋真菌的来源划分，可以概括如下（见图4-7）。

（1）源自海藻：从褐藻*Sargassum ringgoldianum*分离到一株真菌Penicillium waksmanii OUPS–N133，发现它的代谢产物Pyrenocines E对P388白血病细胞具有抑制作用。

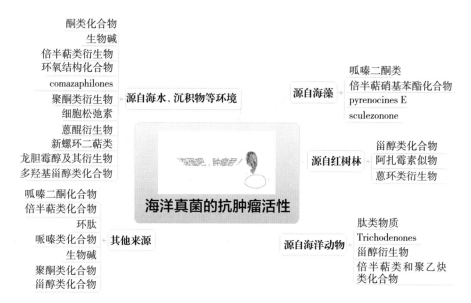

图4-7　海洋真菌抗肿瘤活性成分及来源

从加勒比海绿藻*Penicillus capitatus*的体表分离出的真菌*Aspergillus versicolor*中得到一种倍半萜硝基苯酯化合物，以其对美国肿瘤研究所（National Cancer Institute，NCI）的60种人类肿瘤群测试，IC_{50}平均值为1.1毫克/升，这说明该化合物抑制肿瘤细胞的范围广，具有良好的应用前景。

从海藻*Sargassum tortillae*分离得到一株海洋真菌*Leptosphaeria* sp.，从其培养物中先后得到Leptosins A ~ G、Leptosins G1、Leptosins G2 和Leptosins H，研究发现它们是呱嗪二酮类化合物，这类化合物对P-388 细胞有显著的细胞毒性，活性范围从175微克/毫升到860微克/毫升，以Leptonsins A 和Leptonsins C的活性最强。

从西班牙海洋绿藻*Tenerife*的内部组织，分离得到真菌*Monodictys putredinis*，并从它的代谢产物中提取到多种活性物质。研究发现，这些化合物有化学预防癌症的潜力，其中3种化合物21 ~ 23 是CyplA同工酶的抑制剂，Cyp1A同工酶在代谢作用中与前致癌剂转变成致癌物质有关。QR（醌还原酶）是一种致癌物质解毒酶，化合物22和化合物23作为QR的激活剂也表现出了中等强度活性。另外，化合物22对细胞色素P450 1A表现出抑制活性，其IC_{50}值为3.0微摩尔/升，化合物23对雌激素生物合成中起重要作用的芳香酶也表现出了微弱的抑制活性。

（2）源自红树林：从红树林内生真菌2059中分离到一种新的甾醇类化合物，该化合物的细胞毒活性有一定的选择性，具有良好的开发前景。从中国南海红树林内真菌No.1403 的次生代谢产物中分离出蒽环类衍生物SZ-685C。通过抑制 Akt/FOX途径可选择性诱导细胞凋亡，均可抑制人乳腺癌、前列腺癌、肝癌、神经胶质瘤等6种癌细胞系的增殖，其 IC_{50}值为 3.0~9.6 微摩尔/升。对红树林真菌*Irpex hydnoides*VB4 提取物进行研究，发现其中存在细胞毒作用的化合物，并对人喉表皮样癌细胞Hep2有较强的抑制作用，IC_{50} 值为125 微克/毫升，其主要活性成分的结构为十四烷类。

从中国福建省红树林保护区海域的秋茄（*Kandelia candel*）的沉底腐叶中分离的一种喜树类真菌，从*Diaporthe* sp.培养液中得到新的内酯化合物，研究发现该化合物具有抗口腔表皮样癌细胞KB和淋巴瘤细胞Raji的活性，IC_{50}值分别为6.25微克/毫升和5.51微克/毫升，另外还具有抗微生物活性。

从台湾一种红树林植物的树皮中分离得到真菌*Paecilomyces* sp. *Tree1-7*，并从其发酵液中获得一种新的异戊烯基取代的xanthone类化合物Paeciloxanthone，实验结果表明该化合物对真菌*C. lunata*、*E. coli*和*C. albicans*

表现出一定的抑制活性。该化合物还对人肝癌细胞株HepG2表现出明显的细胞毒活性（IC_{50}=1.08 微克/毫升），对乙酰胆碱酯酶（AChE）也具有一定的抑制活性（IC_{50}=2.25微克/毫升）。

从采自中国的红树植物*Castaniopsis Fissa*中分离得到真菌*Fusarium* sp. ZZF51，该菌能够产生罕见的两种镰孢菌酸的铜离子络合物，在培养过程中，发现这株菌能够耐受300ppm的二价铜离子，在活性测试中，发现该化合物对口腔表皮样癌细胞KB、喉癌细胞KBv200 和人肝癌细胞HepG2，具有很强的细胞毒活性，IC_{50} 分别为3.54微克/毫升、3.68微克/毫升和25.12微克/毫升。

从来自福建海域的7株海洋真菌（4株红树真菌和3株海藻共附生真菌）的次级代谢产物进行研究，从其发酵产物中分离鉴定了61种化合物，对其中部分化合物的生物活性进行了检测，发现新化合物D23、D28、B3 和已知化合物B1 具有很强的抗肿瘤活性，并且B1 和B3 在一定浓度下能诱导HeLa 细胞发生显著凋亡。

（3）源自海洋动物：从海鱼*Apogon endekatanum*中分离到一株真菌*Penicillium fellutanum*，从其发酵物中得到的两种肽类物质fellutanum A和fellutanum B，实验发现，它在体外都对鼠白血病细胞P388有细胞毒性（IC_{50}分别为0.2毫克/升和0.1毫克/升），对口腔表皮样癌细胞KB细胞有类似作用（IC_{50}分别为0.5克/升和0.7克/升）。

从海绵*Halichondria okadai*分离得到海洋真菌*Trichoderma harzianum* OUPS –NIIS，从它的发酵液中得到的化合物Trichodenones A–C，对于肿瘤细胞均具有毒活性。从海绵*Halichondria japonica*分离到一株真菌*Gymnascella dankaliensis*，从其发酵液中得到两种罕见的甾醇衍生物gymnasterones A 和gymnasterones B，都具有细胞毒活性。

在中国南海软珊瑚的真菌*Chondrostereum* sp.中，分离出倍半萜类和聚乙炔类化合物Chondrosterins F ~ H和Incarnal等，其中Incarnal对人乳腺癌细胞MCF–7、结肠癌细胞Lovo、鼻咽癌细胞CNE1、鼻咽癌细胞CNE2、鼻咽癌细胞SUNE1等细胞系具有较强的细胞毒活性，IC_{50}值小于10微克/毫升。

从分离自灵山岛海参的1 株海洋烟曲霉（*Aspergillus fumigatus*）的发酵液中，分离得到4种新的N–异戊烯基取代的靛红生物碱类化合物和3种新的吲哚二酮哌嗪生物碱类化合物，研究发现对人肺腺癌细胞A549、人急性淋巴母细胞白血病细胞MOLT–4、人肝癌细胞BEL–7420和人早幼粒白血病细胞HL–60肿瘤细胞的IC_{50}值为1.9 ~ 6.7微摩尔/升。

（4）源自海水、沉积物等环境：从辽宁黄海、渤海地区的海水、海泥及海洋动物体中获得12株能产生抗肿瘤先导化合物的海洋真菌，其中一株海洋拟青霉具有抗肿瘤和抗菌活性。从海泥海水样品中共分离得到19株海洋真菌，具有不同的细胞周期抑制、细胞凋亡诱导及直接杀伤活性，从其中一株土曲菌（Aspergillus terreus Thom）的发酵产物中得到10种化合物，其中的聚酮类化合物，对tsFT210小鼠乳腺癌细胞及人慢性髓性白血病K562细胞具有极显著的细胞凋亡诱导活性，诱导人慢性髓原白血病细胞K562细胞发生凋亡的最低有效浓度（MIC）小于0.31微克/毫升，而诱导tsFT210细胞发生凋亡的MIC值却远远小于0.078微克/毫升，对tsFT210细胞的IC_{50}值为0.15微克/毫升。从来源于深海的活性真菌c2b的次级代谢产物中筛选出了7种具有活性的化合物：其中化合物3对A549细胞（肺腺癌细胞）具有高强度抑制作用，IC_{50}值为9.9微摩尔/升；对白血病原髓细胞HL-60具有中等强度抑制作用，IC_{50}值为33.6微摩尔/升，化合物 1、2、5、7对A549细胞具有中等强度抑制作用，IC_{50}值分别为 62.5微摩尔/升、32.3微摩尔/升、84.5微摩尔/升和14.0微摩尔/升，另两种化合物对小鼠乳腺癌tsFT210细胞具有中等强度的细胞毒性，IC_{50}值分别为 89.5微摩尔/升和10.4 微摩尔/升。从南极洲深海中获得的菌株Penicillium sp.中分离得到一种氯代艾里莫芬烷倍半萜类，对HL-60和A549细胞系具有细胞毒的活性，IC_{50}值分别为（11.8±0.2）微摩尔/升和（12.2±0.1）微摩尔/升。

在白令海峡的海泥中分离的一株青霉菌Penicillium sp. BL27-2发酵液中，得到6种倍半萜类衍生物，对P-388、A-549、HL-60 和BEL-7402 细胞株均有不同程度的抑制作用，其中具有环氧结构的3种化合物对4种细胞株的细胞毒活性（IC_{50}介于0.073～11.8 摩尔/升），明显强于另外3种没有环氧结构的化合物，说明环氧结构是其发挥药效作用的功能基团，其中又以带有乙酰基的化合物活性最强，乙酰基的存在可能有助于增强其细胞毒活性，这种活性最强的化合物对4种细胞株的IC_{50}分别为0.073摩尔/升、0.096摩尔/升、0.065摩尔/升、4.59摩尔/升。

从来自中国南海浅海（水深210米）的沉积物的一株青霉菌Penicillium commune QSD-17发酵液中，分离得到6种新化合物，其中3种化合物comazaphilones C～E对细菌MRSA、荧光假单胞菌和枯草芽孢杆菌均具有不同程度的抑制作用，MIC值在16～64微克/毫升的范围内；对肿瘤细胞株SW1990有较强的细胞毒活性，IC_{50}分别为51微摩尔/升、26微摩尔/升和53微摩尔/升，其结构中的C10位双键是活性的关键。从连云港沙滩的海泥真菌*Trichoderma reesei*中分离到4种新型的聚酮类衍生物，对人黑色素瘤细胞A375-S2的IC_{50}分别为102.2克/毫升、187.3克/毫升、38.8克/毫升和222.0克/毫升。在中国胶州湾海底沉积物分离的一株具有细胞毒活性的真菌*Spicaria elegans*，其代谢产物中得到3种新的细胞松弛素和两种已知的细胞松弛素E和细胞松弛素K，其中的3种新化合物对P-388 细胞株的IC_{50}值分别为75摩尔/升、56摩尔/升和99摩尔/升，对A-549细胞株的IC_{50}值分别为8.8摩尔/升、21摩尔/升和8.7摩尔/升，跟已知的细胞松弛素E的活性相当，明显小于细胞松弛素K的活性，说明其环状细胞松弛素的C6/C7位是药效主要基团。从海洋沉积物中获得的一株真菌*Aspergillus glaucus* HB1-19代谢产物中，分离到蒽醌衍生物Aspergiolide A，对人肺腺癌细胞A-549、人早幼粒细胞白血病HL-60、人肝癌细胞BEL-7402和小鼠白血病细胞P-388的IC_{50}分别为0.13摩尔/升、0.28摩尔/升、7.5摩尔/升和35.0摩尔/升。从东太平洋深海海洋沉积物中获得的青霉菌*Penicillium* sp. 代谢产物中分离出Brevione F~H，当浓度为10微克/毫升时，对人宫颈癌HeLa细胞的抑制率分别为25.2%、44.9%和25.3%。从胶州湾海洋沉积物中获得的海洋真菌*Penicillium terrestre*中分离得到9种新的龙胆霉醇衍生物，其中包含一种三聚的Terrestrol A和7种二聚的Terrestrol B~H，对白血病原髓细胞HL-60、人淋巴细胞白血病细胞MOLT-4、人肝癌细胞BEL-7402 和人肺腺癌细胞A-549，都表现出了较强的细胞毒活性，IC_{50}值介于5~65摩尔/升之间，其中二聚的Terrestrol G还表现出中等强度的蛋白质酪氨酸激酶抑制活性，此外，这些化合物还具有二苯代苦味酰基自由基（DPPH•）清除的能力。从海洋沉积物中的真菌*Aspergillusglaucus*代谢产物中分离得到8种芳香族聚酮类化合物，其中一种对白血病原髓细胞HL-60和人肺腺癌细胞A-549，IC_{50}值分别为0.51摩尔/升和0.24摩尔/升，其结构中羟基的甲基化可能增强了其细胞毒活性，另一种化合物对白血病原髓细胞HL-60和人肺腺癌细胞A-549的IC_{50}值分别为7.8摩尔/升和9.2摩尔/升，此外化合物中的naphtho[1，2，3-de]chromene-2，7-dione结构对化合物的细胞毒作用至关重要。

从西太平洋近赤道区深海沉积物样品中获得29株真菌对人口腔表皮样癌细胞KB或淋巴瘤细胞Raji等肿瘤细胞具有显著的抑制作用，占总供试菌株34.9%。从来源于红树林土壤的真菌094811中，分离得到一系列多羟基甾醇类化合物，具有不同程度的抗肿瘤活性。

（5）其他来源：从厦门海区潮间带动植物中获得3株真菌，能产生以DNA为靶点的抗肿瘤活性物质。从海洋真菌*Aspergillus fumigatus*BM 939中分离到的两种呱嗪二酮化合物都具有细胞毒活性。从海洋真菌*Emericella varitriol*菌株中得到的代谢产物中varitriol对肾、CNS和乳腺癌细胞具有选择性毒性。从镰孢菌CNL-619菌株的培养液中分离得到一种新的环肽N-Methylsansalvmide，这种环肽具有细胞毒活性。从中国海域获得的一株真菌*Aspergillus* sp. YK-7，可抑制人早幼粒白血病细胞株HL-60的细胞生长，从其菌丝体的丙酮提取物及发酵液的乙酸乙酯萃取物中分离到10种异戊烯基化二酮哌嗪类化合物，4种硫代二酮哌嗪类化合物。嗜盐芽孢杆菌（*Halobacillus* sp.）的粗提物，对人肝癌细胞Bel7402、人结肠癌细胞RKO、人宫颈癌细胞HeLa等细胞株均表现出较强的抑制作用，其IC_{50}值分别为15.66微克/毫升，78.23微克/毫升和54.26微克/毫升。从南海镰刀属海洋真菌*Fusarium* sp. 2489中获得的化合物，具有细胞识别、跨膜信号传导和第二信使作用，以及抗溃疡、抗肿瘤、免疫增强等作用。海洋真菌多糖YCP对荷瘤小鼠具有抑瘤作用，能显著抑制ICR小鼠Lewis移植瘤的生长。

从海洋真菌烟曲霉（*Aspergillus fumigatus*）H1-04发酵液中分离纯化出4种硫代二酮哌嗪类化合物，其中化合物1在浓度为0.1摩尔/升时，几乎能完全抑制小鼠白血病P388 细胞和人肺癌A549细胞的增殖，抑制率分别为100%和99.1%;对小鼠乳腺癌ts-FT210细胞也表现出很强的细胞凋亡诱导、细胞周期抑制、坏死性细胞毒等活性，化合物2-4 对小鼠乳腺癌ts-FT210细胞显示出不同程度的抗肿瘤活性。从海洋来源烟曲霉中还分离得到两种新的吲哚生物碱类化合物和3种已知的吲哚生物碱类化合物，在体外抗肿瘤实验中对小鼠白血病细胞P388具有一定的细胞毒活性。

从海洋青霉属真菌BL27-2中分离得到的3种艾里莫芬烷型倍半萜类化合物，对小鼠白血病P388细胞、人肺癌A549细胞、人白血病HL60细胞、肝癌BEL7402细胞和人白血病K562细胞有很强的细胞毒活性，IC_{50}值为0.0073～11.8微摩尔/升，其结构中的三元环氧基团是活性的关键。从海洋来源土青霉（*Penicillium terrestre*）中分离得到9种新的聚酮类化合物，对人肺腺癌细胞A549等肿瘤细胞均具有细胞毒活性，IC_{50}值在5.1～9.6微摩尔/升。从海洋真菌*Rhizopus* sp. 中分离得到6种麦角甾醇类化合物，对小鼠白血病细胞P388、人肺腺癌细胞A549、人早幼粒细胞白血病细胞HL-60和人肝癌细胞BEL-7420，都有较强的细胞毒活性。

从海洋真菌96F197菌丝体的丙酮提取物中得到的两种甾醇类化合物，在质量浓度为50毫克/升时，可以显著抑制人肝肿瘤细胞HepG2、人大细胞肺癌细胞

NCI-H460 肿瘤细胞和人乳腺癌MCF-7细胞的生长。从根霉*Rhizopus* sp. 2-PDA-61
和烟曲霉（*Aspergillus fumigatus*）WFZ-25的乙酸乙酯萃取物中共分离得到化合物
70种，包括新化合物23种和一种新天然产物。新化合物类型涉及甾醇类化合物、
呋喃衍生物、fumitremorgin类生物碱和螺内酰胺类化合物。其中3种甾醇化合物
对小鼠白血病细胞P388、人肺腺癌细胞A549、人早幼粒细胞白血病细胞HL-60和
人肝癌细胞BEL-7402细胞，2种环五肽对小鼠白血病细胞P388细胞表现出较好的
抗肿瘤活性；3种fumitremorgin类化合物对人白血病细胞MOLT-4、人肺腺癌细胞
A549、人早幼粒细胞白血病细胞HL-60和人肝癌细胞BEL-7402肿瘤细胞株具有较
好的抗肿瘤活性；2种细胞松弛素对A549细胞具有较强的抗肿瘤活性（IC$_{50}$分别为
8.2微摩尔/升和3.1微摩尔/升），而且α，β-不饱和-7-酮骨架的甾醇（1-5，
7）比过氧化麦角甾醇骨架的甾醇（6，8-10）具有更强的抗肿瘤活性。

从海洋青霉中分离得到的Sculezonone-B 和Sculezonone-A，对牛的
αDNA 聚合酶和γDNA 聚合酶都具有抑制作用，说明一些化合物可通过抑制
DNA的复制达到治疗肿瘤的目的。

2. 抗菌活性

自从Fleming 发现青霉素以来，利用微生物提取抗生素，是陆地微生物研究
最多的领域之一。微生物之间的相互拮抗作用，对于从真菌中发现新的抗生素
可能会产生特别的效果。海洋真菌抗菌活性的部分研究进展情况见图4-8。

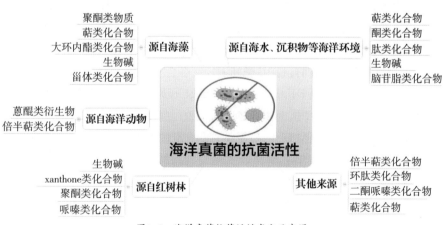

图4-8 海洋真菌抗菌活性成分及来源

（1）源自海藻：近年来的研究表明，藻栖真菌是一类具有丰富次生代谢
途径的海洋真菌类群，其产生的化合物占到全部海洋真菌化合物的近20%，因

此，源于海藻的真菌资源吸引了越来越多天然产物研究者的目光。

从青岛海藻中的一株内生真菌*Paecilomyces variotii* EN-291发酵产物中，共分离得到8种新化合物，包括1种结构新颖的氧杂环生物碱类化合物及2种衍生物，2种吲哚二酮哌嗪类化合物、2种羟基丁酸内酯类化合物，其中部分化合物具有较好的抗细菌、抗真菌、抗肿瘤、抗氧化和卤虫致死等生物活性。

把从巴哈马褐藻中分离到的一株*Pestalotia* sp.菌放置在周围有抗性细菌的情况下进行培养，能产生一种抑菌物质，对耐甲氧西林金黄色葡萄球菌MRSA（引起皮肤感染的"超级细菌"，对青霉素等多种抗生素有抗性）最小抑菌浓度为37纳克/毫升，对VREF菌（耐万古霉素粪肠球菌）最小抑菌浓度为78纳克/毫升。从湛江一种褐藻（*Sargassum* sp.）中获得的一株内生真菌次级代谢产物中分离出5种大环内酯类化合物，并测定其对金黄色葡萄球菌（*S. aureus*）、大肠杆菌（*E.coli*）、枯草芽孢杆菌（*B. subtilis*）、肠炎沙门氏菌（*S.enteritidis*）和两株真菌（白色念珠菌*C. albicans*、尖孢镰刀菌*F. oxysporum*）的抗菌活性，发现其中的一种化合物，除对*E. coli*无活性外，对其余5株指示菌都有不同程度的抑制活性，尤其对金黄色葡萄球菌的活性最强（MIC 值为6.25微克/毫升），另一种化合物对金黄色葡萄球菌、枯草芽孢杆菌和尖孢镰刀菌都有抑制活性，MIC值分别为25微克/毫升、50微克/毫升和100微克/毫升。从源于褐藻囊藻*Colpomenia sinuosa*的真菌*Aspergillus niger* EN-13中，分离得到一种新的环内酯化合物和一种新的具有甾体骨架的生物碱类化合物Ergosterimide，其中环内酯化合物在20 微克的加样量下具有抑制人白色念珠菌的活性（抑菌圈直径为10毫米），而化合物Ergosterimide具有较弱的抑制黑曲霉生长的活性（抑菌圈直径为7毫米）。

从红海藻内生真菌*Penicillium chrysogenum* QEN-245中分离得到的化合物中，Conidiogenone B 对甲氧西林耐药的金黄色葡萄球菌、荧光假单胞菌、铜绿假单胞菌和表皮葡萄球菌抑制活性较好（MIC均为8微克/毫升）；Conidiogenol 对铜绿假单胞菌和表皮葡萄球菌抑制作用明显（MIC 均为16微克/毫升）；Penicisteroid A在20微克的加样量下，对黑曲霉抑制活性较强（抑菌圈直径为18 毫米），对植物病原真菌*Alternaria brassicae*具有抑制活性（抑菌圈直径为8毫米），此化合物还对人宫颈癌细胞HeLa、人胰腺癌细胞SW1990和人大细胞肺癌细胞NCI-H460 细胞株产生抑制作用，其IC_{50}值分别为15微克/毫升、31微克/毫升和40微克/毫升，发挥其活性的重要基团是这种多羟基甾体类化合物B环上的C-6位羟基。

从绿藻*Halimeda monile*的体表获得的真菌CNC –159培养液中分离得到3种抗菌化合物。

（2）源自红树林：从台湾红树林植物的树皮中获得的真菌*Paecilomyces* sp.发酵液中，分离得到的化合物Paeciloxanthone，对新月弯孢菌（*C. lunata*）、大肠杆菌（*E. coli*）和白色念珠菌（*C. albicans*）都具有一定的抑制活性，在浓度为40微克的加样量时的抑菌圈分别为6毫米、12毫米和10毫米。

从香港红树植物秋茄中获得的两株内生真菌共培养后的发酵培养基提取物中，分离出一种新的生物碱Marinamide及其甲酯化产物，在浓度为1毫克/毫升时对大肠杆菌、绿脓杆菌（*P.pyocyanea*）和金黄色葡萄球菌都有明显的抑制作用，其抑菌圈直径分别为14毫米、9毫米、10毫米和20毫米、17毫米、13毫米，但这两株真菌在相同条件下单独培养时却不会产生此类化合物，说明将不同菌株进行共培养有可能成为寻找新次级代谢产物的有效途径之一。从中国珠海红树植物秋茄的树皮中获得的一株内生真菌*Talaromyces* sp. ZH-154发酵液中，分离得到7种化合物，其中的6种化合物对绿脓杆菌都有不同程度的抑制活性，以化合物7-epiaustdiol 的活性最强，MIC值为6.25微克/毫升，另一种已知化合物对胃八叠球菌（*Sarcina ventriculi*）也有很强的活性（MIC值为3.12微克/毫升），是阳性对照氨苄青霉素的4倍（MIC值为12.5微克/毫升），构效关系研究认为单体蒽醌类化合物的活性要强于其二聚体，而xanthone类化合物正好相反。

从中国红树植物*Castaniopsis Fissa*中获得的真菌*Fusarium* sp.产生的镰孢菌酸铜离子络合物生成量在很大程度上取决于培养基中$CuCl_2$的浓度，前文中已经提到它具有抗肿瘤活性，还发现此化合物对金黄色葡萄球菌、枯草芽孢杆菌、大肠杆菌和肠炎沙门氏菌的MIC 值分别为12.5微克/毫升、25微克/毫升、12.5微克/毫升和50 微克/毫升。从海南东寨港红树林植物海漆的茎部获得的一株内生真菌*Phomopsis* sp. ZSU-H76发酵液中，分离得到两种cytosporone类化合物，对真菌白色念珠菌和尖孢镰刀菌的MIC 值分别为64微克/毫升、32微克/毫升。

（3）源自海洋动物：西沙永兴岛海域棕色扁海绵（*Phakellia fosca*）中获得的一株真菌ZSDS1-F11发酵粗提物，具有不同程度的抗炎和抗结核活性，从其发酵产物乙酸乙酯的萃取层中，分离出24种单体化合物，其中的Expansols A-F对环氧合酶（COX-1和COX-2）都表现出良好的抑制活性，并首次发现tetramicacid类化合物具有很强的抑制结核杆菌（*Mycobacterium tuberculosis*）活性，抑制率为 96.1%[28]。从海绵*Niphates olemda*获得的一株真菌*Curvularia lunata*中，分离得到化合物为cytoskyrinA、abscisic acid lunatin

对枯草芽孢杆菌、金黄色葡萄球菌和大肠杆菌有抑制作用。从一株软珊瑚共附生真菌*Aspergillus versicolor*中分离得到3种没药烷型倍半萜类化合物，对金黄色葡萄球菌和白色葡萄球菌具有较强的抗菌活性。从源于中国南海柳珊瑚（*Dichotella gemmacea*）的真菌*Aspergillus* sp.分离得到两种含有酚环的没药烷型倍半萜类化合物（+）-sydowicacid，在浓度为100微克/毫升时，对金黄色葡萄球菌有抑制活性，抑菌圈直径分别为7毫米和11毫米。从水母中分离得到两株真菌*Emericellaunguis* M87-2 和M90B-10均能产生多芳环酯类化合物guisinol，对金黄色葡萄球菌有抑制活性。

从青岛侧花海葵和绿海葵体内分离得到3株有较好抗植物病原真菌活性的菌株，其中青11-1的代谢产物对立枯丝核菌*Rhizoctonia solani*有较强的抑制作用。

（4）源自沉积物：从中国黄海沉积物获得的真菌*Keissleriella* sp. YS4108发酵液中，分离得到一种聚酮类物质，拥有全新的碳骨架，对白色念珠菌、红色毛癣菌和黑曲霉菌的最小抑菌浓度分别为40微克/毫升、20微克/毫升和80微克/毫升。从中国海域沉积物获得的真菌*Aspergillus carbonarius*发酵液中，分离得到两种新的二聚萘并-γ-吡喃酮类化合物，对结核分枝杆菌（*Mycobacterium tuberculosis*）的生长具有抑制活性。

从南极地区深海沉积物获得的嗜冷真菌*Trichodermaasperellum*的发酵产物中，分离得到6种新的线性肽类化合物AsperelinesA-F对金黄色葡萄球菌和大肠杆菌都有抑制活性，并对植物病原真菌*Alternariasolani*和*Pyricularia oryzae*也有微弱的活性（MIC值均大于100微克/毫升）。

从中国青岛晒盐场海泥中获得的耐盐真菌（*Alternaria raphani*）发酵液的乙酸乙酯萃取物中，分离得到3个脑苷脂类化合物Alternarosides A-C和一种二酮哌嗪生物碱Alternarosin A，对大肠杆菌、枯草芽孢杆菌和白色念珠菌均具有较弱的抑制活性（MIC值70～400微克/毫升）。

从来自海泥的一株真菌*Penicillium* sp.中分离得到一种抗菌代谢产物。佛罗里达沿海获得的真菌*Satchybotays* sp.培养液的粗提物，具有抗细菌和抗真菌活性，从中分离出两种芳香族生物碱Stachybotrin A和Stachybotrin B，加样量为10微克时，对枯草芽孢杆菌的抑菌圈分别为8毫米和10毫米，加样量为20微克时，能抑制真菌*Ascobalus furfuraveus*和*Sordaria fimicola*的生长。从Bahamas 盐湖沉积物中获得的菌株*Hypoxylon oceanicum*发酵液中分离到3种可抗真菌的化合物。

（5）其他来源：从海南白沙门海滩漂浮木中获得的萨氏曲霉*Aspergillus sydowi* PFW1-13中，分离到一种新的降原萜烷型三萜和一种新的氧杂螺内酰胺，对大肠杆菌、枯草杆菌和溶壁微球菌的MIC值分别为10.65微摩尔/升、5.33微摩尔/升、10.65微摩尔/升以及3.74微摩尔/升、14.97微摩尔/升、7.49微摩尔/升。从海洋来源曲霉 *Aspergillus sclerotiorum* PT06-1中分离得到的4种新环三肽，对白色念珠菌的MIC值分别为7.5微摩尔/升、3.8微摩尔/升、30微摩尔/升、6.7微摩尔/升。从巴拿马附近海域的一株海洋曲霉 *Aspergillus insulicala* 中，分离到一种硝基苯取代的倍半萜类化合物Insulicolide A，此结构很引人注目，因为含硝基的化合物在自然界中很少见，其中以细菌产生的抗生素——氯霉素最为有名，而且用不同培养基培养后发现真菌产生的活性物质与其生长环境和条件密切相关。

从海洋真菌 *Pseudallescheria* sp.的培养液中分离到二酮哌嗪类化合物，对耐甲氧苯青霉素和多重耐药性的金黄色葡萄球菌的MIC分别为31.2毫克/升、31.2毫克/升和1.0毫克/升。

从真菌 *Penicillium chrysogenum* QEN-24S 中分离得到7种四环二萜类化合物，具有cyclopiane骨架，其中化合物Conidiogenone A可显著抑制耐甲氧西林金黄色葡萄球菌、荧光假单胞菌、绿脓杆菌和表皮葡萄球菌的生长，其MIC值均为8微克/毫升。此外，该化合物对白色念珠菌具有较弱的抑制活性（MIC值为128微克/毫升）。化合物Conidiogenol对荧光假单胞菌和表皮葡萄球菌有明显的抑制作用，MIC值均为16微克/毫升。

3. 抗氧化、抗病毒活性

从海洋青霉菌 *Penicillium* sp. F23-2 中分离到的3个多糖化合物具有很好的抗氧化活性，清除超氧自由基和羟基自由基能力尤其突出。从海洋真菌 *Acremonium* sp.分离的4种氢醌类代谢产物，具有显著的抗氧化剂活性。广东茂名红树林底泥中枝孢菌 *Cladosporium* sp.的粗提物，具有较好的抗H1N1流感病毒活性，从其发酵浸膏中分离的1种吲哚生物碱类化合物具有显著的抗H1N1甲型流感病毒活性，可作为新型抗流感药物的药用先导结构类型。

4. PAF 拮抗剂

海洋真菌能产生血小板活化因子（PAF）拮抗剂。从日本Fukui海湾岸边一种 *Chinoecetes opilio* 蟹壳上获得的真菌 *Phoma* sp.发酵液中，分离得到4种代谢产物都可以抑制PAF诱导的血小板凝集，IC$_{50}$值的范围为$1.6 \times 10^{-6} \sim 1.7 \times 10^{-5}$摩尔/升，它们还可以抑制PAF与受体的结合。其中的Phomactins A 对由二磷酸腺苷、花生四烯酸或胶原蛋白诱发的血小板凝集不产生作用，被认为是一种新型的PAF 拮抗剂，另外3种代谢产物Phomactins E、Phomactins F、Phomactins G，与Phomactins A类似，也都具有PAF 拮抗活性。这些化合物具有开发成为抗过敏和消除炎症药物的潜力。

5. 酶抑制剂

酶抑制剂可用于防治多种疾病，例如，端粒酶抑制剂可抗癌，抗血管紧张素酶抑制剂可抵抗糖尿病和肾病，神经氨酸酶抑制剂可抗流感。从海洋真菌中发现的酶抑制剂，主要包括还原酶抑制剂、蛋白酶抑制剂、磷脂酶抑制剂、激酶抑制剂以及磷酸酶抑制剂等。

从西太平洋帕劳群岛海绵中获得的曲霉Aspergillus niger，产生的厌养电子传递抑制剂（nafuredin），在抑制来自猪蛔虫的NADH延胡索酸还原酶（NFRD）活性方面，具有高度的选择性。从海绵中得到的真菌Aspergillus niger FT -0554发酵液中也得到这种物质。

来自海绵的真菌产生的活性物质Cathestatins A 、Cathestatins B、Cathestatins C，是氨基酸衍生物，具有半胱氨酸蛋白酶不可逆抑制剂活性。小囊菌属海洋真菌Microascus longirostris产生的次级代谢产物能抑制半胱氨酸蛋白酶。

从海洋真菌FOM -8108 的培养液中分离出一种中性鞘磷脂酶抑制剂Chlorogentisyl quinone，具有神经磷脂酶抑制剂活性。从贝里琉岛浮木获得的真菌Corollospora pulchella中分离出的内酰胺化合物pulchellalactam，具有抑制CD45 蛋白酪氨酸磷酸酶的活性。从绿藻Ulva sp.中获得的真菌Ascochyta salicorniae培养液中得到Ascosslipyrrolidinone A，对酪氨酸激酶p561ck 有抑制作用。从中国南海红树林中获得的真菌Xylaria sp.（No 2508）培养液中得到化合物Xyloketals A，可抑制乙酰胆碱酯酶的活性。

6. 酶

海洋真菌和陆地真菌的生长、繁殖，都必须从周围高能量的有机物获得能量，或把周围的有机物裂解成小分子而获得能量，但海洋生存环境与陆地差别较大，需要的酶也不相同。有学者研究了17个属、30株真菌产生的胞外酶，发现供试菌株的发酵液中可产生 β–葡糖苷酶、N–乙酰– β–氨基葡糖苷酶、β–半乳糖苷酶和 α 甘露糖苷酶等多种糖苷酶和淀粉酶、 β –1，3–葡聚糖酶等多种葡聚糖酶。从海洋子囊菌Corollospora maritima中还发现了几丁二糖酶。

7. 其他生物活性物质

神经营养因子是一类对神经元的发育、存活和凋亡起重要作用的蛋白质，也是治疗神经损伤等疾病的潜在药物标靶。从日本Uchiura湾的海底沉积物获得的真菌*Penicillium* sp. BM1689 -p中，分离得到化合物Epolactaene，能明显促进神经细胞神经突的生长，这也是首个来自微生物的对人类成神经细胞瘤细胞系轴突生长有效的化合物。

从海洋真菌*Aigialus parvus* BCC5311中，分离得到的化合物Hypothemycin和aigialomycin D都具有抗疟原虫的活性，IC_{50}值分别为2.2毫克/毫升和6.6毫克/毫升。从海绵共附生真菌*Pleosporaceae* sp.中，分离得到的4种甾体类化合物都具有较强的卤虫（*Artemiasalina*）致死活性，并对藤壶（*Balanus amphitrite*）附着还有较强的拮抗活性，其EC_{50}为0.85毫克/升。

从海藻中分离出200余种代谢成分，发现其中80余种为新结构，主要结构为卤代化合物，包括卤代酚类、卤代倍半萜、卤代二萜、卤代聚醚等，从海藻内生真菌中也获得100多种成分，其中40多种为新结构，包括细胞松弛素类、萘并吡喃酮类、苯甲醛衍生物、生物碱类等，其中海藻卤代化合物具有显著的自由基清除活性、抗糖尿病活性，而海藻内生真菌代谢产物具有显著的细胞毒活性和抗农业病害菌活性。研究结果表明海藻及其内生真菌具有产生结构新颖天然产物的能力，是发现新结构、强活性海洋天然产物的重要来源[29]。

由此可见，目前世界上对海洋真菌活性物质的研究非常活跃，并且已经从海洋真菌的代谢产物中，发现了越来越多的具有生物活性的代谢产物。不过截至2009年，已鉴定的海洋真菌只有321属530种，可以说对海洋真菌的研究还有很大空间。随着分离和鉴定手段的不断提高，现代分离培养技术不断发展，相信在不久的将来，海洋真菌的代谢产物将会出现更多能用于治疗难治疾病的生物化合物。

第四节 海洋放线菌

一、海洋放线菌及其活性成分

放线菌是一种在自然界分布极其广泛的常见微生物，在自然界的物质和能量循环中起到非常重要的作用，它还能产生许多结构新颖、功能独特及毒副作用较低的次级代谢产物，是一类具有广泛用途和巨大经济价值的微生物资源，也是寻找新药或先导化合物的重要资源。据统计，来源于放线菌的抗生素占所有抗生素的67%（其中链霉菌占52%，稀有放线菌占15%）[30-31]。科学家对陆栖放线菌的研究已经取得了重大进展，到目前为止，人类所用的抗生素基本上来自于陆栖放线菌。但近年，从陆栖放线菌中发现新的抗生素的概率正缓缓下降，因此从20世纪50年代末，科学家们逐渐把研究重点从陆栖放线菌转向海洋放线菌。

海洋放线菌虽然不是主要的海洋微生物区系，但科学家们仍然从海洋微生物的放线菌中，分离获得了具有抗细菌、真菌和抗肿瘤的活性产物和临床药物，其中头孢菌素等就是从海洋放线菌中产生，并已得到临床应用的抗生素。大量研究表明，海洋放线菌活性代谢产物非常丰富，产生的抗生素结构新颖，这就使得海洋放线菌成为新抗生素的重要来源。

海洋放线菌是介于细菌与真菌之间的单细胞原核生物，分布广泛，种类众多。放线菌菌丝细胞结构及生理特性与细菌基本相同，除枝动菌属（*Mycoplana*）细胞为革兰阴性菌外，其余放线菌均为革兰阳性菌。大多数放线菌具有生长发育良好的菌丝体。根据放线菌菌丝的形态和功能可将其分为三种类型：营养菌丝（又称为基质菌丝或基内菌丝）、气生菌丝和孢子丝。气生菌丝是营养菌丝发育到一定时期，长出培养基外并伸向空间的菌丝；当气生菌丝发育到一定程度，其上分化出可形成孢子的孢子丝。海洋放线菌为异养菌，绝大多数是好气腐生菌，少数寄生菌是厌氧菌。海洋放线菌，特别是腐生菌，在海洋生态系物质循环中起着重要作用。放线菌主要通过形成无性孢子的方式进行繁殖，也可借菌体断裂片段繁殖，孢子直径、菌丝宽度与细菌中的球菌、杆菌相近。

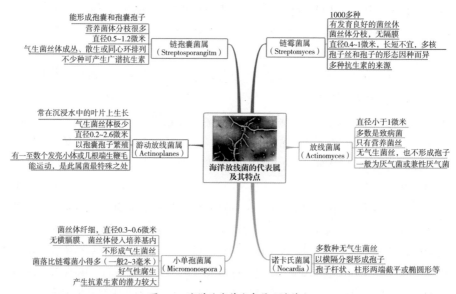

图4-9　海洋放线菌代表属及其特点

放线菌对人类的贡献是巨大的，不但绝大多数抗生素由放线菌产生，还可用来生产纤维素、酶、维生素，具有固氮作用，用于生产生物菌肥，但有的放线菌可感染海水养殖动物，如鱼类，给水产养殖业造成一定危害，有的放线菌会破坏棉毛织品和纸张。

放线菌的代表属及特点见图4-9。

二、海洋放线菌的药用前景研究

对海洋放线菌的研究，尤其以抗肿瘤和抗菌活性最为活跃，也让我们从已整理的部分实例[32-37]，来看看对它的研究进展情况。

1. 抗肿瘤活性

近年来，随着分离手段的日渐成熟和药理筛选模型的广泛应用，研究人员不断从海洋放线菌中发现一些结构新颖、作用独特的抗肿瘤活性物质，这也使海洋放线菌成为海洋微生物抗肿瘤活性物质研究的焦点。抗肿瘤活性研究概况如图4-10所示。

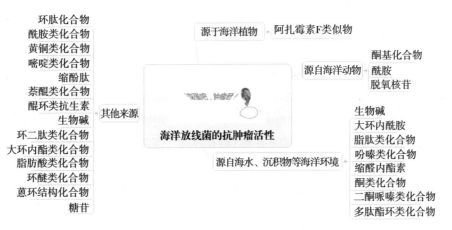

图4-10　海洋放线菌的抗肿瘤活性研究概况

（1）源自海洋植物：从红树林链霉菌 Streptomyces sp. 211726中分离出7种阿扎霉素 F 类似物，这些类似物对人结肠癌 HCT-116 细胞系显示出较强的细胞毒性，IC_{50}值为 1.81~5.00微克/毫升。

（2）源自海洋动物：从加利福尼亚海沟的一种珊瑚表面分离到的链霉菌的培养物中，发现了结构新颖的Octalacions A 和Octalacions B，这两种化合物分别是寡霉素A的20-羟基衍生物和肠菌素的5-脱氧衍生物，是含有少见的八元环的内酯官能团的19碳酮基化合物，其中OctalacionsA 在体外有抗B16-F17鼠黑素瘤和HCT-116人胃癌细胞活性，其IC_{50}值分别为0.0太072克/毫升，0.5克/毫升。

从海绵共附生放线菌SH6004 的乙酸乙酯提取物中，分离得到7种化合物，发现其中的对羟基苯乙酰胺、尿嘧啶-2'-脱氧核苷和胸腺嘧啶-2'-脱氧核苷具有弱的抗肿瘤活性，此类化合物主要通过竞争细胞正常代谢中的酶或取代正常的核苷酸，干扰DNA正常的生物合成而起到抗肿瘤作用。

（3）源自海水、沉积物等海洋环境。从胶东半岛沿海海泥、海水样品中获得一种白浅灰链霉菌具有强的细胞周期抑制活性，在这种放线菌两次发酵产物的乙酸乙酯提取物中，分离纯化出化合物1（5-羟基三环缩醛内酯素）和化合物2（三环缩醛内酯素），在低浓度时为GZ/M期抑制活性，在中浓度为诱导细胞凋亡活性，而在高浓度为细胞毒活性，其活性具有量效依赖关系，且化合物1的活性强于化合物2。

从江苏连云港海域中筛选出的海洋放线菌 ACMA006的发酵产物中分离出两种抗肿瘤活性化合物，并进一步鉴定其结构。对发酵萃取物进行分离得到两种单体化合物，其中化合物B为放线菌素D，分子式为$C_{62}H_{86}N_{12}O_{16}$，含有两个多肽酯环，化合物A可能为放线菌素D的衍生物。这是国内外首次从海洋放线菌中分离提取出放线菌素D。

从海底淤泥中分离到了一种盐屋链霉菌*Streptomyces sioyaensis* SA-1758可产生一种结构新颖的生物碱Altemicindin，在体外对肿瘤细胞株L1210及IMC肉瘤细胞的IC_{50}值分别为0.84克/毫升和0.82克/毫升，且还有微弱的抗菌活性，但是体内毒性较高，LD_{50}为0.3毫克/千克。

从海底沉积物的链霉菌*Streptomyces aureoverticillatus* NPS001583中，分离到一种由22 个原子构成的大环内酰胺代谢产物Aureoverticillactam，这种物质对多种肿瘤细胞有细胞毒性。

从加利福尼亚的海底沉积物中分离到的一株放线菌*Streptomyces nodosus* NPS007994，研究发现它产生的Lajollamycin可抑制肿瘤细胞B16-F10的生长，还对药敏型及耐药型革兰阳性菌有抑制作用。

从福建海滩土分离到青铜小单孢菌FIM 02-523，并从它的发酵液中分离出5种化合物，其中的一种与脂肽类抗肿瘤抗生素Rakicidin B 同质，这种抗生素曾报道来自陆地土壤的小单孢菌*Micromonospora* sp. No. 8385-2，它能够抑制肿瘤细胞

L929的生长，而且与临床上常用的免疫抑制剂环孢素有相似的抑制活性。

从北冰洋沉积物的诺卡菌（*Nocardia dassonvillei*）BM-17菌株中分离出吩嗪类化合物NHP，其对人肝癌细胞株HepG2、人肺癌细胞株A549、人低分化结肠腺癌细胞株HCT-116和人卵巢癌细胞株COC1均有较强细胞毒作用，其 IC_{50} 值分别为40.33微克/毫升、38.53微克/毫升、27.82微克/毫升和28.11微克/毫升。

从青岛胶州湾海域海泥样品中分离到黄直丝链霉菌（*Streptomyces flavorectus*）Z4-007，并从这种菌的发酵物中分离得到一种酮类活性化合物，研究发现这种化合物具有细胞周期抑制活性，在高浓度时能把小鼠乳腺癌tsFT210细胞分裂周期抑制在G0/G1期，而在低浓度时则抑制在G2／M期，并显示出一定的细胞凋亡诱导活性。

对采集自烟台逛荡河入海口沉积物的一株放线菌*Streptomyces* sp. 223进行次级代谢产物及活性研究，从这种菌的发酵产物中分离到了7种二酮哌嗪类化合物，其中化合物（3S）-（1，4）-二甲基-3-异丙基-（2，5）二酮哌嗪，作为一种天然产物是首次从海洋微生物中分离得到，实验结果表明它具有显著的细胞毒活性，对HeLa细胞的半抑制浓度 IC_{50} 为18.7微摩尔/升。

从日本Sagami Bay浅海海泥分离到的放线菌*Chainia* sp. SS-228可以产生一种新的化合物SS-228Y，研究发现SS-228Y对乳腺癌在小鼠中的生长具有抑制作用，以大于1. 56微克/天 的给药剂量连续给药10天，能够延长患有埃列希腹水肿瘤的小鼠的存活期。

（4）其他来源：分离自印度洋的一株小单孢菌中的*Ihiocoraline*，是一种具有显著抗肿瘤活性的缩酚酞，它对肿瘤细胞P388、A -549、HT - 29及MEL-28的 IC_{50} 分别为0.002微克/毫升、0.002微克/毫升、0.01微克/毫升及0.002微克/毫升，可显著抑制DNA和RNA的合成，具有细胞周期阻滞作用，最主要的抗肿瘤机制可能在于抑制DNA聚合酶。

分离自海洋小单孢菌中的Antibiotic IB-96212，对肿瘤P388有很强的细胞毒性作用（ IC_{50} 为0.001毫克/毫升），对人肺癌细胞株A-549、人结肠腺癌细胞株HT-29和人皮肤恶性黑色素瘤细胞MEL-28的 IC_{50} 都为1毫克/毫升。来自小单孢菌TP-A0468发酵液的醌环类抗生素Kosinostatin，对白血病U937细胞的毒性 IC_{50} 为0.091微克/毫升，与阿克拉霉素A 相当，同时还对21种人类癌细胞具有抑制作用，其 IC_{50} 小于0.1微摩尔/升。从海洋小单孢菌IM2670的甲醇提取物中，分离得到2个吡啶生物碱、链黑霉素（Streptonigrin）及其衍生物7-（1-甲基-2-丙酰基）链黑霉素，都有很强的通过激活P53蛋白诱导肿瘤细胞凋亡的活性。分离自海洋小单孢菌属的LomaiviticinsA，是一种DNA损伤剂，具有较强抗肿瘤活性，对一系列肿瘤细胞群有细胞毒活性，IC_{50}值在$0.01 \sim 98$纳克/毫升范围内，其作用方式与阿霉素、丝裂霉素不同。从海洋小单胞菌中分离得到一种生物碱类化合物Diazepinomicin，体外试验中具有极强的细胞毒活性，并对小鼠体内神经胶质瘤、乳腺瘤及前列腺瘤细胞有杀伤作用。从海洋小单胞菌属Micromonospora sp. TP-A0468 培养液中，分离到的一类醌环类抗生素Kosinostatin，对人的骨髓性白细胞U937细胞有明显的细胞毒性，IC_{50}为0.09微摩尔/升，并且对21种人类癌细胞群具有抑制作用。以上多种来自海洋小小单胞菌属的活性物质目前都已经进入临床试验阶段。

从海洋放线菌MKN-349A中分离到环肽化合物，对白血病K-562细胞有很好的活性。从海洋链霉菌KORD I-32的发酵液中分离到一种新嘧啶类化合物Streptokordin，对7种人类肿瘤细胞具有明显的细胞毒性。从胶州湾的海洋链霉菌Streptomyces sp. M26菌株中分离出具有蒽环结构的产物Kiamycin，在100微摩尔/升浓度下对人早幼粒细胞白血病HL-60、人肺腺癌细胞A549和人肝癌细胞BEL-7402的抑制率分别为68.20%、55.90%和31.70%。从海洋放线菌N350的脂溶性发酵产物中分离出的反式-13-二十二碳单烯酰胺、7，4′-二羟基异黄酮和6′-甲氧基-7，4-二羟基异黄酮，对人口腔上皮癌KB细胞生长的ID_{50}分别为15微克/毫升、811微克/毫升和512微克/毫升，对人白血病细胞HL-60生长的ID_{50}分别为7微克/毫升、218微克/毫升和119微克/毫升。从海洋放线菌CNH-099中分离得到含倍半萜的新萘醌类抗生素Neomarinone，在体外对人结肠癌细胞HCT-116有中等细胞毒性（IC_{50}为0.8毫克/升），它对60种癌细胞的平均IC_{50}为10微克/毫升。从海洋放线菌Cyanobacterium Lyngbya Bouillonii的发酵液中分离出的Lyngbou illoside，对成神经细胞瘤细胞有较弱的细胞毒性，IC_{50}值为17微克/毫升。

从海洋来源的放线菌3295代谢产物中，分离得到一种具有抗肿瘤活性的化合物，对小鼠乳腺癌温敏型tsFT210细胞具有G0 /G1期细胞周期抑制作用。从海洋放线菌11014发酵产物中分离得到1种环二肽类化合物，在浓度为5微克/毫升时体外对肿瘤抑制率为（48.3±3.3）%。

从菌株Salinispora tropica CN B-392中分离出一系列γ-内酰胺类化合物，具有很强的抗肿瘤活性，其中salinosporamide A对人结肠癌细胞HCT-116 的半数抑制浓度（IC_{50}）为0.035纳摩尔/升，而且Salinosporamide A 对非小细胞肺癌（NCI-H226）、中枢神经癌（SNB-75）、黑色素瘤（SK-MEL-28）及乳腺癌细胞（MDA-MB-435）具有强的细胞毒活性，其半数致死浓度（LC_{50}）都低于11纳摩尔/升，还发现这种化合物是强效蛋白酶体抑制剂，对糜凝乳蛋白酶体的IC_{50}达到1.3纳摩尔/升。目前已经进入临床前研究（详见第五章的Marizomib）。

从海洋放线菌Stretomyces sp.（BL-49-58-005）中分离的一种3，6二取代吲哚生物碱，对白血病K-562细胞的IC_{50}为8.46微摩尔/升，分离的另一种含有醛肟基团的化合物，对前列腺癌细胞、内皮肿瘤细胞、白血病K-562细胞、胰肿瘤细胞和结肠癌细胞的IC_{50}值均在1微摩尔/升范围内。

从一株海洋放线菌S1001中分离出3种环二肽类化合物，对人K562肿瘤细胞的抑制率分别为15.4%、19.3%和18.6%。从海洋放线菌H2003发酵产物中分离得到的环二肽化合物Cyclo（L-Leu-L-Pro），在浓度为0.952毫摩尔/升时，对tsFT210小鼠乳腺癌细胞的抑制率为（48.39±1.837）%。从青岛胶州湾的1株海洋放线菌Streptomyces sp. 3275中分离到的3种环二肽类化合物：环（脯氨酸-酪氨酸）、环（脯氨酸-甘氨酸）和环（脯氨酸-亮氨酸），对温敏性小鼠乳腺癌细胞tsFT120显示增殖抑制活性。

从海洋放线菌CNH-099中，分离得到含半倍萜的新萘醌类抗生素Neomarinone，在体外对人结肠癌细胞HCT-116的IC_{50}为0.80克/升，对NCI的60种类肿瘤细胞群IC_{50}平均值为10微克/毫升。从海洋放线菌124092的代谢产物中分离得到脂肪酸类化合物，对小鼠B16黑色瘤细胞生长具有抑制活性。从海洋放线菌Actinomadura sp. 007的发酵液中分离出新生物碱类化合物ZHD-0501，体外对小鼠白血病P388细胞以及人体癌细胞（A549，BEL-7402和HL60）的生长抑制率为57.3%~82.6%。

对海洋来源的放线菌23001发酵后的乙酸乙酯提取物，具有细胞坏死性细胞毒活性和细胞周期抑制作用，分离后得到化合物中正十六烷酸、3'-软脂酸甘油单酯和3，6-二烯-2，8-（8-羟基-9-甲基）癸基-1，5-二氧辛烷对tsFTZIO小鼠乳腺癌细胞具有显著的坏死性细胞毒活性，3，6-二烯-2，8-（8-羟基-9-甲基）癸基-1，5-二氧辛烷还具有显著的诱导细胞凋亡活性。从海洋来源放线菌B2202发酵菌丝体的丙酮提取物中，分离得到的11种单体化合物tSFTZ10小鼠乳腺癌细胞均具有一定的抑制活性。从海洋放线菌Streptomyces sp.发酵液的提取物中得到的对甲苯酯类和二酮类化合物，对人肝癌细胞（SMMC-7721）具有不同程度的生长抑制活性。从海洋放线菌WBF16发酵液中得到的蒽醌类化合物，对金黄色葡萄球菌敏感菌的最低抑菌浓度为2微克/毫升，对乳腺癌细胞MCF-7m和肺癌A549细胞的半数抑制浓度（IC_{50}）分别为6.60微克/升和9.88微克/升，与阿霉素的抗肿瘤效价相当。

2. 抗菌活性

天然抗生素大约有2/3来自放线菌，近年来不断报道发现了新的海洋放线菌菌种，以及它们产生的新抗生素，特别是具有全新作用机制的平板霉素的发现更加促进了对放线菌的研究，因此从海洋放线菌中寻找新型抗菌活性物质是目前海洋活性物质研究的热点之一。海洋放线菌的抗菌活性研究概况见图4-11。

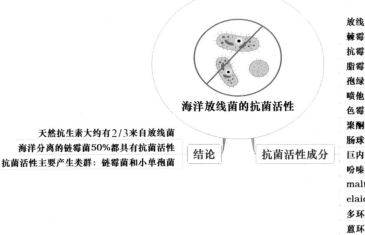

图4-11　海洋放线菌的抗菌活性研究概况

20世纪70年代，日本学者对放线菌的研究工作，开启了海洋微生物抗生素发展的先河。他们从Sagami海湾的泥样中分离得到一株放线菌菌株，研究发现它必须在具有海藻粉的海水培养基中生长时，才产生抗生素。这也显示出了海洋放线菌独特的生理特性。

从太平洋和大西洋沉积样品中分离到600多株放线菌，发现活性菌株中的组成为：*Streptomyces*占22%，*Micromonospora*占29%，*Pseudonocardia* 占15%，*Rhodococcus*占33%。从海洋中分离的链霉菌中，大约50%都被发现具有抗菌活性。其中，链霉菌和小单孢菌两个类群仍然是海洋放线菌次生代谢产物的主要产生菌，从海洋链霉菌中不但发现了陆生链霉菌中分离到的已知的抗生素如放线菌素（Actinomycin D）、棘霉素（Echinomycin）、抗霉素A（Antimycins A）、脂霉素（Lipomycins）、孢绿菌素（Sporaviridin A1）、喷他霉素（Pentamycin）、色霉素（Chromomycin A3）、Bafilomycins、Filipin、聚酮类化合物（Tetracenomycin D1）等系列活性天然产物，还发现了独特海洋来源的肠球菌素（Enterocin）、Actiphenol、巨内酰胺类（Macrolactam）、吩嗪类（Phenazine）、Maltophilin、Elaiomycin等活性较好的新的次生代谢产物。

从日本海289米深的海底泥中获得的菌株*Verrucosispora* sp.次级代谢产物中，分离得到一种多环聚酮类抗生素Abyssomicin C，对革兰阳性菌的生长具有强烈的抑制作用，还可以抑制耐甲氧西林金葡菌（MRSA）的生长，对MRSA N315的MIC为4微克/毫升，对MRSA Mu50的MIC为13微克/毫升，它是通过抑制细菌体内PADA的合成，从而抑制叶酸辅酶的生物合成，这是一种新的抑菌作用靶点，对寻找新型高效抗生素提供了研究方向。

研究13株分离自深海底泥和海洋动植物体的海洋放线菌及其次级代谢产物，发现92.3%的提取物（浓度为100微克/毫升）对AChE（乙酰胆碱酶）的抑制率大于50%；有9种提取物对大肠杆菌或枯草芽孢杆菌有抑制作用，分别占5.1%和20.5%；有14种提取物（浓度为10020微克/毫升）具有体外抗肿瘤活性（对KB或HepG2的抑制率≥50%），其中菌株1023具有很强的活性，它的3种培养基提取物在20微克/毫升时对肿瘤细胞KB的抑制率都在60%以上，从其发酵液的乙酸乙酯萃取物中分离得到化合物valinomycin，对HeLa细胞的IC_{50}为3.04纳克/毫升，对大肠杆菌、枯草芽孢杆菌和结核分枝杆菌的MIC均为50微克/毫升，对白色假丝酵母的MIC为1.56微克/毫升，对啤酒酵母的MIC为6.25微克/毫升。

从北冰洋73°N以北海域沉积物中获得的一株链霉菌属放线菌R-527F，含有聚酮类I型（PKS I）和非核糖体含硫多肽类化合物的合成基因，产生的抗菌物质对枯草芽孢杆菌具有显著抑制效果，抑菌圈直径可达到18.2毫米。分离于连云港近海海域的海洋链霉菌属放线菌GY4，分离纯化出分子式为$C_{13}H_{17}NO_5$的小肽类物质，具有广谱抗菌作用，不仅对金黄色葡萄球菌、荧光假单胞菌、藤黄微球菌具有很强的抑菌活性，而且对点青霉、扩展青霉等真菌也具有较强活性。从链霉菌*Streptomyces* sp. B6921中分离得到C-苷类的蒽环类抗生素HimalomycinA和Himalomycin B，它们是蒽环类抗生素的前体，具有非常强的抗菌活性。

从山东威海浅海海水中获得的放线菌B5发酵液中，分离得到链丝菌素类Streptothricins D衍生物，对枯草芽孢杆菌、蜡状芽孢杆菌、大肠杆菌和金黄色葡萄球菌的MIC（最低有效抑菌浓度），分别为60微克/毫升、35微克/毫升、40微克/毫升和50微克/毫升，对铜绿假单孢杆菌的MIC大于200微克/毫升，对玉米大斑病菌、烟草赤星病菌和马铃薯干腐病菌的 EC_{50} 分别为 10.2微克/毫升、12.4 微克/毫升和8.6微克/毫升。从一株小单孢菌属放线菌 Micromonospora sp. （No. 69）的发酵液甲醇提取物中分离得到2种环二肽类化合物，对MRSA具有抑制作用，IC_{50} 分别为3.2毫摩尔/升和6.5毫摩尔/升。海洋放线菌WB-F5的发酵液对金黄色葡萄球菌、耐甲氧西林金黄色葡萄球菌（MRSA）、枯草杆菌等革兰阳性菌有较好的抑制作用，从中分离出活性成分5，7，4c-三羟基异黄酮。从连云港海域潮间带获得一株弗氏链霉菌变种GB-2，对藤黄微球菌、蜡样芽孢杆菌、金黄色葡萄球菌等5种革兰阳性菌，大肠杆菌、荧光假单胞菌等4种革兰阴性菌及扩展青霉、黄曲霉、点青霉、犁头霉、番茄灰霉、小麦赤霉病菌、香蕉炭疽病菌、棉花枯萎病菌、稻瘟病菌等18种真菌有显著拮抗作用，而且其所产的抗菌物质稳定性好，抗菌活性不受紫外线照射影响，在生防、食品及医药方面有潜在的应用价值。

3. 酶抑制剂

从海洋沉积物中获得的多株海水依赖性放线菌中，分离到β-葡萄糖苷酶、谷氨酸肽酶、α-淀粉酶等肿瘤治疗上重要酶的多种抑制剂。从太平洋的3569米和5974米的沉积物中发现了产河豚毒素的8株链霉菌和1株未知菌株，河豚毒素是强活性酶抑制剂，也是一种非蛋白质神经毒素，可用于治疗癌症、止痛等，具有海洋药物开发潜力。

目前，关于海洋微生物的研究，涉及的范围极其广泛，针对不同来源、不同的活性都开展了深入细致的探索，并有不少活性物质进入了临床试验或者应用，本书中所列举的研究，相对于已经进行或正在进行的研究工作来说，只是微不足道的冰山一角。我们知道，针对海洋微生物的研究其实是相当枯燥乏味的，即使是在培养的过程当中，微生物的茁壮成长都显得那么微不足道，这跟研究海洋植物和海洋动物相比，实在是毫无趣味性可言，包括前面列举的研究，都只显示出干巴巴的内容和数字，但是为什么它会得到如此广泛的关注？首先，因为它具有纷繁复杂的种类、特殊又强烈的生物活性物质以及药理作用，比如，从很多活性物质的半数抑制浓度 IC_{50} 值中，我们可以看到，来自海洋微生物的活性成分，它们发挥作用的浓度级别可以达到微克/毫升甚至纳克/毫升，也就是说，只需要很少的量就具有强烈的活性了，这就比很多来自海洋植物及海洋动物中的成分活性要更突出。另一方面，跟其他生物（动植物）

相比，海洋微生物具有遗传和代谢背景简单、生长周期短、代谢易于控制、菌种易于选育，并且可以通过大规模发酵实现工业化生产的优势。因此，海洋微生物活性物质以及药物的研究与利用，必然成为开发海洋资源的重要内容之一，也终将结出丰硕的果实。

参考文献

[1] 许实波.海洋生物制药[M].北京:化学工程出版社，2007:223-227.

[2] HU G P，YUAN J，SUN L，et al. Statistical research on marine natural products based on data obtained between 1985 and 2008[J]. Marine drugs，2011，9（4）：514-525.

[3] CARTE B K. Biomedical potential of marine natural products[J]. Bioscience，1996，46（4）：271-286.

[4] 赵成英，朱统汉，朱伟明.2010—2013 之海洋微生物新天然产物[J]. 有机化学，2013，33（06）：1195-1234.

[5] 林白雪，黄志强，谢联辉.海洋细菌活性物质的研究进展[J]. 微生物学报，2005，45（4）：657-660.

[6] 曾胤新，陈波.极区低温海洋细菌及其产酶情况的初步研究[J]. 生物技术，2002，12（1）：10-12.

[7] 漆淑华，钱培元，张偲.海洋细菌Pseudomonas sp. 抗菌代谢产物的研究[J]. 天然产物研究与开发（Natural Product Research and Development），2009，21（3）:420-423.

[8] 付海超.海洋细菌 041381 和海洋放线菌 sh6004 次级代谢产物活性成分研究[D].青岛：青岛科技大学，2008.

[9] 王璐.海洋共附生抗菌微生物的筛选与鉴定及活性物质的研究[D].大连：大连工业大学，2012.

[10] 胡江春，王楠，马宗旺，等.海洋来源芽孢杆菌产生的新抗菌脂肽[C]//全国第九届海洋生物技术与创新药物学术会议论文摘要集，2014.

[11] CHEN L，WANG N，WANG X，et al. Characterization of two anti-fungal lipopeptides produced by Bacillus amyloliquefaciens SH-B10[J]. Bioresource technology，2010，101（22）：8822-8827.）

[12] MA Z，HU J，WANG X，et al. NMR spectroscopic and MS/MS spectrometric characterization of a new lipopeptide antibiotic bacillopeptin B1 produced by a marine sediment-derived Bacillus amyloliquefaciens SH-B74[J]. The Journal of antibiotics，2014，67（2）：175-178.

[13] 张少博，邵宗泽，黄典，等.海洋细菌抗菌筛选及深海独岛枝芽孢杆菌 A493 活性物质分

离鉴定[J].化学与生物工程，2013，30（10）：16-23.

[14] 陈雷，王光玉，卜同，等.一株中度嗜盐细菌 whb45 的鉴定及其抗菌与抗肿瘤活性的筛选[J].微生物学通报，2010，37（1）:85-90.

[15] 万钰萌，顾觉奋.海洋微生物来源的抗肿瘤活性物质研究新进展[J].抗感染药学，2013，10（004）：241-245.

[16] 衣尧.海洋微生物抗肿瘤活性产物的筛选、菌种鉴定及产物的初步研究[D].上海：上海海洋大学，2013.

[17] 朱建生.海洋细菌 Pseudomonas putida 中环二肽及其生物活性研究[D].扬州：扬州大学，2013.

[18] 王雪玲.海洋微生物抗肿瘤活性菌株的筛选及其活性物质的研究[D].扬州：扬州大学，2012.

[19] 王新，郑天凌，胡忠，苏建强.海洋微生物毒素研究进展.海洋科学（Marine Sciences），2006，30（7）:76-81.

[20] 王磊，徐安龙.海洋多肽毒素的研究进展.中国天然药物（Chinese Journal of Nature Medicine），2009，7（3）：169-174.

[21] 王祥敏，李明，骆祝华，等.海洋真菌及其生物活性物质多样性研究[J].海洋湖沼通报，2007（3）：69-74.

[22] 梁剑光，王晓飞，陈义勇，等.海洋真菌及其活性代谢产物研究进展[J].氨基酸和生物资源，2005，26（4）:1-3.

[23] 周荣丽，穆军，张翼，等.海洋真菌活性代谢产物最新研究进展[J].天然产物研究与开发，2008，20（4）：741-747.

[24] 温占波，裴月湖，田黎.海洋真菌药用活性物质研究进展[J].海洋科学进展，2004，22（3）：370-376.

[25] 尚卓，王斌贵.海洋真菌来源的抗菌活性物质研究:方法与进展[J].生命科学，2012，24（9）.

[26] 王劲松，易庆平，向会耀.海洋真菌活性代谢产物的研究进展[J].食品科学，2011（S1）：44-46.

[27] 张鹏，王斌贵.海洋植物内生真菌化学成分多样性及生物活性研究[J]."全球变化下的海洋与湖沼生态安全"学术交流会论文摘要集，2014.

[28] 杨加庚，梅益勤，裴月湖.海洋真菌次级代谢产物化学成分及生物活性的研究进展[J].沈阳药科大学学报，2013，1:016.

[29] 王斌贵.海藻及其共生微生物化学成分与生物活性研究[J].中国化学会第八届天然有机化学学术研讨会论文集，2010.

[30] 刘志恒. 放线菌——微生物药物的重要资源[J]. 微生物学通报，2005，32（6）：143 - 145.

[31] 田新朋，张偲，李文均. 海洋放线菌研究进展[J]. 微生物学报，2011，51（2）：161-169.

[32] YUAN G，HONG K，LIN H，et al. New azalomycin F analogs from mangrove Streptomyces sp. 211726 with activity against microbes and cancer cells[J]. Marine drugs，2013，11（3）：817-829.

[33] GAO X，LU Y，XING Y，et al. A novel anticancer and antifungus phenazine derivative from a marine actinomycete BM-17[J]. Microbiological research，2012，167（10）：616-622.

[34] 曲承蕾，杨雪，张淑敏，等. 海洋源放线菌Streptomyces sp.223中二酮哌嗪类成分的研究[J]. 中国海洋药物，2015，34（3）：23~28.

[35] XIE Z P，LIU B，WANG H G，et al. Kiamycin，a unique cyto-toxic angucyclinone derivative from a marine Streptomy-ces sp.[J].Mar Drugs，2012，10（1）:551-558.

[36] XIE Z，LIU B，WANG H，et al. Kiamycin，a unique cytotoxic angucyclinone derivative from a marine Streptomyces sp[J]. Marine drugs，2012，10（3）：551-558.

[37] 蒋茜. 海洋放线菌GY-4的鉴定及其抗菌物质研究[D]. 南京:南京农业大学，2011.

第五章

大显神通的海洋药物

从前面的篇章我们可以知道，在海洋当中，各种药物资源非常丰富，海洋生物的药用活性研究也非常广泛和纷繁复杂。尽管人们早就期待把海洋当中的药物资源用于医疗，但是怎么样把源自海洋植物、动物及微生物的代谢产物作为药物或者先导化合物使用，这并不是一件简单的事。目前，绝大多数海洋活性物质还在进行试验或临床前的研究阶段，少数处于临床阶段，也有极少的一部分已经开发成药物用临床试验或批准生产，在人类与各种疾病的战斗中大显神通了，这些海洋药物有很多是被人熟悉和常用的。

在接下来的这个章节里，我们来看看有哪些海洋药物已经进入临床或者被批准生产了。从药物的功能来说，主要可以划分成图5-1所示的几大类别。

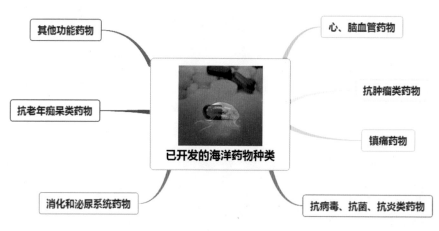

图5-1 已开发的海洋药物种类

第一节　心、脑血管药物研发进展

心、脑血管药物，顾名思义是主要作用在心脏和大脑血管的药物。它针对的主要是心、脑血管疾病。恐怕大家对"心脑血管疾病"这个词并不陌生，但不一定很了解这个疾病。那么我们不妨先了解一下什么是心、脑血管疾病吧。

说起来很简单，所谓心脑血管疾病就是心脏血管和脑血管一类疾病的统称。这一类疾病最基本的发病原理，就是供应心脏或者大脑血液的血管出现问题，导致心脏、大脑工作效率低下甚至"罢工"。最常见的心脑血管疾病就是"三高症"，也就是高血压、高血糖、高血脂。大家对这三个名字应该就不陌生了吧？很多人的家庭当中就有这几种疾病的患者。根据国家心血管病中心组织的统计报告《中国心血管病报告2014》：中国心血管疾病患者约为2.9亿，即每5个成年人中就有1人患心血管疾病，而且越来越有年轻化的趋势。

研究发现这类疾病跟不健康的生活习惯和饮食习惯有密切关系。比如现代人的饮食中，会摄入过多的脂类、醇类（就是油脂），如果又没有合理的生活习惯（饮水及适当运动等），这些油脂就可能会长时间存留在我们的血管当中。于是血管里流动的除了血液还有油脂，导致血液黏稠。这些血、油混合物在大血管快速流动的过程中可能问题不大，但是遇到拐角或很细小的血管缓慢流动时，小油滴集结成大油滴，黏附在管壁上，血液当中还有一些凝血成分作用在被油滴黏附的管壁，形成凝血块，这些微小的凝血块聚在一起增大后叫血栓，时间长了，会导致血管越来越窄。而且血栓还有可能脱落，变成流动的栓子。这些被血液带着流动的栓子可能堵塞一些更重要的管道，比如心脏和大脑的血管，甚至直接造成梗死（俗称心梗、脑梗）。为了维持这些不通畅血管的供血，人体会加强心脏收缩和扩张的力量，于是增加了血压，这就是高血压。人体的血压过高，可能就会导致血管破裂，会产生出血性心脑血管疾病，人体如果总是供血不足，就会发生缺血性心、脑血管疾病。

还有一类常见的心血管疾病叫冠心病。流经心脏的动脉叫作冠状动脉，冠状动脉供血不足导致的疾病就叫冠心病，当冠状动脉的一部分完全堵塞，引起一部分心肌坏死就叫心肌梗死。

我们知道了心、脑血管疾病的原因，那么就会比较容易了解海洋药物为什么能治疗这一类疾病了。

归纳起来，治疗心脑血管疾病需要降低血脂、抵抗凝血、减少血液的黏稠度、降血压、扩张血管等。而药物只要能够较好地满足这几个需求当中的一项或几项时，就可以达到治疗心、脑血管疾病的目的。目前，海洋药物治疗心、脑血管疾病的药物主要来源自以下两大类群。

一、来自海洋植物

1. 藻酸双酯钠

藻酸双酯钠（PSS）是我国第一个海洋粘多糖类药物，最早由中国海洋大学研制开发成功。藻酸是一种天然多糖，又叫作褐藻酸、海藻素，它主要来自褐藻的细胞壁。褐藻酸容易跟阳离子结合形成凝胶，比如褐藻酸与钠离子形成的褐藻酸钠等，也被称为海藻胶、褐藻胶或藻胶。藻酸双酯钠是以褐藻酸作为原料，并且在褐藻酸钠分子的羟基和羧基上分别引入磺酰基和丙二醇基，对褐藻酸钠进行结构改造而形成的海洋药物。

因为藻酸双酯钠分子的分散乳化性能比较好，而且具有阴离子聚电解质纤维结构的特点，沿链的负电荷比较集中，当它进入人体血液以后，在所带电斥力的作用下，能够增强血液中带负电荷的细胞之间的相互排斥力，所以它能够起到阻止红细胞与红细胞，以及红细胞与血管壁之间的黏附作用，从而改变血液的流变性和弹性。此外，藻酸双酯钠还具有让凝血酶失活的功能，它的抗凝血能力相当于肝素的1/3～1/2。血管内膜受损、腺苷二磷酸（ADP）凝血酶激活以及释放反应等会引起血小板聚集，而藻酸双酯钠可以抑制这类作用，它还可以阻止血小板对胶原蛋白的黏附，因此藻酸双酯钠具有抗血栓、降低血黏度、红细胞及血小板解聚等前列腺环素（PGI2）样作用。它还具有显著的降低血脂的作用，服用后，它可以迅速降低血浆中的胆固醇、甘油三酯、低密度脂蛋白（LDL）、极低密度脂蛋白（VLDL）等，同时还能升高血清高密度脂蛋白（HDL）的水平，抑制动脉粥样硬化病变的发生和发展，还能明显地扩张外周血管，有效地改善微循环，抑制动静脉内血栓的形成。

因此，藻酸双酯钠主要可以应用于脑栓塞、脑血栓、短暂性脑缺血发作等缺血性脑血管病，以及高血压、冠心病、心绞痛、高脂蛋白血症等心血管疾病的防治。还可以用于治疗弥漫性血管内凝血、慢性肾小球肾炎及出血热等，但不适用于出血性脑血管疾病[1]。商品名也多叫藻酸双酯钠（见图5-2），一般制成片剂，也有注射剂。

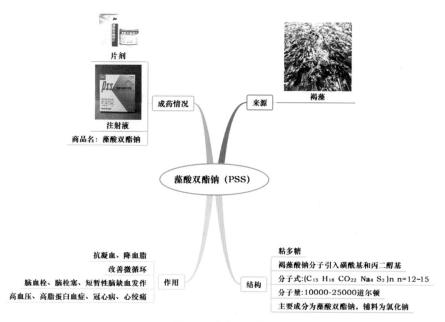

图5-2 藻酸双酯钠

2. 甘糖酯

甘糖酯是一种类肝素类海洋药物，具有降血脂和抗凝作用，它是把褐藻酸钠进行水解，再酯化形成的聚甘露糖醛酸丙酯硫酸钠盐（PGMS），又叫作海通、糖酐酯、右旋糖酐硫酸酯钠、Colyonal、Dextrarine、DS-Na等。

甘糖酯能起到治疗作用的原理是，它可以激活和提高人体组织中蛋白酯酶的酶活性，并促使这种酶游离到血液中，对血管中的油脂微粒起到分解作用。此外，它还可以提高纤维蛋白溶解系统的活力，降低凝血第V和第VII因子活化速度，因此具有一定的抗凝作用。这种药物，可以比较有效地降低血脂，还能比较缓慢地减少血管内形成凝血块，并且凝血块不容易聚合形成血栓，散在的小凝血块相对大很多的血栓对人体的威胁就要小很多了。

甘糖酯主要用来治疗和预防冠心病、心绞痛、脂肪肝[2]，而且科学家们还发现，甘糖酯可以辅助其他药物治疗急性早幼粒细胞白血病，一定浓度的甘糖酯还对后发性白内障具有一定的防治作用。研究显示甘糖酯降脂总有效率可以达到90%（显效58.9%，有效31.1%），血液流变学指标均有不同程度降低，观察过程中仅两例谷丙转氨酶轻度升高，停药后可恢复正常。所以，甘糖酯不但能降低患者的血脂水平，而且能改善患者的血黏稠度，降血脂作用效果明显，副作用少，是值得在临床推广应用的预防治疗高血脂等的药物[3]。

以甘糖酯为主要成分的药物，商品名一般就叫甘糖酯（见图5-3），多数制成片剂使用。

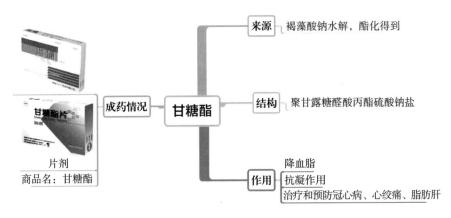

图5-3　甘糖酯

3. 螺旋藻

螺旋藻（*Spirulina*）是一类低等的原核生物（见图5-4），属蓝藻植物门念珠藻目螺旋藻亚目螺旋藻科，它是由单细胞或多细胞组成的丝状体，体长200～500微米，宽5～10微米，藻细胞一般为圆柱形，呈有规则的或疏松或紧密的螺旋形弯曲，因此而得名。螺旋藻的蛋白质含量高达63%~72%，被联合国粮农组织（FAO）誉为"人类最理想最优秀的食品"，也被近代科学称为"微型营养库"。螺旋藻有淡水和海水两种养殖形式，一般来说，淡水培养要比海水培养容易，但采用海水培养的螺旋藻比淡水培养的营养价值要高。

螺旋藻还是个防治疾病的多面手，单纯食用有多种保健作用。已被证明的药理作用有：

（1）增强免疫力是螺旋藻的一大主要功效，它能显著地提高免疫系统的活力。容易生病的人可以适当吃些螺旋藻食物，更重要的是可以制成药物用于免疫能力低下的人群。比如，接受抗癌治疗的病人，可以帮助这些病人尽快度过免疫力底下的危险期，加上它本身也有一定的抗癌作用，所以螺旋藻是一种性价比较高的辅助抗癌药物。

（2）降低胆固醇作用。螺旋藻可以降低血液中的胆固醇，预防和延缓动脉粥样硬化发生。因此，螺旋藻也是一种比较安全和常用的防治心、脑血管疾病的药物。

（3）抗辐射损伤作用。说到辐射，很多人会想到核爆炸，但实际上生活中的辐射无处不在。比如手机信号就是一种辐射，电视、电脑也是一种辐射，就连阳光下也有辐射。建议长期接受这些辐射的人们，可以多吃些螺旋藻，包括长期在太阳下工作的人员。

（4）抗菌作用。部分螺旋藻对部分细菌有抑制作用。

（5）保护胃黏膜作用。螺旋藻可以对抗药物性胃损害，尤其是在使用一些会对胃黏膜造成损害的药物时，加用螺旋藻减少副作用。螺旋藻也可以辅助治疗胃、十二指肠溃疡等疾病。

螺旋藻用途广泛，取材便利，成品方便，所以市面上的各种螺旋藻药物非常多，一般用在提高机体免疫力、辅助治疗相应疾病方面。大多制成片剂或胶囊使用（见图5-4）。

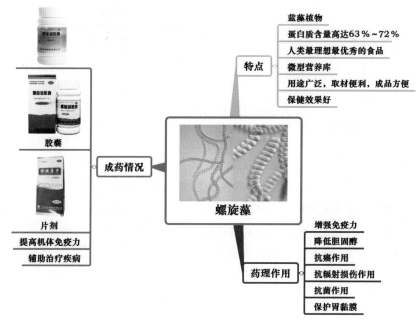

图5-4　螺旋藻

4. 甘露醇烟酸酯

甘露醇烟酸酯，是把从海藻中提取得到的甘露醇和烟酸，再进行酰氯化和酯化后得到的药物。它可以扩张血管、促进脂肪代谢，从而发挥降低血脂的作用。它常常被用来治疗高胆固醇血症（甘油三酯、胆固醇是血脂的两个主要成分）。因为它有扩张血管的作用，可以用于治疗原发性高血压，尤其对比较难控制的舒张压效果不错，扩张血管的作用还可应用于心绞痛的治疗。而扩张血管和降血脂两个作用，就有防治冠心病的效果。商品名为甘露醇烟酸酯、甘露六烟酯、旨乐宁等（见图5-5），大多制成片剂使用。

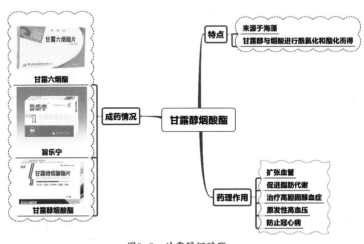

图5-5　甘露醇烟酸酯

二、来自海洋动物

1. 多烯鱼油类

多烯鱼油类药物，是从鱼油中提取的一类活性物质，含有大量的不饱和脂肪酸——二十碳五烯酸（EPA）和二十二碳六烯酸（DHA），对于降低血清中的甘油三酯和总胆固醇、升高血清中的高密度脂蛋白，以及抑制血小板聚集和延缓血栓的形成方面，具有显著的效果，临床上它主要应用于高脂血症的治疗，也可以用于冠心病，脑栓塞防治，还对高血压、血管性偏头痛有效。还有其他类型制剂，比如: DHA胶丸、DHA鱼油精健脑胶丸、鱼油烯康胶丸等，都以其富含的DHA和EPA不饱和脂肪酸而发挥作用，因此，这些鱼油类制剂的作用也都基本相同。商品名有多烯康、多烯酸乙酯软胶囊、多烯鱼油等（见图5-6），一般是胶囊或胶丸。

美国葛兰素史克药厂研发的Omega-3-acid ethyl esters（商品名Lovaza），是一种90%纯度的Omega-3鱼油产品，也是被美国食品药品管理局（FDA）唯一批准的饮食辅助药物，用来降低成年患者体内甘油三酸酯的含量。在每1

克Lovaza胶囊中，就含有465毫克 EPA和375毫克DHA，可以折算为900毫克的omega-3脂肪酸乙酯。有研究发现，Omega-3的高纯度产品降低甘油三酯的效果要远好于低纯度组。在10多年前，这种鱼油产品就以Omacor的品牌在欧洲上市，以Lovaza的品牌在美国上市，主要用于高甘油三酯血症的治疗和心血管疾病的预防性治疗。在2012年的美国处方药销售榜前100名中，有7种调血脂类药物上榜，Lovaza（90%Omega-3脂肪酸乙酯胶囊）就位居其中一席。迄今这种鱼油产品已经在欧美畅销了10多年，年销售额达10亿美元左右，有成千上万的消费者在长期服用该产品，用于保健或治疗。

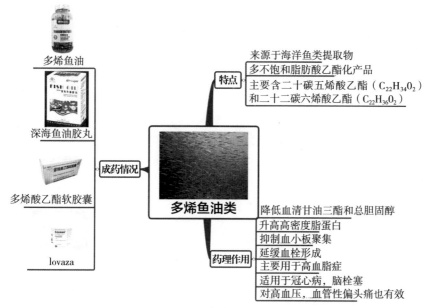

图5-6　多烯鱼油类

2. 角鲨烯

角鲨烯又叫作鲨烯、三十碳六烯和鱼肝油萜，它是一种天然三萜烯类、多不饱和脂肪族烃类化合物，化学名是 2，6，10，15，19，23－六甲基－2，6，10，14，18，22－二十四碳六烯，最早在1906 年由日本的一位化学家从黑鲨鱼肝油中发现得到。角鲨烯的结构、功能等见图5-7。

角鲨烯，主要具有以下多种药理作用：

（1）供给氧气：角鲨烯很容易跟氢离子结合，而释放出氧气，尤其在身体组织缺氧的情况下，角鲨烯更容易释放出氧气。所以，在空气污浊和高原地区，可以考虑使用角鲨烯为机体提供氧气。

（2）净化血液、改善酸性体质：人体正常的pH值在7.35～7.45之间，人体pH值在这个范围内时，通常被称为碱性体质，而pH值低于7.35时就是酸性体质了。因为人体产生的废物基本上都是酸性的，所以酸性体质的人经常会感觉到身体疲乏、注意力不集中、记忆力减退、腰酸腿痛，甚至腹泻、便秘等，而且去到医院通常也检查不出什么毛病。如果身体长期处在酸性体质而不去改善的话，女性的皮肤容易过早变得暗淡和衰老，儿童会出现食欲不振、注意力难以集中、发育不良等症状，中老年人就容易因此引发糖尿病、心脑血管疾病和神经系统疾病。角鲨烯可以起到中和血液中氢离子的作用，从而减轻血液的酸性，促使血液向偏碱性方向发展，达到净化血液、改善酸性体质的效果。

（3）增强免疫机能：角鲨烯可以增加机体免疫系统中白细胞的数量，并能提高细胞的活性。

（4）养颜美容作用：把角鲨烯产品涂敷在皮肤上，可以防止皮肤表面的水分散失，并能有效保护皮肤的脂质细胞免受自由基等的伤害，有助于保持肌肤自然柔嫩的光泽，可能这听起来像是广告词，其实不然，这些是已经得到证明的效果。

角鲨烯在各种鲨鱼的肝脏中普遍存在。研究发现在深海鲨鱼的肝脏中角鲨烯含量较高，比如铠鲨肝油中含量为40%～74%，小刺鲨含量为49%～89%，而江海鲨鱼中角鲨烯的含量就比较低了，比如翅鲨、扁鲨等含量小于1.5%，在闽南近海水层的鲨鳐类中角鲨烯的含量为0.012%～0.116%，姥鲨幼鱼中角鲨烯含量为0.031%～0.46%。可见，角鲨烯的含量因鱼种不同而各不相同，而且，即使是相同种类的鲨鱼，它们所含角鲨烯的量也随着年龄、种群、地理分布不同而各异。研究还发现，在

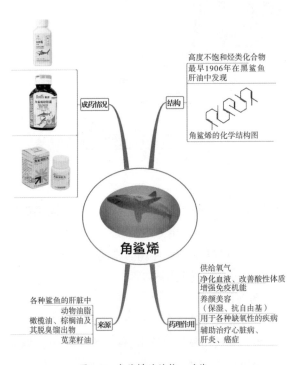

图5-7　角鲨烯的结构、功能

其他动物的油脂中，也含有少量角鲨烯，比如在牛脂、猪油中角鲨烯含量低于不皂化物的5%。在人体内膜、皮肤、皮下脂肪、肝脏、指甲、脑等器官内也发现有角鲨烯存在。不过，长期以来，角鲨烯主要的来源是深海中的鲨鱼肝，考虑到深海鲨鱼是一种珍贵的海洋动物资源，为了更好地开发利用角鲨烯，需要通过研究新的化学合成途径、利用生物技术等方法开发新来源。令人欣喜的是，近年在橄榄油、棕榈油及其脱臭馏出物中发现了较高含量的角鲨烯，最近还发现苋菜籽油中角鲨烯含量可达3%以上，苋属植物种子油作为角鲨烯的潜在资源未来可期。

关于角鲨烯，还有一个小故事。有人发现，在疫苗中加入角鲨烯可以大大增强疫苗的效力，但是同时也可能带来比较大的副作用。研究人员在老鼠身上进行的实验证实，给对老鼠注射了角鲨烯以后，老鼠就患上了免疫系统疾病，这说明注射使用角鲨烯对人体安全是存在隐患的。据说在海湾战争期间，美英两国军方为了防止士兵受到"生化武器"的侵害，给不少士兵注射了一种疫苗。海湾战争之后，两国士兵中有相当一部分出现了很有名的"海湾战争综合征"，还有一些去过海湾的士兵也患上了类似的疾病，这些士兵都有着相同的经历，那就是都曾经接种过一种疫苗，当时军方称注射这种疫苗可以提高士兵的免疫力。事后美英两国科学家研究发现，绝大部分参战士兵的角鲨烯抗体检测为阳性，因此科学家们认为士兵们注射的这种含有角鲨烯作为辅助剂的疫苗，正是导致"海湾战争综合征"的关键因素。但是两国军方却否认士兵们使用的疫苗中含有角鲨烯，FDA（美国食品药品监督管理局）针对这个事情进行的调查，也认为疫苗中含有角鲨烯的证据不足。无论这件事情的真相是什么，我们至少可以得出一个结论，那就是战争带来的痛苦是深重的，不管何种情况用药都需谨慎。

角鲨烯可用于改善心脑血管病的缺氧状态，对于高胆固醇血症以及放疗、化疗引起的白细胞减少症也能起到辅助治疗和免疫调节作用。它的商品名是角鲨烯，多为胶丸或胶囊。

3. 其他

吲哚醌，又叫靛红，它是一种吲哚类生物碱，也是单胺氧化酶B（MAO-B）特异抑制因子，单胺氧化酶B（MAO-B）是老化的标志，含量越多说明机体越老化。吲哚醌是存在于海洋生物龙虾及人体的内源性天然活性化合物，是中药青黛中的主要活性成分，也是我国独创I类抗癌新药靛玉红的先导化合物。吲哚醌具有抗氧化和降血脂作用，对于维持脑血管正常功能、预防老化有积极作用，还对人动脉粥样硬化有预防作用[4-5]，对于它的具体功能和作用还有待进一步深入研究。

第二节　抗肿瘤类药物研发进展

　　肿瘤是指机体某些细胞在致癌因素的作用下，基因发生了突变，机体对这部分细胞正常的分裂增殖失去了控制，导致这些细胞异常和过度增生，而形成了新生物，这种新生物常常在局部形成肿块，因此得名。肿瘤进行恶性增殖，并对其他组织脏器形成侵犯的叫恶性肿瘤，也就是人们通常所说的癌症。简单地说，肿瘤就是把正常的、有功能的细胞变成了不正常的、无功能的细胞，而且这些不正常的细胞还不断生长，取代了有功能的细胞，这种细胞还可能发生转移，转移一般是恶性肿瘤的特征。抗肿瘤的作用机制非常复杂，但总的来说抗肿瘤的机制是：预防正常细胞变为肿瘤细胞、抑制肿瘤细胞的生长、杀死肿瘤细胞、提高身体抵抗力清除肿瘤细胞等几个大的方面。

　　肿瘤一直是危害人类生命的主要疾病之一，至今人类还没有找到完全攻克肿瘤的办法。因此，在海洋药物研究中，海洋抗癌药物研发一直是关注的重点。目前，在已经获得的海洋生物提取物中，发现其中至少有10%具有抗肿瘤活性。在美国国立肿瘤研究所每年筛选的3万个新的抗肿瘤化合物中，大约有5%的化合物来自海洋生物。而且还发现，大约10%的海洋动物提取物，具有抗淋巴瘤、白血病及口腔表皮样癌细胞的活性，3.5%的海洋植物提取物具有抗肿瘤或细胞毒活性。因此，科学家们预言，最有前途的抗癌药物将来自海洋。

　　海洋抗癌药物研究，将进一步扩大对海洋生物活性物质的筛选，不断寻找高效的抗癌化合物，要么直接应用于临床，要么作为先导化合物进行结构改造，以获得高效低毒的抗癌新成分，这也是海洋抗癌药物的研发趋势。迄今，已经有十多种海洋抗癌药物进入了临床或临床前研究阶段。进入临床的抗肿瘤类海洋药物主要列举如下。

一、来自海洋植物

1. 海力特

　　海力特是由青岛海洋大学研制的一种多糖类药物。它采用昆布、麒麟菜的提取物作为主要原料，再经过降解、分级、纯化，最后进行硫酸化反应得到。它对人体免疫功能有明显的提高作用，还具有诱导干扰素（具有抗病毒作用的细胞因子）的产生，保护肝细胞，改善肝功能，以及抑制乙肝病毒的复制等作用。对于慢性肝炎治疗的总有效率达81.5%，对于多种癌症也都具有辅助治疗作用，此外它还可以用来对抗各种化疗药物的不良反应。

2. 消瘿类复方药

消瘿类药是我国以海洋生物为主研制的复方中成药，主要有如下几大类（见图5-8）。

（1）消瘿丸：根据《中国药典》，消瘿丸由昆布、海藻、蛤壳、浙贝母、桔梗、夏枯草、陈皮、槟榔八味药粉碎成细粉，后制成大蜜丸而得，可以散结消瘿，用于痰火郁结所引起的瘿瘤初起，以及单纯型地方性甲状腺肿的治疗。

（2）消瘿五海丸：是由浙贝母、昆布、海藻、蛤壳、桔梗和夏枯草等制备而成，具有很强的散结消瘿、活血化瘀功能，可以用在瘿瘤初起、淋巴腺结核和甲状腺肿大方面，对于甲状腺瘤、囊肿、结节，地方性甲状腺肿大、淋巴结核等甲状腺疾病具有特效治疗作用。

（3）复方海藻消瘿颗粒剂：是江苏省海洋药物研究开发中心开展的抗肿瘤药物研发。

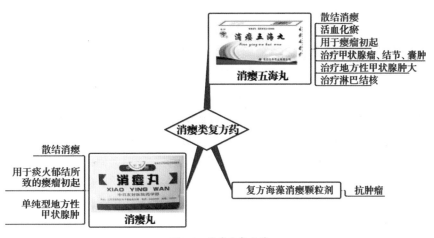

图5-8 消瘿类复方药

二、来自海洋动物

1. 鲨鱼软骨制剂

鲨鱼软骨制剂，是从鲨鱼软骨中提取得到的一种天然海洋生物制品，它不但可以有效地增强患者的机体免疫力，还能克服放疗化疗引起的副作用，是一种极具前途的新的抗肿瘤药物，在一些国家，比如美国、澳大利亚、芬兰等，已经把鲨鱼软骨提取物制成了冲剂、胶囊剂或片剂等剂型投放市场。临床上主要把它作为肿瘤的辅佐治疗制剂，服用能提高患者体质，以及减轻肿瘤治疗过程中的放疗化疗反应[6]。

2. 阿糖胞苷

阿糖胞苷（Cytosine Arabinoside），简写为Ara-C，又叫作胞嘧啶阿拉伯糖苷、盐酸阿糖胞嘧啶，它是一种白色粉末，可溶于水、乙醇和氯仿，在水中的溶解度为0.4克/毫升，并能在水溶液中保持比较稳定的状态。它的分子式是$C_9H_{13}N_3O_5$，相对分子质量为243.217，结构见图5-9。

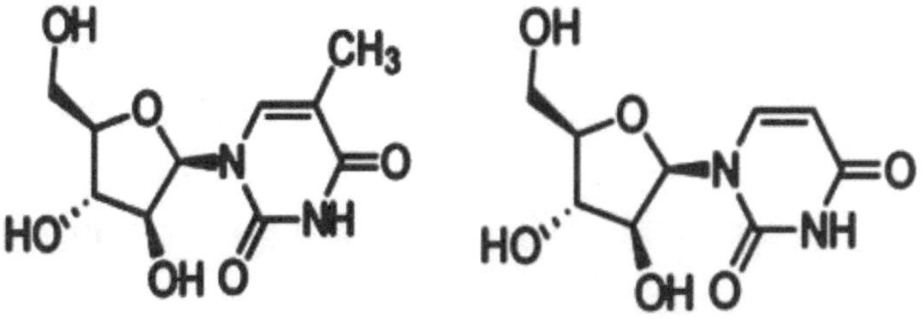

图5-9 海绵胸腺嘧啶核苷（左）和海绵脲嘧啶核苷（右）的结构

阿糖胞苷的发现被看作是海洋抗癌药物研究的起源。对阿糖胞苷的发现可以写成一部寻宝史。阿糖胞苷最终能成药，除了归功于所有为之努力的科研工作者，当然也要归功于我们前面篇章中提到的海绵动物。早在20世纪30年代初期，美国耶鲁大学的化学家W.Bergmann等就开始了对海绵动物的研究，50年代，他和他的同事们研究了采自加勒比海域的一种海绵（*Cryptotethiacrypta*），并对它的丙酮提取物进行反复重结晶，最终得到了两种罕见的特异核苷类化合物，分别为海绵胸腺嘧啶核苷（Spongothymidine）和海绵脲嘧啶核苷（Spongouridine）（见图5-9），这两种化合物就是后来成为重要的抗癌药物Ara-C和抗病毒药物Ara-A的先导化合物。也正是这些化合物优异的抗病毒和抗肿瘤表现，吸引了无数学者对其进行进一步研究。

阿糖胞苷是对海绵胸腺嘧啶核苷（阿拉伯糖核苷）进行结构优化的产物（见图5-10）。1956年Jack.J.Fox等对海绵胸腺嘧啶核苷进行了合成并做了报道。在1959年，由加州大学伯克利分校的Richard Walwick、Walden Roberts和Charles Dekker最终完成了Ara-C的全合成。1961年，美国的Upjohn小组报道了Ara-C在动物实验中的抗白血病活性研究。1969年6月，阿糖胞苷终于拿到了美国食品药品监督管理局FDA许可的市场准入证，最初是由Upjohn公司以Cytosar-U的商品名进行销售。这是第一个来自海洋的天然产物，并最终得到成功上市的海洋抗癌药物。

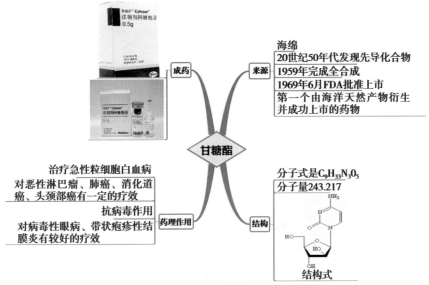

成药 ── 来源
海绵
20世纪50年代发现先导化合物
1959年完成全合成
1969年6月FDA批准上市
第一个由海洋天然产物衍生并成功上市的药物

甘糖酯

治疗急性粒细胞白血病
对恶性淋巴瘤、肺瘤、消化道癌、头颈部癌有一定的疗效
抗病毒作用
对病毒性眼病、带状疱疹性结膜炎有较好的疗效

药理作用 ── 结构
分子式是$C_9H_{33}N_3O_5$
分子量243.217

结构式

图5-10　阿糖胞苷

Ara-C被批准作为药物用于临床，在抗肿瘤和抗病毒方面都得到应用，抗肿瘤方面，它是治疗急性粒细胞白血病的首选药物。此外，对于恶性淋巴瘤、消化道癌、肺癌、头颈部癌也有一定的疗效。在抗病毒方面，Ara-C可治疗多种疱疹病毒感染，但其抗病毒选择性较差且会引起较严重的不良反应，所以应用较少。阿糖胞苷治疗白血病的功效，通过对DNA多聚酶产生抑制，进一步影响或阻断癌细胞核酸的合成，从而干扰癌细胞的增殖，发挥抗癌效果，这种作用对处于S期增殖期细胞最敏感，对抑制RNA及蛋白质合成就没有那么强了。

3. 海鞘素

海鞘素（Ecteinascidin743，Yondelis，ET-743），它是在1969年，从脊索动物门尾索动物亚门海鞘纲的加勒比群体海鞘（*Ecteeinascide turbinata*）中分离得到的成分，所以又有群体海鞘素（Ecteinascidin，即ET-743）之称，它的结构是一种具有较强抗肿瘤活性的生物碱，这种生物碱的核心部分是一个哌嗪并双四氢异喹啉的五环骨架，分子中含有7个手性中心，由3个四氢异喹啉结构单元连接而成。由于它的结构非常复杂（见图5-11），全世界只有极少数实验室合成成功。

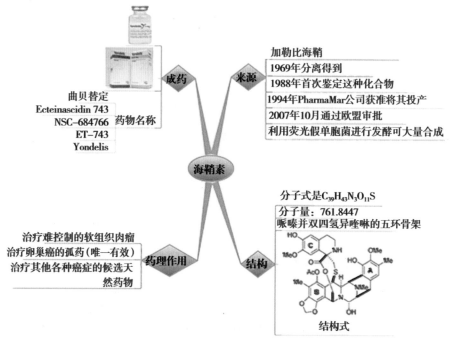

图5-11　海鞘素（ET-743）

1988 年，美国伊利诺斯大学的 Kenneth Rinehart 研究组首次完成这种化合物的鉴定。差不多20年以后，ET-743终于在2007年9月通过欧盟审批，成为世界上第二个成功上市的海洋抗癌药物，它又被叫作曲贝替定，产品名一般叫Yondelis［Trabectedin（曲贝替定）］，主要用于治疗晚期软组织肉瘤，还可以用于治疗卵巢癌，以及不能通过手术切除与化疗耐受型的脂肪肉瘤和平滑肌肉瘤，它也是治疗其他各种癌症的候选天然药物[7-8]。它起作用的机理在于，通过不同的药物作用机制来阻止肿瘤的发展，比如它能捆绑脱氧核糖核酸（DNA）以阻止细胞再生、抑制蛋白质参与DNA修复、改变肿瘤微环境，从而起到抑制肿瘤的作用。

有意思的是，当时在细胞毒性筛查中，发现群体海鞘素ET-743并不是唯一具有活性的海洋DNA互作化合物，除了这种化合物之外，Dercitus属海产海绵中发现的新吖啶生物碱Dercitin，以及在海绵中发现的双吲哚生物碱Topsentin都是具有活性的DNA互作化合物，但是为什么迄今投入临床应用的只有ET-743？这主要还得归功于近代生物技术的进步。ET-743是由三个四氢异喹啉环组成的异喹啉化合物，结构极复杂，正常情况下要想合成是非常困难的。西班牙PharmaMar公司的研究人员很好地解决了这一难题，他们把荧光假单胞菌（*Pseudomonas fluorescens*）进行发酵以后，得到了抗生素Safracin B，然后用Safracin B作为原材料开展了半合成研究，成功地解决了ET-743的药源问题，最终大量合成了ET-743，这才得使ET-743得到了广泛的应用。PharmaMar公司是Zeltia S.A.旗下的子公司，它拥有强大的研发实力，在发现和研制海洋抗癌药方面处于全球领先水平。

　　Yondelis被批准上市也历经了无数的波折。2003年，PharmaMar公司提出把Yondelis应用于治疗转移性或晚期软组织肉瘤，并向欧洲药品管理局人用医药产品委员会（CHMP）的前身欧共体专利药品委员与会（CPMP）报批，但遭到了断然拒绝，理由是这种药物的很多关键性临床试验的方法学存在问题。因此，研发公司不得不补充多项临床试验研究数据，以增强此产品疗效的说服力。在2007年9月，Yondelis在欧洲终于获得了治疗晚期软组织肉瘤的许可。2009年9月，Yondelis获得了欧洲药品管理局人用医药产品委员会用于人类卵巢癌治疗的积极推荐，此药当时可以跟强生的聚乙二醇脂质体Doxil（阿霉素）组合在一起用于卵巢癌的治疗。2009年11月2日，Yondelis和Doxil以联合疗法治疗卵巢癌，正式得到欧洲监管机构的批准，这一新适应证的获批上市也算是众望所归。目前，Yondelis作为治疗晚期软组织肉瘤的单一药物，已在77个国家获得上市批准并进行销售使用，把它和Doxil进行组合，治疗复发的卵巢癌，也已经在70个国家得到应用。

　　跟欧洲大相径庭的是，美国食品药品监督管理局（FDA）仍然认为Yondelis安全问题过大和疗效并不显著，于2009年9月拒绝了Yondelis和Doxil联合疗法的上市申请。直到2015年2月4日，对Yondelis的上市申请终于获得了美国FDA的同意，还得到了优先审核权。这项申请是把Yondelis应用到包括脂肪肉瘤和平滑肌肉瘤亚型在内的晚期软组织肉瘤（STS）患者身上，而且这些患者前期曾接受过含一种蒽环类药物的化疗。软组织肉瘤是一种比较罕见的恶性肿瘤，其中的脂肪肉瘤和平滑肌肉瘤是软组织肉瘤的两种具体类型。据估计，在美国，仅2014年一年中就有1.2万名软组织肉瘤的新增病例，2015年就大约有4800人死于这一癌症。2015年10月23日，美国FDA正式批准Yondelis用于治疗不可切除的或晚期（转移性）脂肪肉瘤和平滑肌肉瘤，获批的这两项适应证也是这类肿瘤中恶性程度比较高的类型，它的适应人群是曾经接受过蒽环类化疗药物治疗的患者。这次获批是基于研发公司提交的最新临床三期研究结果。证据显示，相比于传统化疗药物dacarbazine，Yondelis可以显著延长患者的生存期。

目前，ET-743在很多恶性肿瘤治疗中被用作主药或者辅药，上市以来，每年产值10亿美元甚至更多。

4. 软海绵素B和甲磺酸艾日布林

1985年，日本学者Uemura等从软海绵*Halichondria okadai*中分离得到了一种聚醚大环内酯，命名为软海绵素B（HalichondrinB），它是一种只含有C、H和O的天然产物。在1986年进行的生物实验中，发现软海绵素B对小鼠体内外的癌细胞都表现出了很强的抑制作用。这类软海绵素类化合物，甚至在纳摩尔浓度都有极强的抑制细胞生长的活性，它的极强活性自然也引起了众多学者的广泛关注。后来的诸多研究还发现，软海绵素B还存在于一些常见的海绵中，比如Axinella、Phakellia 和 Lissodendoryx等科的海绵动物体内，这在某种程度上为深入研究它的活性和抗癌机制，提供了更多的样品来源。但是总的来说，自然界提供的样品量仍然非常有限，这也使得它的研发进展受阻。幸运的是，在对软海绵素B进行全合成的研究过程中，得到了一种类似物甲磺酸艾日布林（Eribulin mesylate，E7389），研究发现，虽然E7389的分子比软海绵素B小，它的相对分子质量也只有软海绵素B的70%，但是在抗癌活性方面却跟软海绵素B相同。针对既往接受过蒽环类抗生素、紫杉类以及卡培他滨治疗的局部晚期或复发转移性乳腺癌患者研究证实，患者使用E7389治疗比使用其他标准治疗方案具有更高的存活率。

甲磺酸艾日布林分子中含有19个手性碳原子是由小分子化合物经过62步化学反应合成而得的。它也是迄今为止，采用纯化学合成的方法，研制生产结构最为复杂的药物。在合成甲磺酸艾日布林的探索过程中，研究人员从最初的微克级合成，提高到数十克水平的制备，最终在不断地改进合成方法科学家的共同努力下，终于完成了艾日布林的临床研究和上市后的规模生产。2010年11月15日，甲磺酸艾日布林获得FDA的正式上市批准，由Eisai公司进行开发生产，商品名为Halaven（图5-12），用于治疗曾经接受过至少两种化学药物治疗的转移性乳腺癌。2016年1月28日，FDA又批准甲磺酸艾日布林用于不能通过手术移除的（不可切除）或晚期（转移性）脂肪肉瘤的治疗。

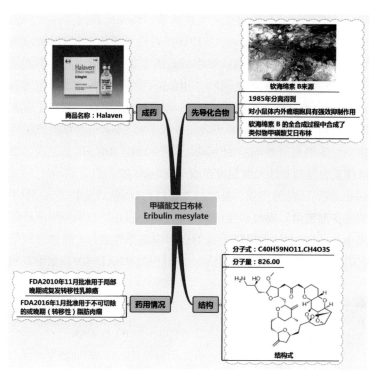

图5-12 甲磺酸艾日布林（Eribulin mesylate）

5. 贝伦妥单抗-维多汀

贝伦妥单抗-维多汀（Brentuximab Vedotin，SGN-35），是一种典型的抗体药物偶联物（ADC），它具体是由CD30抗体、连接体及细胞毒素-甲基-auristatin-谷氨酸（Monomethyl Auristatin E，MMAE）组成。其中的CD30是一种细胞表面糖蛋白，这种糖蛋白在包括霍奇金淋巴瘤（HL）在内的多种淋巴瘤中的表达都比较高，MMAE是一种分离于印度洋无壳软体动物截尾海兔（Dolabella auricularia）中，并且含有特殊氨基酸的较短链状肽类化合物dolastatin 10的合成衍生物。

贝伦妥单抗-维多汀的商品名为Adcetris（见图5-13），它是近30年来首个获得批准的靶向性治疗药物，用于复发性或难治性CD30阳性霍奇金淋巴瘤。它由日本武田（Takeda）制药公司及美国西雅图遗传学公司（Seattle Genetics）联合开发。主要适用于两类人群：一类是用于复发性或难治性CD30阳性霍奇金淋巴瘤成人患者，他们曾经接受过自体干细胞移植（AST）治疗，或者曾经接受过至少两种化学疗法，但是自体干细胞移植或多药化疗已经不能作为治疗方案；第二类是用于复发性或难治性系统性间变性大细胞淋巴瘤（sALCL）成人患者[9]。2011年8月19日，贝伦妥单抗-维多汀被FDA批准上市。2012年10月，SGN-35获得欧盟委员会的有条件上市许可，也就是允许病人使用SGN-35进行治疗，与此同时，相关公司继续开展对该药物的确认性研究。2016年1月，欧盟委员会批准Adcetris标签的II类更新，纳入了成人患者的复治（即再次治疗）数据，这类患者是以前经过Adcetris治疗出现缓解，但之后出现病情复发的复发性或难治性霍奇金淋巴瘤（R/R HL）患者，以及复发性或难治性系统性间变性大细胞淋巴瘤（R/R sALCL）患者。

　　Adcetris抗癌活性的实现，是通过把抗体药物偶联物ADC结合到CD30的表达细胞中，在细胞内形成ADC-CD30的复合物，后在蛋白酶作用下进行水解，并释放出小分子MMAE。MMAE在细胞内可以跟微管结合，给微管网络造成破坏，随之引起细胞周期停止和细胞凋亡。其中的MMAE对肿瘤细胞起到一种微

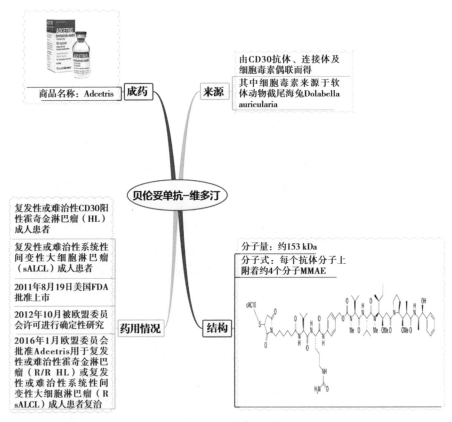

图5-13　贝伦妥单抗-维多汀

观破坏剂的作用。

6. 多拉司他汀衍生物

多拉司他汀衍生物是在1970年，从印度洋软体动物海兔中分离得到的一类化合物，Dolastatins家族中的大多数成员对肿瘤细胞系都显示出了抗细胞增殖和诱导细胞凋亡的作用，其中的Dolastatin 10在当时所有抗细胞增殖药物中表现出了最强的活性，人们也因此对它寄予了厚望。不过，结果却是令人遗憾的。在20世纪90年代期间，在对Dolastatin 10开展的I期临床试验研究中，发现有40%的病人出现了中度的外周神经中毒反应，在II期临床试验中，发现这种药物对前列腺癌和恶性黑素瘤并没有明显疗效，因此不再考虑把它单独作为抗肿瘤药物使用。不过，尽管Dolastatin 10单独作为药物的研发没有成功[10]，但是它的衍生物的潜力却不容忽视，比如Dolastatin 10的衍生物MMAE（Monomethyl Auristatin E），就在前述的贝伦妥单抗-维多汀药物中得到了应用。Dolastatin 10其他的衍生物，比如TZT-1027，以及Dolastatin 15（见图5-14）的衍生物，LU-103793、ILX651等也都被发现具有良好的抗癌活性。这些衍生物都在进一步的临床研究中。

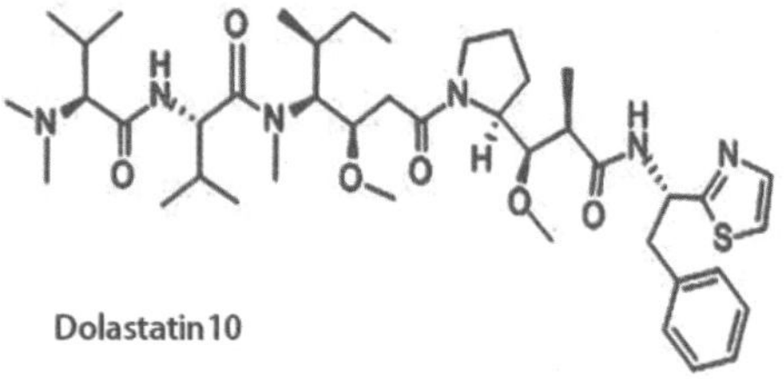

Dolastatin10

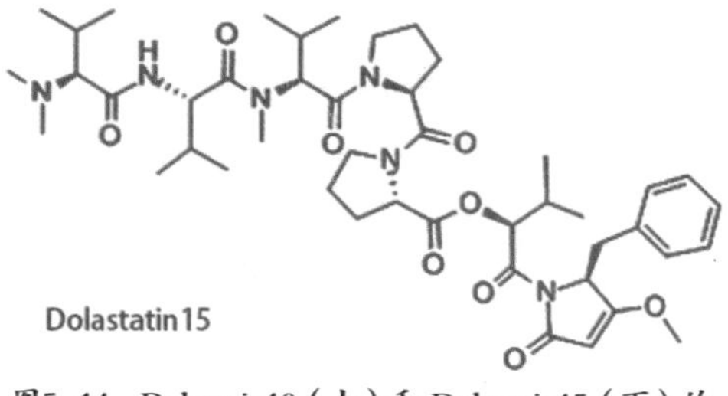

Dolastatin15

图5-14 Dolastatin10（上）和 Dolastatin15（下）的化学结构

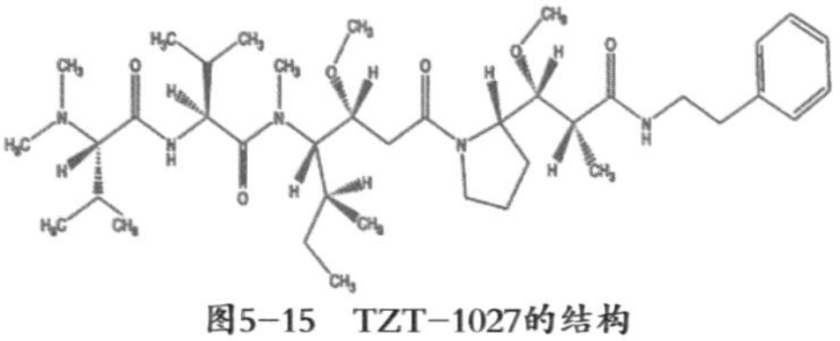

图5-15 TZT-1027的结构

TZT-1027（见图5-15）又称为Auristatin PE 、Soblidotin，是由Hormone等人合成的Dolastatin的衍生物，它的细胞毒性比目前已知的所有抗肿瘤活性物质都要强[11-12]。静脉注射后，对小鼠B16黑素瘤、Colon26腺瘤、M5076肉瘤等多种实体瘤以及p388细胞都显示出活性，而且对耐长春新碱、顺铂（Cisplatin）和5-氟尿嘧啶的肿瘤细胞也表现出很强的活性。在裸鼠实验中，对血管内皮细胞生长因子分泌型肿瘤SBC-3/VEGF显示出了抑制作用，在临床试验中还发现它具有显著的抗血管增生作用。这提示

TZT-1027可能有双重的作用机制，它是通过细胞毒作用来抑制细胞的供血而起到抗肿瘤的效果。

TZT-1027于1994年进入I期临床试验，发现它会产生毒性反应，比如嗜中性白细胞减少、脱发、恶心、呕吐、腹泻、疲劳、食欲减退和注射部位疼痛等。但是人们依然没有放弃对它的进一步临床试验尝试。在2016年还对它开展了抗血管肿瘤的研究[13]。

ILX-651又称为Synthadotin，它是Dolastatin 15 的一种合成衍生物，一些初步实验结果表明，ILX-651可能成为一种安全的、耐受性良好的抗恶性黑素瘤药物，它的不良反应主要是中性粒细胞减少、转氨酶升高、脱发、恶心、疲劳等ILX-651已于2003 年就被用于对治疗恶性黑色素瘤、转移性乳腺癌和小细胞肺癌投入临床试验。

LU-103793 又称为Cematodin ，它也是Dolastatin 15的一种衍生物，但水溶性要比Dolastatin 15更好，在1995年就被成功出来。LU-103793的不良反应主要是嗜中性白细胞减少以及对心血管的毒性。不过，LU-103793没有出现明显的外周神经毒性作用。虽然在已经进行的抗恶性黑色素、转移乳腺癌和非小细胞肺癌的II期临床试验中没有获得满意的疗效，不过对它的抗乳腺癌、卵巢癌以及前列腺癌的临床试验仍在持续进行中。

7. Vorsetuzumab Mafodotin （SGN-75）

Vorsetuzumab Mafodotin（SGN-75），类似前面所说的化合物贝伦妥单抗-维多汀（Brentuximab vedotin，SGN-35）也是一种抗体药物偶联物，由西雅图遗传学公司开发，它是由抗CD70单克隆抗体与抗微管介质Monomethyl Auristatin F（MMAF）（分离于印度洋海兔），通过等离子体稳定连接器接合的新型抗体-药物耦合物，其中的CD70在肾细胞癌（RCC）及非霍奇金淋巴癌（NHL）中有极高效率的畸变表达。该药物已开展肾细胞癌的I期临床试验，但于2013年停止此临床试验。目前仍在开展新的临床试验研究。

8. ASG-5ME

人胆碱转运体样蛋白4（SLC44A4）在胰腺癌中广泛表达，它可以作为胰腺癌患者的一种检测指标。而ASG-5ME是一种由特异性对抗SLC44A4 的单克隆抗体，以及细胞毒素MMAE（分离于印度洋海兔）结合而成的抗体-药物耦合物。引人注意的是，ASG-5ME在早期的临床研究中，都表现出了良好的用药安全性，因此在其后阶段的临床试验中，对此药物的各种实验用剂量都进行了增加。临床试验发现，以28天为1个周期，每周期在第1、第8及第15天给药时，胰腺癌患者对它的最大耐受剂量可达1.2毫克/千克，不良反应多表现为疲劳、腹痛、呕吐及嗜中性白细胞减少症。ASG-5ME还可以用于治疗胃癌及前列腺癌，目前正在进行进一步的临床试验。

9. 新伐司他

新伐司他（Neovastat）又称为AE-941，是从鲨鱼软骨中提取的一种混合物，主要由鲨鱼软骨中相对分子质量小于50万的组分构成，是通过FDA质控认可的抗肿瘤活性混合物。

说到这里，我们不妨来关注一下鲨鱼能不能抗癌的问题，因为它实在是吸引了太多关切的目光。关于鲨鱼不会得癌症的说法，以及鲨鱼软骨可以有效对抗人类癌症的传说，可以追溯到20世纪70年代约翰·霍普金斯医学院的研究。接下来，在1992年，一本名为《鲨鱼不会得癌症》（*Sharks Don't Get Cancer*）的书出版发行，并且通过电视节目得到了进一步的宣传，而使得这种说法更加深入人心，"鲨鱼软骨能治疗癌症"甚至成了许多癌病患者最后的救命稻草。

许多的研究从不同的角度展开了对这一问题的探讨，2004年发表在《癌症研究》（*Cancer Research*）杂志上的一篇研究综述，就为我们揭示了这种说法的弊病。一方面，因为对鲨鱼软骨能治疗癌症的说法过于迷信，已经使得一些患者放弃了其他有效的治疗方法；另一方面，由于对鲨鱼软骨的极大需求，也导致鲨鱼的捕杀数量在不断增加，根据国际自然保护联盟（IUCN）的报告，在已知的软骨鱼类（包括鲨类、鳐类）中，已经有1/6的物种面临着灭绝的威胁。

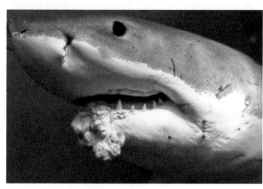

图5-16　患肿瘤的鲨鱼
（图片来源：Scientific American）

那么"鲨鱼会不会得癌症"的真相究竟是什么呢？2013年，澳大利亚的科学家们就在一条大白鲨的下颚上发现了一大块肿瘤（见图5-16），这直接粉碎了鲨鱼不会得癌症的幻想，此外，他们还在一条短尾真鲨的头部也发现了肿瘤。根据他们发表在《鱼类疾病杂志》（*Journal of*

Fish Diseases）上的论文，这条大白鲨嘴巴上肿瘤的长度和宽度都达到了30厘米。而且截至目前，科学家已经在至少20种鲨鱼身上发现了肿瘤，包括上面提到的两种。这就意味着，鲨鱼跟其他许多脊椎动物一样，都会出现良性和恶性的肿瘤，而且肿瘤出现的部位，跟其他的生物（包括硬骨鱼类、啮齿动物以及人类）也都没有太大的区别。大家需要了解的是，在一种传闻被大家广为流传之前，尤其如果还事关大家的身体健康，一定要经过很多过程的验证，不然的话，耽误了生命的救治那可就代价太大了。就像物质被开发为确定疗效的药物之前，必须要经过合理的过程和步骤，那就是要对这些具有活性的物质，进行鉴定、纯化、了解其特性，并且经过大量的药理、毒理以及临床试验的验证，才能使这种物质最终成为帮助人类解决健康问题的钥匙。

虽然已经证明直接服用鲨鱼软骨制品对治疗癌症毫无帮助，但是研究发现，鲨鱼软骨中，确实含有一些能够抑制肿瘤血管生成和癌细胞入侵的物质。比如，从鲨鱼软骨中提取的新伐司他，已经被证明可以抑制基质金属蛋白酶（MMP-2、MMP-9 和MMP-12）的活性，这些酶在肿瘤细胞中活性程度很高，从而起到抑制肿瘤生长的作用，而且，它还能抑制肿瘤细胞在正常组织上的依附，减少转移的发生。在新伐司他随机III期临床试验中，发现它能够延长患有晚期实体瘤类疾病患者的生存时间[14]，不过这些试验的结果没有得到充分的报道。目前这种药物还处在临床试验阶段。

10. 苔藓抑素

海洋苔藓动物俗称苔藓虫、苔虫、海席子及假珊瑚，它是海洋底栖动物的重要成员之一，也是海洋主要污损生物之一。最常见的是总合草苔虫（*Bugula neritina* Linnaeus），也称为多室草苔虫，它在全世界的水域里都广泛分布，在我国沿海从渤海到南海的西沙群岛的多盐水域都有它的踪迹。

长期以来，草苔虫一般只被用来作为底栖鱼类、软体动物等的饵料，对它的药用价值一直鲜有发现和应用，直到1968年，美国亚利桑那州立大学的Pettit研究小组获得了突破。他们在对海洋无脊椎动物和脊椎动物开展的广泛筛选研究中，首次发现总合草苔虫具有抗癌活性。经过十多年的辛勤探索后，在1982年，Pettit小组从采集于加利福尼亚海域的总合草苔虫中，成功地分离出了第一个具有抗癌活性的化合物苔藓抑素（Bryostatin l），并且确定了它的结构，发现它是一种大环内酯类物质[15]。自此以后，该小组投身到总合草苔虫具有抗癌活性大环内酯成分的持续研究中。迄今为止，已从总合草苔虫中获得了18个活性单体[16]，也就是Bryostatin1-18。其中，Bryostatin 1和Bryostatin 4通过美国国家癌症研究所（NCI）的筛选和鉴定，作为极有希望的新型抗癌药物，已经投入临床试验。

苔藓抑素1（Bryostatin 1）（见图5-17）是一种大环内酯结构的蛋白激酶C 促进剂，具有多种生物活性，它不但可以抑制肿瘤细胞增长，活化淋巴细胞，还可以调节机体免疫力、促进血小板凝聚、促进生血和增强记忆力等。药理学研究证实Bryostatin 1能抑制RNA的合成，对蛋白激酶有很强的结合力，刺激蛋白磷酸化（调控蛋白质的活力和功能），激活完整的多核形白细胞，提高机体免疫力。临床试验发现，苔藓抑素1与紫杉醇联合治疗晚期食道癌，能产生一定的协同作用。体外实验还发现，苔藓抑素1对P388淋巴细胞白血病细胞表现出显著的活性。此外，苔藓抑素1还具有其他的生物活性，比如诱导细胞分化，与其他的多种抗癌药物，如阿糖胞苷、他莫昔芬、长春新碱、截尾海兔抑制素、多柔比星和泼尼松等，可以联用并能产生协同作用。苔藓抑素1复方治疗顽固恶性肿瘤已经进入了II期临床试验，不过令人遗憾的是，它会带来肌痛的副作用，大约有30%的患者已经因此退出了试验。

苔藓抑素4（Bryostatin 4）（见图5-17），与前述的Bryostatin 1一样，也是来自海洋苔藓动物草苔虫中的一类大环内酯类化合物，在研究它的构效关系时，发现苔藓抑素4也具有苔藓吡喃环（Bryopyran），而且具有抗肿瘤以及促进造血的活性。草苔虫的非可培养共生菌 γ 蛋白菌（*Endobugula sertula*），可以通过聚酮合成酶进行生物合成而产生苔藓抑素。

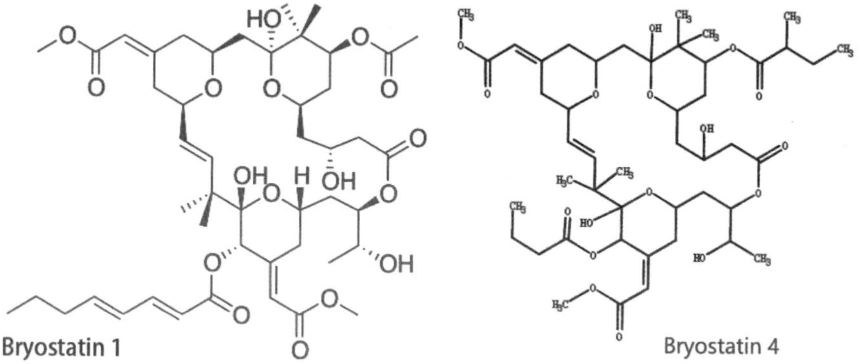

图5-17　Bryostatin 1和Bryostatin 4

11. Aplidine

1981年，Rinehart等人从海鞘 *Trididemnum solidum* 中分离得到系列的环肽类成分Didemnin，实验证实它们具有抗多种肿瘤细胞的活性，在对抗间皮瘤、肉瘤、子宫癌、肺癌和胃癌方面，都具有明显作用，其中以Didemnin B的抗肿瘤活性最强。不过，在随后的Ⅱ期临床试验中，发现人工合成的Didemnin B在推荐剂量范围内无明显疗效，并且在大剂量时还会出现显著的毒性反应。出于药效和安全性的考虑，已经终止了对Didemnin B的临床实验和研发。

令人欣喜的是，虽然Didemnin B作为药物研发失败，但却发现了一个跟它非常相似的化合物Aplidine（APLD）（见图5-18），它是一种蛋白质合成抑制剂，是从地中海地区采集的海鞘 *Aplidium albicans*中分离得到的产物。Aplidine的结构可以通过把Didemnin B的一个羟基氧化成羰基得到[17]，研究已经发现Aplidine的抗肿瘤活性比Didemnin B还要强。在体内外试验中，Aplidine表现出了广泛的抗肿瘤活性，也进入了进一步的临床试验。在I期临床试验研究中发现，Aplidine对于少见的甲状腺癌类型表现出了相当好的作用[18]。Aplidine还被试验用于抗实体肿瘤和非霍奇金淋巴瘤,2016年显示其具有多发性骨髓瘤活性。

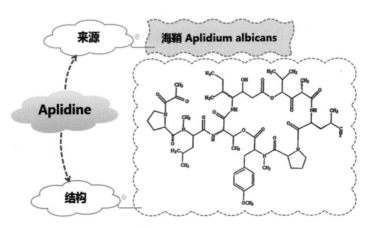

图5-18　Aplidine（APLD）

12. Kahalalide F

Kahalalide F（Irvalec PM02734）（见图5-19）是一种环肽类化合物，最早是从海洋软体动物*Elysia Rufescens*中分离得到的产物。但是据研究发现，这种环肽很有可能并不是软体动物自身有的，而是来源于这种软体动物的*Bryopsis* sp. 藻类食物。

巴塞罗那大学化学系的研究人员采用固相技术完成了Kahalalide F的合成。在体外试验中，发现Kahalalide F对多种肿瘤细胞系都具有明显的活性，比如异种移植的前列腺瘤、乳腺癌、直肠癌、非小细胞（型）肺癌、卵巢癌、神经细胞瘤、软骨肉瘤和骨肉瘤等[19]。而且Kahalalide F还具有一个非常重要的特点，那就是人体正常细胞，比如人体正常乳腺细胞MCF-10A和人胚肺

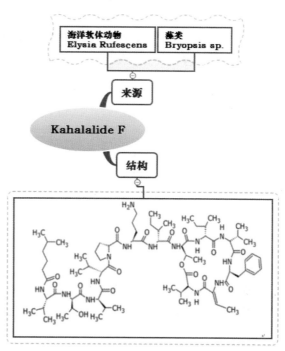

图5-19 Kahalalide F

成纤维细胞IMR90等，对Kahalalide F的敏感程度只有肿瘤细胞的1/5~1/40。2000年12月，Kahalalide F在欧洲进入I期临床试验，用于治疗男性的非激素依赖性前列腺癌AIPC。它的作用机制主要通过选择性地改变肿瘤细胞的溶酶体膜，对前列腺、结直肠和肺癌细胞系的溶酶体功能起到干扰作用，从而诱导肿瘤细胞死亡，这是一种与其他抗肿瘤药物不同的非凋亡细胞死亡机制。在I期临床试验中还发现，Kahalalide F的最大耐受剂量为300毫克/千克（1800 毫克/米²），安全剂量为每日80毫克/千克。不良反应主要有肾脏毒性（剂量大于300毫克/千克）和骨髓炎、骨小梁细胞增生（停药后消失）、注射部位血管及周围组织损伤等，目前正在进一步的临床研究中[20]。Kahalalide F因为在抗肿瘤方面的突出表现，也成为PharmaMar公司第三个候选的海洋抗癌药物。

13. HTI-286

HTI-286（见图5-20）是一种细胞增生抑制剂，它是来自海洋天然产物Hemiasterlin的一种衍生物。

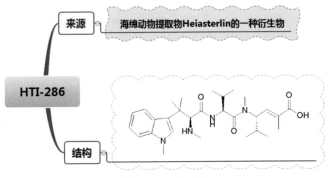

来源　海绵动物提取物Heiasterlin的一种衍生物

HTI-286

结构

图5-20　HTI-286

Hemiasterlin是Kashman等人1994年从南非的海绵*Hemiasterella minor*中分离的一种细胞毒素肽，它可以抑制微管蛋白的聚合，从而破坏细胞的微管结构，阻止细胞有丝分裂的发生。Hemiasterlin及其类似物，包括HTI-286，都可以采用人工合成的方法获得。而且Wyeth公司还合成了一系列HTI-286的类似物。不过从目前来看，依然是HTI-286的活性最为突出。

Hamel等人研究指出，与Hemiasterlin的作用机制相似，HTI-286是占据在多肽结合的位点，使细胞微管发生解聚合，从而抑制肿瘤细胞的有丝分裂。HTI-286对异体移植了人肿瘤细胞的动物，也表现出了强力的抗肿瘤活性，此外，还对耐紫杉醇和长春新碱的实体瘤也表现出显著的活性。但是，HTI-286的副作用也很明显，在2002年HTI-286进入临床试验时就发现，它会造成脱发、恶心等，目前已经终止了对它的临床试验。不过它强烈的抗肿瘤活性仍然极具魅力。如何制备活性与它类似，但副作用小的衍生物，还在持续吸引着科学家们的注意。比如有研究发现，HTI-286与Dolastatin 10两种物质形成的杂合物，它的作用位点跟Dolastatins（多拉司他汀衍生物）和 HTI-286都很相近，但活性却比Dolastatin 10高，而且它还具有独特之处，那就是它可以克服P-糖蛋白引起的耐药性[21]。因此，虽然HTI-286的临床试验没有成功，但它仍不失为一种极有潜力的抗癌先导化合物。

14. 哈米特林

哈米特林Hemiasterlin（E7974）（见图5-21）跟前述的HTI-286相似，它也是一种分离于多种海绵（如*Hemiasterella minor*）的 Hemiasterlin的合成类似物。它的作用机制比较独特，主要通过α-微管蛋白靶向抑制机理而起作用，在体外试验中，浓度合适的情况下就可以抑制微管蛋白的聚合，发挥抗肿瘤

海洋药物产业发展现状与前景研究

的效果。在人肿瘤细胞中，E7974可以起到终止肿瘤细胞从G2到M期分裂的作用，还能显著地破坏肿瘤细胞有丝分裂时纺锤体的形成。在E7974的I期临床试验中，发现E7974具有较好的抗肿瘤活性，患者对其最大耐受剂量及推荐用于II期临床的剂量均为0.45毫克/米^2。不过它在进一步的临床试验中，遭受了挫败，但也仍然被视为一种具有抗癌潜力的先导化合物。

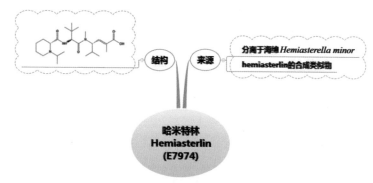

图5-21 Hemiasterlin（E7974）

15. 角鲨胺

角鲨胺（Squalamine）（见图5-22）是一种阳离子氨基甾醇类化合物，最早是在1992 年，由Zasloff 等人从角鲨鱼胃中分离得到。角鲨胺具有比较独特的生物活性，除了抗肿瘤活性和抗血管生成作用外，还具有广谱抗微生物活性，比如，它对革兰阴性菌、革兰阳性菌、真菌以及浮游生物等都有拮抗作用。目前，针对角鲨胺的抗肿瘤研究，已经进入II期临床试验阶段，在已完成的I期试验中角鲨胺显示出了良好的耐受性，血浆中浓度可以接近体外抗血管生成效应时的浓度。在一项针对晚期非小细胞肺癌的II期临床试验中，对于IIIB/IV 期的初始化疗患者，应用卡铂加泰素（主要成分为紫杉醇）的治疗方

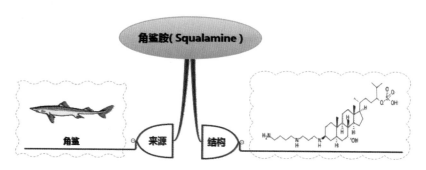

图5-22 角鲨胺

案后，再注射5天的角鲨胺，每3周进行一次这样的用药，发现全部患者都显示出较好的反应，并且对药物的耐受良好，一些病例还出现了临床症状的缓解。把角鲨胺联合卡铂与紫杉醇联合治疗晚期卵巢癌临床试验中，也发现30多例患者中的2/3出现了临床症状的缓解。此外，Squalamine与阿糖胞苷Ara-C联合治疗卵巢癌也很有效果，已进入II期的临床研究。角鲨胺滴眼液用于治疗年龄相关性黄斑变性（AMD）已于2016年进入III期的临床研究。

16. Discodermolide

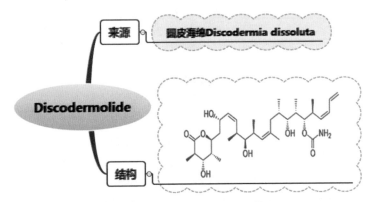

图5-23　Discodermolide的结构和来源

　　Discodermolide是一种多羟基内酯化合物，它最早是在1990年，由Gunasekera等人从加勒比海的圆皮海绵（*Discodermia dissoluta*）中分离得到的（见图5-23）。由于Discodermolide对光非常敏感，所以圆皮海绵通常只能在33米以下的深海生产出这种化合物。

　　Smith等人首先完成了Discodermolide的人工全合成，但是合成路线非常复杂。2001年，美国的Kosan公司尝试采用基因工程的方法生产这种化合物。2002年，诺华（Novartis）公司费了九牛二虎之力才得到几十克的Discodermolide。最终解决Discodermolide药源问题的是三位杰出的有机化学家，分别是Richard F. Heck、Ei-ichi Negishi 和 Akira Suzuki，他们采用了反应条件温和、化学选择性高的钯催化交叉偶联反应，实现了包括Discodermolide在内的复杂药物和生物活性物质的工业化生产，并且当之无愧地获得了2010年的诺贝尔奖。

　　在临床前的测试研究中，Discodermolide就显示出了杀死肿瘤细胞的潜力，而且效果比化疗药物紫杉醇还要好，就对人体肿瘤细胞的杀伤能力而言，Discodermolide要比紫杉醇高80倍，而且它对于已经对紫杉醇产生抗体的肿瘤细胞依然有效。1998年，Discodermolide进入药物I期临床研究，发现它能够有效地抑制肿瘤生长因子的分泌，而使癌细胞凋亡。虽然在2004年，由于患者药物中毒的控诉而终止了对它的临床试验，但就它令人兴奋的抗癌特性来说，它依然被众多科学家当成一个非常有前途的先导化合物。此外，当把Discodermolide和紫杉醇两种药物联合用于治疗异种移植了的卵巢肿瘤和非小细胞肺癌（NSCLC）的肿瘤模型大鼠时，还表现出协同作用，这表明，Discodermolide跟紫杉醇联合用于治疗肿瘤，具有极好的应用前景。

17. Spisulosine

Spisulosine（ES-285）（见图5-24）是一类含2-氨基和3-羟基的长链、直链链烷或烯烃的化合物。最早在1999年，由PharmaMar公司从海洋蛤类*Spisula polynyma*中分离得到。研究人员发现，ES-285对多药耐药蛋白P蛋白具有干预作用，能够促使肿瘤细胞的凋亡，并且减慢肿瘤细胞的转移和黏着。它的靶向适应证主要有黑素瘤、肝细胞瘤、肾癌和前列腺癌，目前在进行抗实体肿瘤的临床试验。

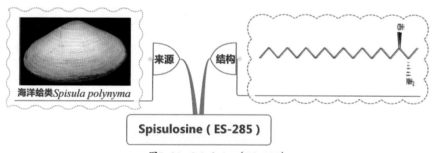

图5-24　Spisulosine（ES-285）

18. KRN-7000

KRN-7000（见图5-25）是一种α-糖苷键半乳糖神经酰胺（α-GalCer）类化合物，最早在1994年，由Natori等人从日本冲绳附近海域的海绵中分离得到。它具有广泛的生物活性，比如抗结核病、抗肿瘤、抗病毒、抗真菌以及治疗机体免疫性疾病（如系统性红斑狼疮、糖尿病）等，其中，以它高效的免疫调节活性备受人们关注。研究还发现，KRN-7000对小鼠的B16黑素瘤表现出了明显的拮作用，它还能治愈小鼠的转移性肺癌。当把KRN-7000单独应用于小鼠的Meth A纤维肉瘤以及结肠腺癌时，抗瘤效果比较差，但与放疗联合使用

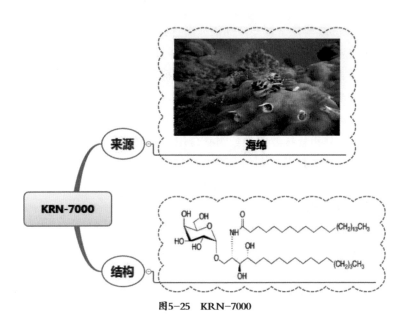

图5-25　KRN-7000

时，可以明显提高抗瘤疗效，大约有60％的小鼠可以得到治愈。

目前，KRN-7000用于治疗肺癌的研究正处于临床阶段，而且它与树突状细胞免疫疗法（DC疗法）联用治疗骨髓瘤的研究，也处于临床阶段。此外，KRN-7000具有的强免疫调节活性和抗病毒作用，目前已被应用于治疗慢性丙型肝炎的研究中，并已经完成了II期临床试验。

19. Zalypsis

Zalypsis（PM00104）（见图5-26）是一种新型DNA结合型生物碱，是从太平洋海绵与被囊类裸鳃动物*Joruna funebris*的黏液和皮肤中分离获得。它的作用机制是，通过跟鸟嘌呤结合形成DNA加合物，导

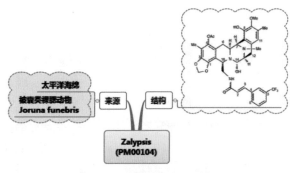

图5-26　Zalypsis（PM00104）

致DNA双链的断裂，细胞S期分裂停止，从而起到诱导肿瘤细胞死亡的作用。

以近50名晚期实体瘤患者为试验对象，进行Zalypsis静脉注射给药的I期临床试验，得到Zalypsis推荐用于II期临床的最佳剂量[22]，同时也发现它可能会产

生疲劳、恶心和呕吐之类的副作用。把Zalypsis静脉注射用于治疗患有嗜中性白细胞减少症的肿瘤病人，发现Zalypsis的给药剂量和给药间隔，对该病症状的严重性和持续性会产生决定性作用。在Zalypsis的II期临床试验中，开展了对多种人类肿瘤的治疗研究，比如肉瘤、子宫内膜与子宫颈瘤、骨髓瘤等，也都表现出了一定的疗效[23]。此外，Zalypsis还具有改善瞬变及易控的骨髓抑制和转氨酶增加的作用。

20. Lurbinectedin

Lurbinectedin（PM01183）（见图5-27）是一种四氢异喹啉生物碱类化合物，它是分离于海鞘的海鞘素衍生物，作为一种新型的DNA 共价结合物，可以结合到特定的DNA 小沟序列，在毫摩尔级的浓度下就可以诱使DNA双链断裂，从而导致细胞凋亡。PM01183与ET-743相比，除了C亚基不同以外，其他结构都非常相似，两者对于鼠肿瘤和异种移植的抗肿瘤活性具有相似的抑制模式。研究还发现，PM01183较ET-743结构上的改变，有利于增加或产生新的抗肿瘤活性。PM01183的I期临床试验中，每3周进行1次持续1小时的静脉注射，最佳剂量为7.0毫克，这是患者耐受范围内且具有抗肿瘤活性较高的剂量。它的副作用是，偶尔会产生瞬间性严重的嗜中性白细胞减少症。对于化疗药物顺铂、奥沙利铂等产生抗性的肿瘤细胞系，比如上皮性卵巢癌（EOC）等，都可以采用PM01183单独用药，或者与ET-743联合用药的方法进行有效的对抗，因此，PM01183在治疗卵巢癌等方面具有

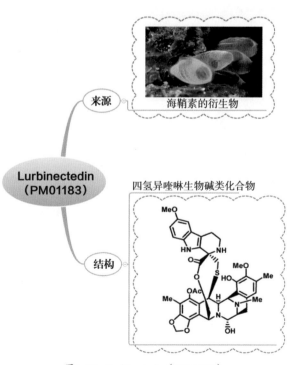

图5-27　Lurbinectedin（PM01183）

巨大的潜力。2017年，PM01183也在进行抗转移性乳腺癌的II期临床试验。

21. 达诺司他

达诺司他（NVP-LAQ824），又称为LAQ824（见图5-28），相对分子质量为379.46，分子式为$C_{22}H_{25}N_3O_3$。它是一种海洋天然产物的衍生物，是在把海洋来源的psammaplin A、微生物来源的trapoxin B和trichostatin A作为组氨酸脱乙酰基酶（HDAC）抑制剂的开发研究过程中，发现的一种苯乙烯的异羟肟酸化合物。作为一种新颖的组蛋白脱乙酰基酶抑制剂，它能诱导细胞凋亡，抑制多发性骨髓瘤细胞系的增长。研究发现，当把NVP-LAQ824与VEGF（血管内皮生长因子）抑制剂联合使用时[24]，对51%培养的内皮细胞能够起到抑制作用，这种抑制作用是单独使用两种药物时效果的两倍，在应用到小鼠模型中时还发现：这两种抑制剂单独使用时，对患前列腺癌小鼠肿瘤生长的抑制率分别为75%和35%，而联合用药时，抑制率可以达到85%；单独使用时，对乳腺癌小鼠的肿瘤抑制率分别为60%和54%，而联合使用时对肿瘤生长可以减缓80%。目前，该化合物正在进行抗血液恶性肿瘤的临床研究。

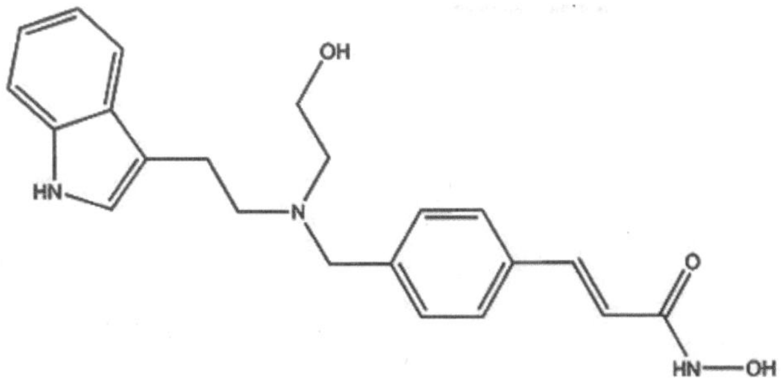

图5-28 NVP-LAQ824结构

三、来自海洋微生物

1. Plinabulin

Plinabulin（NPI-2358）（见图5-29），是一种低分子环二肽phenylahistin类化合物，最早从海洋曲霉菌*Aspergillus* sp.中分离得到，也是halimide的一种合成的衍生物，由Nereus制药公司研制。Plinabulin作为一种微管蛋白结合剂，可以选择性地作用于内皮微管蛋白中秋水仙碱的结合位点，抑制微管蛋白的聚合，阻断微管装配，从而起到破坏内皮细胞骨架、抑制肿瘤血流的作用，同时，Plinabulin对正常的血管系统不会造成伤害，因此它可以用在多种癌症的治疗上。在Plinabulin的I期临床试验中发现，把Plinabulin与Docetaxel（多烯紫杉醇）联合用药，可以明显提高Plinabulin的生物利用度，而且这两种药物互相之间不会产生干扰作用。在II期临床试验中，也证实了这两种药物联用后抗肿瘤活性及安全性较为明显[25]。此外，还有研究发现，Plinabulin和X-射线放射治疗肿瘤细胞能产生协同作用。目前，Plinabulin用于治疗非小细胞肺癌，正在进行III期临床试验。

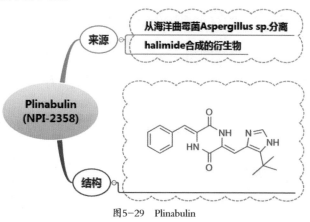

图5-29　Plinabulin

2. Marizomib

Marizomib（Salinosporamide A;NPI-0052）（见图5-30）是一种可逆性的蛋白酶体阻滞剂，在2003年从海洋放线菌 *Salinispora tropica* 中分离得到。在临床前试验中，它表现出了广谱的抗恶性血液病活性。在活性方面，Marizomib跟已被FDA认可的蛋白酶体阻滞剂Bortezomib相比，能诱导产生更高浓度的半

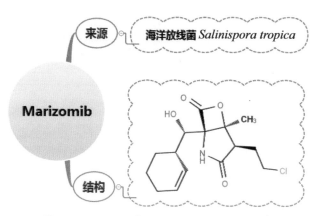

图5-30　Marizomib（Salinosporamide A;NPI-0052）

胱氨酸天冬氨酸蛋白酶，并可以使活性氧簇（ROS）依赖性的细胞死亡。在Marizomib的I期临床试验中发现，它能够减少多发性骨髓瘤细胞的生长，而且不会产生严重的细胞毒性。目前正在开展进一步的临床试验研究。

第三节　镇痛药物研发进展

随着医学的发展，镇痛药物也越来越被医学界重视。传统的镇痛药吗啡、哌替啶等效果虽然强，但是也容易成瘾。新的镇痛药一直都是科学家们的重点研究方向。

齐考诺肽（Ziconotide）（见图5-31）是一种肽类化合物，作为镇痛药物

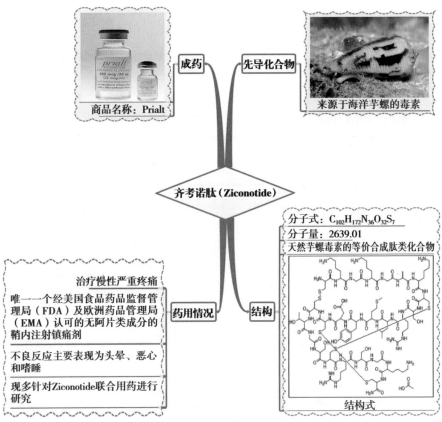

图5-31　齐考诺肽

已经成功上市。说到它就得提到一种海洋软体动物———海洋芋螺。芋螺又叫作鸡心螺，生长于热带海域，因为外壳一端尖瘦一端粗大，类似于鸡的心脏或芋头而得名，它们的颜色花纹通常都非常漂亮，但是别忘了，它们也是一类含有剧毒的海洋动物，人如果不幸被它们刺伤，就会出现中毒甚至死亡的危险。这是因为它们含有的毒液非常厉害，有的体内含河豚毒素（Tetrodotoxin），还有的体内含芋螺毒素（Conotoxin）。不过，正如"垃圾是放错位置的宝贝"，芋螺的毒液用对了地方就会成为宝贝。从芋螺毒液中分离得到的天然芋螺毒素，经过衍生合成就能得到齐考诺肽这种神奇的镇痛药物。

我们知道，呼吸、体温、心率和血压，被称为生命的四大体征，无论哪项异常都会使人体出现危险甚至致命。而疼痛作为人体的一种警诫、保护信号以及疾病诊疗的指标，最近也被称为"人类第5大生命指征"。剧烈或长期的疼痛可能会影响到人体各器官的功能。一直以来，慢性疼痛的治疗都是很棘手的问题。一般情况下，是采用普通的全身疗法和常规治疗来控制疼痛，但更严重的就需要通过在脊髓鞘内注射镇痛药物来进行治疗，比如阿片类药物等。不过，因为阿片类药物，像吗啡、芬太尼、氢吗啡酮和叔丁啡等，这些药物的使用中存在一些问题，比如药物依赖性问题和疗效问题等（如镇痛不足、不良作用以及耐受性所引起的剂量极限），这就限制了它们在鞘内的长期使用。而且，在采用吗啡治疗疼痛时，加量不当还有可能会造成呼吸抑制。这些因素就推动了非阿片类药物在鞘内的使用，包括齐考诺肽，就是由于它突出的特性而得到重用。

研究发现，通过鞘内注射齐考诺肽的方式，不会出现使用吗啡时的耐受性、依赖性及呼吸抑制作用，因此更具有药用潜力，它是选择性作用在神经元轴突终末端的N型钙通道，抑制主要传出神经元的中心，以及跟疼痛相关的神经传导物质的释放，阻止最初的伤害刺激传入而发挥止痛药效。系列临床试验已证明，鞘内注射齐考诺肽可应用的范围非常广泛，包括幻肢痛、难治性癌痛、带状疱疹后遗神经痛、HIV相关神经病理性疼痛以及手术后疼痛等症状。

2004年12月，伊兰（Elan）公司成功地把齐考诺肽变成了药品Prialt上市，这也是当时唯一一个，经过美国食品药品监督管理局及欧洲药品管理局认可的无阿片类成分的鞘内注射镇痛剂[26]。现已被推荐作为一线鞘内镇痛药物使用，用于对其他方法耐受，或者无效病人的慢性严重疼痛等病症。不过，这种药物也存在治疗窗口（药物最小有效剂量与中毒剂量间的剂量差值）比较狭窄的缺陷，不良反应主要表现为头晕、恶心和嗜睡。因此，目前也已经开展了很多齐考诺肽联合用药研究来进行改善，比如把小剂量的齐考诺肽与吗啡进行鞘内联合用药，发现对口服阿片类镇痛药顽固的疼痛能够起到安全快速的控制作用；当把齐考诺肽与其他鞘内药物进行联合用药，可以较好地治疗顽固型的神经性疼痛。

第四节　抗病毒、抗菌、抗炎类药物研发进展

海洋抗菌、抗病毒物质的重要来源，当属与海洋动植物共生的海洋微生物，研究人员发现大约27%的海洋微生物都具有抗菌活性。目前，已进入临床的抗病毒、抗菌、抗炎类海洋药物有如下种类。

一、来自海洋动物

1. 伪蕨素

伪蕨素（Pseudopterosins）（见图5-32）是已经获得上市批准的抗炎及止痛药物，它是从加勒比海鞭子（一种柳珊瑚）中分离得到的一类具有三环双萜戊糖苷类结构的海洋天然产物。它的抗炎及止痛作用极其出色，比先其上市的吲哚美辛等消炎药物的效果都要好。由于它优异的抗炎作用，现在已

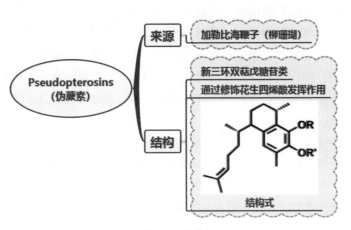

图5-32　伪蕨素

被开发作为很多种化妆品和护肤品的添加剂，比如Resilience TM乳膏就是以Pseudopterosin E 作为主要有效成分的护肤品，它具有消减皮肤皱纹的功效。

2. 阿糖腺苷

在抗肿瘤药物当中已经提到过了，来源于加勒比海域的一种海绵的阿糖胞苷Ara-C药具有抗肿瘤作用。阿糖腺苷（Vidarabine/Ara-A）（见图5-33），是跟阿糖胞苷Ara-C同时发现，而且来源相同的核苷类抗病毒药物，又叫9-beta-D-阿拉伯呋喃糖基腺嘌呤。它具有广谱抗病毒活性，能对多种病毒DNA的复制起到有效的抑制作用。1955 年，阿糖腺苷作为第一个抗病毒海洋药物，被美国FDA批准用于人眼单纯疱疹病毒感染的治疗。由于它具有抗单纯疱疹病毒HSV1和HSV2的功效，在临床治疗上，可用于单纯疱疹病毒性脑炎的治疗，还可以用于免疫抑制病人的带状疱疹和水痘感染的治疗。单磷酸阿糖腺苷是阿糖腺苷的衍生物，还具有抑制乙肝病毒复制的作用。此外，研究人员还发现，阿糖腺苷可以调整腺苷酸受体功能从而对心脏疾病以及癌症也能产生治疗效果。目前阿糖腺苷的上市产品多为注射制剂，全球多家制药公司都参与了此药物的生产。

当前，临床应用较多的是溶解度更大、毒性较小的单磷酸阿糖腺苷，在治疗皮肤带状疱疹方面，把它与复合甘草酸联合用药的临床药效要远好于单独用药。不过，注射单磷酸阿糖腺苷进行治疗，还是可能会引起较严重的过敏反应，因此美国2007年就已禁用此药作为注射剂，但在我国这种用药方式还在广

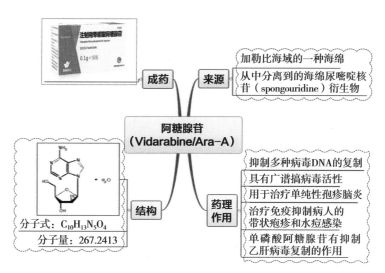

图5-33　阿糖腺苷

泛使用，考虑到用药安全性，对此药应该谨慎使用，尤其是对儿童而言，最好禁用。药品的其他名称和商品名称分别为Adenosine和阿糖腺苷。

3. GTS-21

GTS-21（DMXBA）（见图5-34）是一种合成衍生物，它是把来自特殊的海生蠕虫*Phylum Nemertea*中的生物碱与假木贼碱合成后的产物，是一种具有抗炎作用的选择性烟碱型乙酰胆碱受体α7受体激动剂。研究发现，α-烟碱型乙酰胆碱受体（α7nAChR）可以跟尼古丁的分解代谢副产物可替宁，进行特异性结合，因此GTS-21具有戒除尼古丁依赖的作用。GTS-21还可以减少神经炎症的发生率，治疗风湿性关节炎等，正在进行进一步的临床研究。

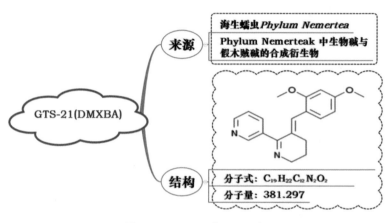

图5-34　GTS-21（DMXBA）

4. 抗哮喘剂

加拿大学者Burgoyne和Andersen，从海绵*Petrosia contignata*中分离提取得到一种高度氧化的类固醇类化合物，这种物质被加拿大的Inflazyme公司开发成一种平喘药物Contignasterol（考替特罗）。它具有较好的平喘和抗炎活性，但是因为结构复杂，而且药代动力学不稳定，所以商业价值不高。

抗哮喘剂IPL576,092，是以Contignasterol为基础开发的一种合成衍生物（见图5-35）。在羊、鼠、猪等过敏源引发的支气管狭窄以及导气管炎症等临床模型的应用研究中发现，IPL576,092具有明显减轻气喘反应的作用，因此把IPL576,092列为一种有潜力的抗炎平喘药物。IPL576,092的体内实验数据表明，它还可以显著减少某些炎症调控因子的释放，比如白介素5、肿瘤坏死因子α、己糖胺酶以及前列腺素D2等。目前，正在进行进一步的临床试验。

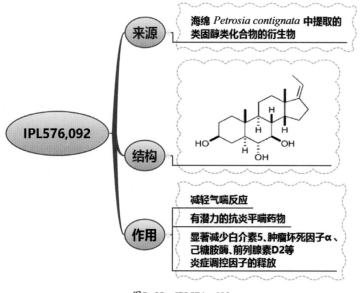

海绵 *Petrosia contignata* 中提取的类固醇类化合物的衍生物

来源

结构

作用

减轻气喘反应

有潜力的抗炎平喘药物

显著减少白介素5、肿瘤坏死因子α、己糖胺酶、前列腺素D2等炎症调控因子的释放

IPL576,092

图5-35　IPL576，092

二、来自海洋微生物

1. 抗HIV 的蛋白质化合物（Cyanovirin-N）

1997 年，在筛选抗HIV的天然活性物质时，美国国立癌症研究所的Boyd等研究人员，从海洋蓝细菌*Nostoc ellipsosporum*的培养提取物中，分离得到了由101 个氨基酸残基组成的抗HIV 蛋白，它对HIV病毒黏附和入侵宿主细胞能起到阻断作用。在实验室条件下，很低浓度（0.1～36.8 纳摩尔/升）的Cyanovirin-N，对各种病毒株都能产生不可逆的灭活作用，比如实验室病毒株嗜T淋巴细胞、嗜巨噬细胞，以及临床分离的病毒株HIV-1、HIV-2和猿猴免疫缺陷病毒（SIV）等。体外研究还发现，Cyanovirin-N可以阻止HIV病毒感染正常细胞，还能够阻止HIV病毒在细胞之间转移。而且，虽然Cyanovirin-N最早发现是用作抗HIV药物，但是后来发现，它对于流感病毒、埃博拉病毒、HSV-1 病毒等有包膜的病毒，都能产生较好的抑制作用[27]，胞膜是病毒核壳外覆盖的一层保护性蛋白。

美国国立癌症研究所已经把Cyanovirin-N作为新的抗HIV 药物进行临床试验研究。目前，Cyanovirin-N正在进行临床前开发阶段，其中作为局部用药制剂已进入II/III 期临床试验。

2. 头孢菌素类

头孢菌素类化合物的发现也是一个很有趣的故事。它发生在20世纪40年代，故事的主角是意大利卡利亚里（撒丁岛首府）大学的医学教授Giuseppe Brotzu，正是他从撒丁岛入海排污河中的顶头孢霉菌中，提取发现了这类化合物。

当时正是"二战"结束的时候，因为卫生条件落后，意大利的许多城市伤寒暴发流行，但是在卡利亚里有一个地区出现了例外，虽然人们常常在一条入海的排污河中游泳，而且吃河里的生鱼，但却鲜有人生病。这个情况引起了Brotzu的注意，当时他对青霉素已经有一定了解，并对微生物开展了一些研究，当时他就怀疑河中存在某些对抗病菌的物质，而且它们很可能是由河中的微生物产生的。所以，他采用琼脂糖培养基对河中的水及淤泥进行培养，得到了一种顶头孢霉菌。他发现这些顶头孢霉菌能够分泌出一种物质，并且可以有效地抵抗伤寒杆菌。但是，这种物质不稳定，而且纯化困难。在使用过滤、离心、提取（水、乙酰、丙酮等多种溶剂）等多种分离提取方法，并经过多次试验后，终于得到了一种混合物，而且在把这种混合物用于临床试验的研究中，得到了令人惊喜的结果：提取得到的这类物质具有突出的活性，尤其是对葡萄球菌感染及伤寒有特效。在联合牛津大学的Guy Newton和Edward Abraham等学者经过6年的不懈努力后，从上述提取的混合物中分离获得了3种头孢类化合物，也就是头孢菌素P、头孢菌素N、头孢菌素C，其中头孢菌素C的活性极大地吸引了他们的注意力。1957年，另一位学者Bendan Kelly和他的同事们还得到了一种突变菌株，发现可以产生大量的头孢菌素C。

不过，头孢菌素C并没有直接被应用在临床上，得到应用的是来自头孢菌素C的一种衍生物，也就是头孢菌素起作用的核心——7-氨基头孢烯酸（简称7-ACA），因为7-ACA与青霉素的核心（即6-氨基青霉烷酸，6-APA）具有相似性，所以头孢菌素C水解得到的头孢烯酸母核，才是一系列头孢菌素类抗生素的主角。1959年，Guy Newton 和Edward Abraham对这种新抗生素的化学结构进行了分析鉴定。之后，他们把头孢菌素C以及头孢菌素的核心结构7-ACA申请了专利。截止到20世纪末期，头孢菌素的专利使用费就非常惊人，达到了1.5亿英镑。

葛兰素和礼来等制药企业对7-ACA的支链进行了修饰，最后才得到可以临床使用的抗生素。第一种衍生抗生素是头孢噻吩（Cephalothin），于1964年由礼来公司上市，商品名为Keflin。这时距离Brotzu教授在意大利最初发现顶头孢霉菌已经过去了差不多20年的时间。头孢菌素II Cephaloridine，由葛兰素公司研发，也于1964年上市，虽然一度因为可以肌肉注射、血药浓度高等原因而得到更广泛的欢迎，但最终因为不宜口服等因素，逐渐退出市场，在今天主要作为兽药用于动物感染。

头孢噻吩在医院首次亮相时，由于它使用前不需要像青霉素那样做皮试，成功地吸引了人们的注意力。随着头孢类抗生素被礼来公司成功地推上市场，它也开启了一个抗生素的黄金时代。由于头孢类药物的开发具有"短平快"的特点，加上抗菌药物的药效验证本身也比较容易，因此，头孢类药物自然也得到了众多药企的厚爱。在头孢噻吩上市成功之后，大约有50种头孢类药物陆续问世。

在头孢类药物开发的热潮中，最值得关注的有两大重磅药物，一个是来自礼来公司的希刻劳，一个是来自罗氏公司的罗氏芬。第一代头孢菌素类药物的早期品种都是作为注射制剂使用，不过在1967年，礼来公司就推出了更方便的剂型，也就是第一个可口服的头孢菌素类药物——头孢氨苄，随后一系列口服头孢菌素类药物也相继问世，比如头孢拉定和头孢羟氨苄等。礼来公司也因为在抗菌药物上的连连告捷，迅速从一家小药厂成长为享誉天下的制药公司。此后，礼来公司不断推出新的头孢菌素制剂，其中最为著名的当属1979年推出的第二代头孢菌素产品希刻劳（头孢克洛）。在1985年，它取代头孢氨苄成为当年全球最畅销的抗生素，并在之后的连续10个年度中，都列入世界十大畅销药物的榜单，在医生处方量与零售药店销售额方面，都位居世界抗菌药物首位，成为名副其实的"重磅炸弹"药物，也是迄今世界上最为畅销的口服抗生素之一。还有另一种头孢菌素类药物头孢曲松钠，也称为罗氏芬，由罗氏公司研发，最早于1982年在瑞士成功上市，20世纪90年代初在全球多个国家地区获批上市，由于它出色的抗菌活性和不俗的价格，成为头孢菌素类药物发展史上的"里程碑"药物，在它最风光的岁月里，年销售额高达10亿美元。

头孢菌素类（见图5-36）药物是一类广谱抗生素，抗菌谱比青霉素要广，过敏反应比青霉素类药少，它对于金黄色葡萄球菌、化脓性链球菌、肺炎双球菌、肺炎杆菌、白喉杆菌、变形杆菌和流感杆菌等都有效。临床上，主要应用于耐药金黄色葡萄球菌以及一些革兰阴性杆菌引起的严重感染，比如尿路感染、肺部感染、败血症、脑膜炎及心内膜炎等。不过，因为头孢菌素对于一些敏感细菌的抗菌活性通常比不上青霉素，所以头孢菌素一般不作为首选药物使用。而针对那些耐青霉素的细菌，如果不得不考虑头孢菌素类药物较昂贵的

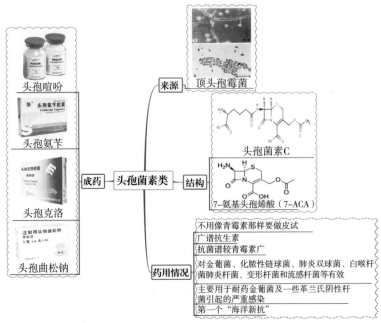

图5-36　头孢菌素类

价格，也常常可以尝试采用红霉素等药物代替治疗。

　　头孢菌素是发现于海洋微生物中，并且得到成功开发的第一个"海洋新抗"，它的面世也开创了海洋新抗生素药研发的先河。

第五节　消化和泌尿系统药物研发进展

一、来自海洋植物

褐藻多糖硫酸酯

　　褐藻多糖硫酸酯（Fucoidan），简称FPS，见图5-37。在前述章节中已提到，它是从褐藻中提取的一类硫酸化多糖，主要由岩藻糖和硫酸基组成，是高度3-支链化的（1-2）或（1-3）连接的α-L-岩藻糖-4-硫酸酯。国内首先用于治疗慢性肾衰竭，并取得了明显效果，现已经证实褐藻多糖硫酸酯能够降低血肌酐，改善尿蛋白的含量，对于肾功能衰竭和肾病综合征有非常明显的治疗效果。此外，还发现它有抗凝血、降血脂、抗肿瘤和抗HIV作用。

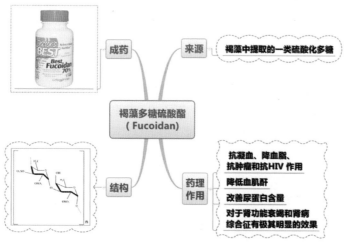

图5-37 褐藻多糖硫酸酯

二、来自海洋动物

1. 海螵蛸

海螵蛸（乌贼骨）是乌贼科动物无针乌贼或金乌贼的干燥内壳。在中医

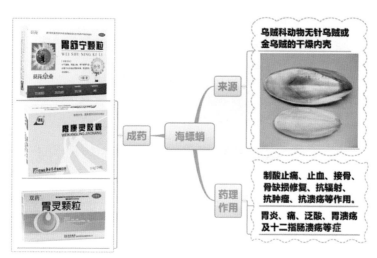

图5-38 含有海螵蛸的胃药成药

上，常被用作血药，主要有止血、止痛、接骨、骨缺损修复、抗肿瘤、抗辐射、抗溃疡等作用。在明代李时珍的《本草纲目》中记载："乌贼骨，厥阴血分药也……诸血病皆可治之。"并在书中收录了古代20多个海螵蛸的药方。当前，乌贼骨也被应用在医学上，比如把乌贼骨粉直接用来治疗胃出血、外伤出血等症；如果与一些中药进行配伍使用，还可以治疗多种疾病，比如功能性子宫出血、肺结核咯血等。海螵蛸用在治疗胃部疾病上，疗效最为显著，对于胃炎、胃痛、胃泛酸、胃溃疡及十二指肠溃疡等症都有很好的作用。现在国内市场上的一些中成药，比如胃舒宁、胃康宁等胃药中，都把海螵蛸作为主要成分，含有海螵蛸的胃药成药见图5-38。

2. 海星皂苷

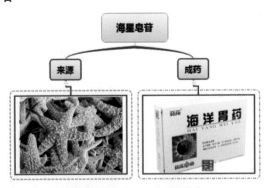

图5-39　含有海星的胃药成药

棘皮动物门海星中分离的甾体皂苷，证明具有抗炎、抗菌、抗癌等作用。从罗氏海盘车提取的海星总皂苷，能提高胃溃疡的愈合率，疗效比甲氰咪胍还要好。我国就有把海星作为主要成分，并配合其他中药制成海洋胃药用于临床的实例。含有海星的胃药成药见图5-39。

第六节　抗老年性痴呆类药物研发进展

一、来自海洋植物

海洋硫酸寡糖

海洋硫酸寡糖HSH-971是把昆布（海带）作为原料，通过药物设计，并借助特定酶解修饰等方法，得到的一种海洋酸性寡糖类化合物。HSH-971具有抗老年性痴呆的活性，而且我国拥有自主的知识产权，与同类治疗药物相比，在疗效与价格上都具有较强的竞争力。

二、来自海洋动物

1. 多烯鱼油胶囊

国内开发研制的多烯鱼油胶囊（严格地说是一种保健品），与心脑血管药物中的多烯鱼油类药物一样，富含二十碳五烯酸（EPA）和二十二碳六烯酸（DHA）。其中，EPA可以降低血液黏度，具有降压、降脂、解除血小板凝聚以及抑制血栓形成等作用，还有预防癌症恶化、治疗溃疡性结肠炎和便秘等功效。而DHA是人脑和视网膜脂质的主要组成部分，它对于神经传导、视力和智能具有相当大的影响，而且DHA还具有防治老年性痴呆的效果，它能够维持和增进记忆机能，使脑细胞更有活性。EPA和DHA都有助于机体自由基清除能力的增强，从而表现出抗衰老的作用。

2. GTS-21

GTS-21（DMXBA）来自海生蠕虫（详见本章第四节），具有治疗阿尔茨海默病（Alzheimer，AD，俗称"老年性痴呆"）以及精神分裂症的潜力，对与阿尔茨海默病有关的情感疾病也有积极的治疗作用。不过部分II期临床试验结果显示，使用GTS-21容易提高患者用药副作用的发生率[28]。目前，还在进行进一步的临床试验中。

第七节　其他功能药物研发进展

除前述功能外，还有一些其他功能的海洋药物，主要有以下种类。

一、降糖宁

降糖宁是以海藻提取物为主要原料制备的一种海洋药物。具有明显的降低血糖、延缓糖吸收、增强饱腹感以及润肠通便等作用，可以用于糖尿病的辅助治疗。

二、甲壳素类药

甲壳胺是一种由氨基葡糖和乙酰氨基葡糖聚合物组成的多糖类化合物，它可以由甲壳动物（虾、蟹）所含的甲壳素，部分脱乙酰化而得。利用甲壳胺盐在水中溶解与脱乙酰程度和pH值有关的特性，可以作为药物辅料，减少药物对肠道的副作用或者控制药物释放的时间、促进药物吸收、增加给药途径等，用途非常广泛。甲壳素类药见图5-40。

甲壳胺的用途非常广泛。利用它的物理机械性能，可以制成膜状、胶状和粉状物，用作润滑剂、抗凝血剂、抗胆固醇剂、抗胃炎剂、酶固定化材料、隐形眼镜、透析膜、药物传送载体、人工肾、人工心脏瓣膜、黏膜止血剂、人造皮肤等众多用途的产品。甲壳质经化学改性后也能制成人工泪液使用。甲壳胺还有促进伤口愈合的特性，以甲壳胺作为主要成分，制作的创伤愈合海绵，对于治疗各种难以愈合的伤口和创面具有显著的疗效，它还可以制成吸收性手术缝合线、创可贴等。甲壳胺还能用于肿瘤、糖尿病、高血脂、高血压、动脉硬化、哮喘病、结核病、类风湿性关节炎以及急性放射病的辅助治疗，也可用于无泪液患者干燥性角膜炎和结膜炎的治疗，在骨科疾病的治疗中，能促进骨缺损的修复且有止血的作用，制成甲壳胺膜管可以修复神经缺损。

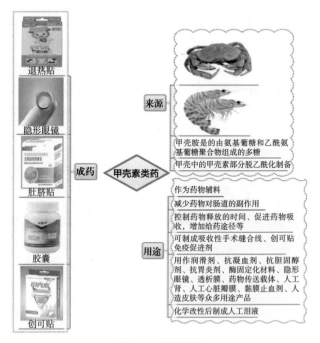

图5-40　甲壳素类药

三、活性钙

活性钙在多种海洋生物壳中都存在（成药见图5-41），各种以海洋活性钙为主的药物，能满足各类人群补钙及治疗严重缺钙的需要。

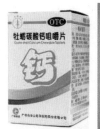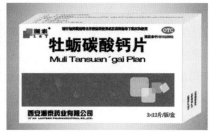

图5-41　活性钙成药

四、珍珠类药

珍珠又被称为有机宝石，分为淡水和海水两种，淡水珠一般长在褶纹冠蚌中，海水珠一般长在马氏珠母贝、大珍珠贝和企鹅珍珠贝等软体动物体内，由于产珍珠贝的体内受到异物刺激，而分泌出珍珠质进行层层包裹，随着异物上珍珠质日益增多，就形成我们常见的珍珠。珍珠的成分主要是碳酸钙、氨基酸以及其他微量元素。

中医认为，珍珠的功效很多，比如镇心安神、养阴熄风、清热坠痰、去翳明目以及解毒生肌等。可以用于治疗癫痫、惊风搐搦、烦热消渴、喉痹口疮、目生翳障以及疮疡久不收口等症状。它还可以与一些药物搭配使用，治疗高胆固醇及高血压等症。所以，中医对珍珠的使用非常广泛。

现代医学研究，认为珍珠的药理作用有以下几种。

（1）抑制脂褐素形成以及清除自由基作用。脂褐素（Lipofuscin）又叫老年素，显现在浅表皮肤上的俗称为"老年斑"。它是沉积在各种组织衰老细胞中的棕褐色色素颗粒，是细胞老化过程中形成的不饱和脂肪过氧化物的产物。随着年龄增长，脂褐素积累增多，所以它也是衰老的重要指征之一。自由基是含有一个不成对电子的原子团，具有非常活泼的化学性质，在机体内可以引发链式过氧化反应，对细胞膜造成损伤，进而使细胞死亡。研究证明珍珠水解液含有丰富的氨基酸和微量元素，可以清除自由基、抑制脂褐素的形成。

（2）抗肿瘤作用。动物实验表明，珍珠的提取物对于小鼠肉瘤细胞、肺癌细胞均能产生显著的抑制作用。

（3）美容作用。《本草纲目》中就记载，珍珠具有淡化雀斑和黄褐斑的作用。现代医学研究也发现，珍珠里含有氨基酸和大量的微量元素，具有抗氧化、排毒、美白、生肌、控油、祛痘、淡化色斑以及增强肌肤活性等功效。同时，由于珍珠粉的吸附能力非常强，当采用珍珠粉洁面时，毛孔深层的污垢都可以被吸附出来而得到清洁，所以它还具有清洁深层皮肤的功能。可以说，珍珠粉是一个很好的美容师。爱美的人士不妨常用它来敷脸、洁面，不但简单方便，还可以祛除浊物、美白养颜。

珍珠类成药见图5-42。

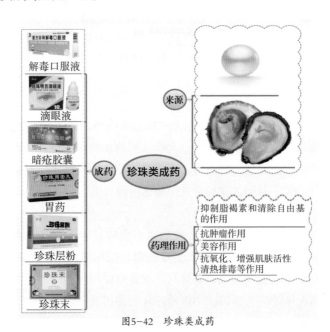

图5-42　珍珠类成药

海洋药物产业发展现状与前景研究

五、贻贝类药

从中医上来说，贻贝是一种用途广泛的药材。中医认为它具有调阴阳、补肝肾、益精血、消瘿瘤的功效。现代医学发现，从贻贝肉中提取的多种活性物质，对于降低血脂、增强机体免疫功能，以及心脑血管疾病和肝细胞受损的治疗方面具有一定的疗效，可以用于乙型肝炎、高血压、高血脂、冠心病等症的辅助治疗。而且前面我们已经知道，贻贝的提取物在治疗关节痛、关节肿胀等方面也有很好的疗效。

贻贝胶囊，是把贻贝肉或贻贝活性物质的冻干粉，再与其他制剂配伍制得的，多为保健品。它可以辅助治疗关节痛，同时具有清理血栓的作用，在国内外得到较广泛的使用（见图5-43）。

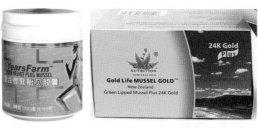

图5-43　贻贝类成药［鹿茸贻贝胶囊及新西兰绿贻贝（为青口贻贝胶囊）］

六、鲎试剂

鲎试剂（见图5-44），是把海洋节肢动物鲎的血液变形细胞溶解物，进行无菌冷冻干燥后制成的制剂。它所含有的凝固酶原和凝固蛋白原，能被微量的细菌内毒素（革兰阴性菌的细胞壁成分）和真菌葡聚糖激活产生凝集反应，所以能够快速准确地完成样品中细菌内毒素和（1，3）-β-葡聚糖的定性或定量检测。它的这个特点可以广泛应用在临床医药以及科研等领域：一方面，可以快速准确地检测出人体的内部组织是否受到革兰阴性菌或真菌的感染；另一方面，在食品和制药工业中，也可以利用它对毒素污染进行监测。

目前使用的鲎试剂，可以分为美洲鲎试剂和东方鲎试剂两大类。东方鲎也就是中华鲎（*Tachypleus tridentatus*），又叫中国鲎或小海鲎等，是全世界4种马蹄蟹之一。中华鲎是用鳃呼吸的节肢动物，尾巴呈剑状，全身黄褐色，在

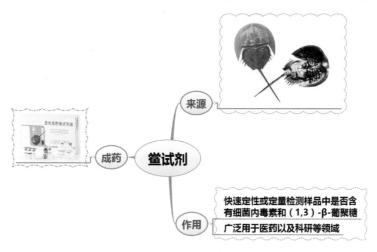

图5-44　鲎试剂

中国，主要分布在广西、海南、广东、福建、浙江、台湾等沿海省区。中华鲎是地球上最古老的物种之一，虽然历尽沧桑，但在进化方面依然保持着原始生物的样子，因此它也被称为"海中活化石"。中华鲎需要13年才能完成繁殖，生长周期很长，但近年来受人类活动的影响，数量已急剧减少，我国现把它列为国家二级水生保护动物。在中国，主要分布在广西、海南、广东、福建、浙江、台湾等沿海省区。

　　前面我们所提及的，已经被应用于临床治疗疾病的海洋药物，共有40余种/类（包括中药和西药在内）。目前，国内外对海洋药物的研发仍在不断地进展中，涉及抗病毒、白血病、抗肿瘤等众多疑难杂症领域，并显示出独特的疗效，这也为医药研究者开发更多有价值的海洋药物提供了更强大的动力和信心。随着科学研究的深入和人类需求的提升，海洋药物的临床应用日益广泛，比如海鞘、棘皮动物、海绵、海洋微生物以及海洋毒素都会成为研究的热点，也必将会在人类战胜疾病的过程中发挥日益重要的作用。

参考文献

[1] 赵旭红.甘糖酯治疗高脂血症 92 例临床观察[J]. 实用心脑肺血管病杂志，2002，10（1）：39-40.

[2] 窦家文.藻酸双酯钠的副作用[J]. 临床荟萃，1996，4: 152-153.

[3] 李丽莹，金钊，廖景华.苷糖脂片治疗冠心病、心绞痛的临床观察[J].中国医院用药评价与分析，2002，2（2）：104- 105.

[4] 董岩，杨志宏，章政，等.靛红对胆固醇水平的基础研究[J] .心血管康复医学杂志，2003，12（3）：224- 225.9

[5] 董岩，章政，刘占涛，等.吲哚醌对实验鼠血胆固醇作用的研究[J].中国老年医学杂志，2003，22（10）:629.

[6] 姜山，李化苓，邵磊. 近几年海洋药物的临床应用与研究[J]. 中国海洋药物，2001，20（1）：42-45.

[7] 黄瑜.未来重磅炸弹药物——Exendin-4[J]. 天然产物研究与开发，2004，16（2）：162-162.

[8] 鲍光明，蒋晓慧，田敏卿，等.目前处于临床研究的抗肿瘤活性海洋天然产物[J]. 天然产物研究与开发，2007，19（4）：731-740

[9] 刘宸畅，徐雪莲，孙延龙，等.海洋小分子药物临床研究进展[J]. 中国海洋药物，2015，34（1）：73-89.

[10] VON MEHREN M，BALCERZAK S P，KRAFT A S，et al. Phase II trial of dolastatin-10，a novel anti-tubulin agent，in metastatic soft tissue sarcomas[J]. Sarcoma，2004，8（4）：107-111.

[11] WATANABE J, NATSUME T, FUJIO N, et al. Induction of apoptosis in human cancer cells by TZT-1027, an antimicrotubule agent[J]. Apoptosis, 2000, 5（4）: 345-353.

[12] NATSUME T, WATANABE J, KOH Y, et al. Antitumor activity of TZT‐1027 （Soblidotin） against vascular endothelial growth factor‐secreting human lung cancer in vivo[J]. Cancer science, 2003, 94（9）: 826-833.

[13]MINAMI K, HAMADA Y, KAWAGUCHI N, et al. The Combined Effect of an Anti-microtubule Agent TZT-1027 and Radiation on Tumor Angiogenesis[J]. Nano Biomedicine, 2016, 8(2): 83-90.

[14] LU C, LEE J J, KOMAKI R, et al. A phase III study of AE-941 with induction chemotherapy （IC） and concomitant chemoradiotherapy （CRT） for stage III non-small cell lung cancer （NSCLC）（NCI T99-0046, RTOG 02-70, MDA 99-303）[J].Journal of clinical on cology, 2007, 25（18-suppl）: 7527-7527.

[15] 汪开治. 海洋生物药研发现状综述[J]. 生物技术通报, 2006, 4: 133-138.

[16] HALE K J, HUMMERSONE M G, MANAVIAZAR S, et al. The chemistry and biology of the bryostatin antitumour macrolides[J]. Natural product reports, 2002, 19（4）: 413-453.

[17] Gutiérrez-Rodríguez M, Martín-Martínez M, García-López M T, et al. Synthesis, conformational analysis, and cytotoxicity of conformationally constrained aplidine and tamandarin A analogues incorporating a spirolactam β-turn mimetic[J]. Journal of medicinal chemistry, 2004, 47（23）: 5700-5712.

[18] FAIVRE S, CHIÈZE S, DELBALDO C, et al. Phase I and pharmacokinetic study of aplidine, a new marine cyclodepsipeptide in patients with advanced malignancies[J]. Journal of clinical oncology, 2005, 23（31）: 7871-7880.

[19] MAYER A M S, GUSTAFSON K R. Marine pharmacology in 2005–2006: Antitumour and cytotoxic compounds[J]. European journal of Cancer, 2008, 44（16）: 2357-2387.

[20]SALAZAR R, CORTES-FUNES H, CASADO E, et al. Phase I study of weekly kahalalide F as prolonged infusion in patients with advanced solid tumors. Cancer Chemother Pharmacol. 2013;72:75-83.

[21] LOGANZO F, DISCAFANI C M, Annable T, et al. HTI-286, a synthetic analogue of the tripeptide hemiasterlin, is a potent antimicrotubule agent that circumvents P-glycoprotein-mediated resistance in vitro and in vivo[J]. Cancer research, 2003, 63(8): 1838-1845.

[22] MASSARD C, MARGETTS J, AMELLAL N, et al.Phase I study ofPM00104(Zalypsis?)admini stered as a 1-hour weekly infusionresting every fourth week in patients with advancedsolid tumors[J]. Invest New Drugs,2013,31(3):623-630.

第五章

大显神通的海洋药物

[23] JONES R L, FERRARI S, BLAY J Y, et al. A Phase II multicenter, open-label, clinical and pharmokinetic trial of PM00104 in patients with advanced Ewing Family of Tumors[J]. Investigational new drugs, 2014, 32(1): 171-177.

[24] QIAN D Z, WANG X, KACHHAP S K, et al. The histone deacetylase inhibitor NVP-LAQ824 inhibits angiogenesis and has a greater antitumor effect in combination with the vascular endothelialgrowth factor receptor tyrosine kinase inhibitor PTK787/ZK222584[J]. Cancer Research, 2004, 64（18）: 6626-6634.

[25] MITA A C, HEIST R S, AREN O, et al. Phase II study of docetaxel with or without plinabulin (NPI-2358) in patients with non-small cell lung cancer (NSCLC)[J]. Journal of Clinical Oncology, 2010, 28(15_suppl): 7592-7592.

[26] 刘宸畅，徐雪莲，孙延龙，等. 海洋小分子药物临床研究进展[J]. 中国海洋药物，2015.

[27] 李斯文，顾觉奋. 抗 HIV 抑制剂 cyanovirin—N 的研究进展[J]. 中国新药杂志，2011，20（23）: 2326-2329.

[28] 刘宸畅，徐雪莲，孙延龙，等. 海洋小分子药物临床研究进展[J]. 中国海洋药物，2015.

第六章
海洋药物的产业化之路

从前面的篇章里，我们了解到海洋中的药物资源非常丰富，海洋生物的活性成分也不计其数、纷繁复杂。那么我们就要说了，海洋当中既然有这么丰富的药物资源，那还等什么？赶快做成药物治病啊。可是，要把来源于海洋植物、动物及微生物的代谢产物作为药物或者先导化合物使用，这并不是一件简单的事情。截至2014年，总共才有10种来自海洋的药物被批准上市（西药），可见，研究中的海洋活性物质与最终形成的海洋药物相比，差距是非常巨大的。

究其原因，大概有两个。一方面，海洋药物的研究时间相对较短。因为在20世纪中期之前，人们还普遍对海洋天然产物没有足够的认识，而且海洋天然产物的结构比较复杂，当时的测试手段又跟不上需要，加上20世纪30—50年代，正是合成药物和抗生素药物的黄金时代，所以，海洋天然药物的研究与开发的巨大潜力，在当时并没有引起科学界的足够重视。直到20世纪60年代初，河豚毒素（Tetrodotoxin，TTX，6）完成了结构鉴定，并且被广泛地应用在钠离子通道药理学研究中之后才有了转变。尤其是在1969年，美国科学家Weinheimer和Spraggins，从加勒比海柳珊瑚*Plexaura homomalla*中分离得到了前列腺素15R–PGA2，并且含量高达1.4%~1.8%，这才使得20世纪60年代末至20世纪70年代初，对海洋天然药物的研究出现了一个小高潮。因为在此之前人们就发现，前列腺素是一类具有强烈的生理活性和广谱药理效应的物质，但是它在自然界中的存在量极其微小，全合成也非常困难，因而极大地限制了对它的深入研究。这次在海洋生物中发现的高含量前列腺素15R–PGA2，就具有非同寻常的意义，它不但彻底改变了前列腺素研究的被动局面，而且也使得"向海洋要药物"的理念得到越来越多人的认可。另一方面，是因为药物的研发本身就是一个非常复杂的过程，究竟有多复杂呢？让我们一起来看看新药的研发之路。

第一节　新药研发的漫漫长路

一、新药研发的流程

从海洋生物活性物质的发现，到真正成为可以上市的药物，需要经过许多关卡，冲破重重阻碍，就像通关游戏，每一关都是挑战，每一关也都是下一关的基础。

从海洋药物的研发流程图（见图6-1）中，我们可以看到，一个海洋生物新药的发现差不多需要经历四道大程序，十余道小程序。尤其是在评估药物的药理作用时，比如研究其安全性与毒性，药物的吸收、分布、代谢和排泄情况，不断需要通过动物实验，反过来对结构进行进一步优化，可能需要循环多次（见图6-2），才有可能获得更好的临床效果。

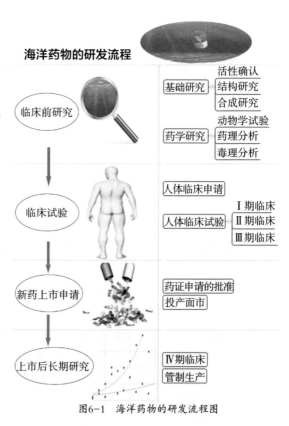

图6-1　海洋药物的研发流程图

二、新药研发的两个阶段

从新药的研发流程可以概括出，新药的研发主要可以分为两个大的阶段，也就是研究和开发两个阶段。这是相继发生又互相联系的两个阶段，候选药物的确定是区分它们的重要标志，也就是说在候选药物确定之前是研究阶

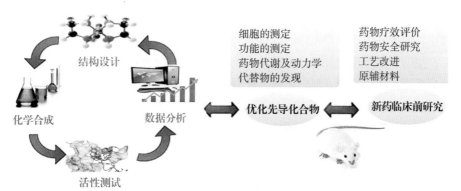

细胞的测定
功能的测定
药物代谢及动力学
代替物的发现

药物疗效评价
药物安全研究
工艺改进
原辅材料

结构设计

化学合成

数据分析

活性测试

优化先导化合物 ←→ 新药临床前研究

图6-2　新药临床前需反复确认的过程

段，而候选药物确定之后的工作就属于开发阶段了。这里所说的候选药物，是指将要进行系统的临床前试验和临床研究的活性化合物。

（一）研究阶段

其中，研究阶段包括四个重要环节，也就是靶标的确立、模型的建立、先导化合物的发现，以及先导化合物的优化。

1. 靶标的确立

确定要治疗的疾病目标以及作用环节和靶标，是创制新药的起点，也是以后实施各种操作的依据。

药物靶标具体是指，在机体内能被药物作用，并且产生药效功能的生物大分子，比如某些蛋白质和核酸等，那些能对靶标蛋白进行编码的基因也被称为靶标基因，所以现代新药开发的第一步，就是需要事先确定对特定疾病有靶向作用的靶标分子。简单地说，靶标就是我们的目标，只有确定了赢得胜利需要攻击的目标，才有可能打胜仗，也可以比喻成一道满足要求了才能通过的城门。如果我们需要抗肿瘤的药物，我们就需要选择相应跟肿瘤抑制相关的靶标，走到相对应的那个城门，符合目标要求的才会放行。

基因位点、酶、受体、离子通道、核酸等生物大分子都可以作为药物的靶标。在全部药物中，针对不同靶标的药物也分别占有不同的比例。比如在2000年，在全世界药物的销售总额中，作用于离子通道的药物占9.1%，受体激动剂占9.1%，受体拮抗剂占10.7%，转运蛋白抑制剂占16.0%，酶抑制剂占32.4%等。

当前，确认靶标主要有两个相对较新的技术。第一是使用基因重组技术，建立经过基因改造的动物模型，或者进行基因敲除（基因敲除是指，针对某一个序列已知，但是功能未知的基因序列，采用改变生物遗传基因的方式，让它特定的基因功能丧失作用，从而使得这种基因的部分功能被屏障，通过其后产生的对生物体的影响，来判断这种基因的生物学功能的方法），以验证与特定代谢途径相关或表型的靶标。类似于采用排除法，把确定起作用的基因作为目标。这种技术的缺陷在于，它不能完全消除由敲除所带来的其他效应，例如，由于补偿机制的启动而导致的表型变化等。第二就是使用反义寡核苷酸技术，反义寡核苷酸对短链核酸（15～25个核苷酸）进行一些化学修饰，它的碱基序列跟特定靶标的RNA序列互补，新的靶标通过抑制特异性信使RNA对蛋白质的翻译来证实，其中反义寡核苷酸用作模拟药物。如嵌入小核糖核酸（snRNA）控制基因表达，是一种重要的确定靶标的方式，也更有针对性。

2. 模型的确立

选定靶标之后，就需要建立生物学模型来筛选和评估化合物的活性。也就是说，要制定出筛选的标准，假如化合物符合这些标准，那么研究项目可以继续进行；如果不符合标准，就应该尽早结束研究。建立的试验模型需要能够完成一些判断，比如，化合物在体外实验中是不是有足够的活性强度，动物模型能不能反映人体相应的疾病状态，以及药物的剂量（浓度）与效应的关系等。可以定量重复的体外模型是评估化合物活性的前提条件。近几年，为了规避药物开发的后期风险，一般会同时进行药物的药代动力模型评价（ADME评价）、药物稳定性试验等。建立的模型类似于通关游戏中，在一关中需要消灭的怪物和它的数量，只有消灭后才能继续往下走。

3. 先导化合物的发现

新药开发的第三步是发现先导化合物。先导化合物，也被称为新化学实体，它是指通过各种途径和方法获得的具有某些生物活性或药理活性的化合物（见图6-3）。也就是我们前面的篇章中提到的，无数学者从海洋生物中分离出的活性成分。

先导化合物的发现，取决于以上两步所确定的受体和模型，同时也是整个药物研发的关键步骤。一般来说，先导化合物主要来源有如下几个：发掘天然活性物质，改进现有药物的不良作用，以及对药物合成的中间体进行筛选等。

目前，主要有两个途径来获得新先导化合物。一方面是广泛筛选，这个毫无根据的方法，其实在过去半个世纪里还是比较有效的，但是也因为这个原因，先导化合物的发现很随机。例如，从煤焦油中分离的苯酚被发现具有抗菌

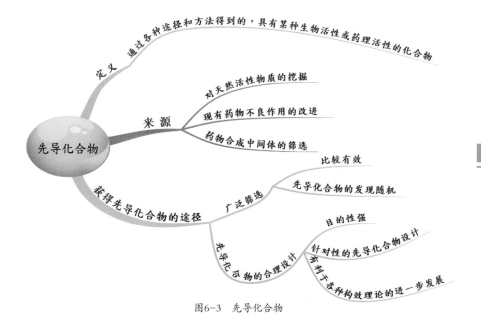

图6-3　先导化合物

活性，因此被开发成为一系列抗生素，比如萨罗。又比如在染料中间体的筛选中，发现了苯胺以及乙酰苯胺具有解热镇痛作用，之后将苯胺以及乙酰苯胺改造得到了非那西丁和乙酰氨基酚等。近20年来，随着计算机被用于预筛，筛选过程大大加快。另一方面，近年来，合理设计先导化合物也越来越成为这一领域的研究热点。所谓的合理设计，是指对已知的受体（或受体未知，但是有一系列配体的构效关系数据）进行有针对性的先导化合物设计，这种方法的显著特点是它的目的性强，有别于一般的广泛筛选，对于促进各种构效理论的进一步发展非常有利，所以具有十分广阔的应用前景。

4. 先导化合物的优化

为什么要对先导化合物进行优化？这是因为先导化合物可能具有某些缺陷，比如对靶标作用强度或者特异性不高、药代动力性质不适宜、化学或代谢上不稳定或毒副作用较强等，所以先导化合物一般不能作为药物使用。就比如我们前面所提到的海洋药物，绝大部分是通过发现了海洋中的先导化合物以后，再根据应用的要求，对先导化合物进行优化来确定候选药物，这也是新药研究的最后一步。换句话说，先导化合物的优化，就是利用相似性原理来制备一系列的化合物，来全面评估先导化合物的总体结构与活性的关系，在此基础上，进一步优化化合物的物理化学及生物化学性质，优化之后再进行体内外活性评价，如此多次循环反馈，最终得到的优良化合物才有可能成为真正的候选药物。

（二）开发阶段

如果把新药的研究阶段比喻成地基，新药的开发阶段就相当于大厦，这个过程也绝不简单，可能需要投入更多的人力和物力。以FDA的新药开发要求为例，主要有以下环节。

1. 临床前试验

在这个阶段，制药公司会进行实验室和动物研究，主要目的就是针对目标疾病，观察候选化合物的生物活性，同时还要对化合物进行相关的安全性评估。这些试验一般需要三年半的时间。

2. 研究中的新药申请（Investigational New Drug Application，IND）

在临床前试验完成后，制药公司在开始人体试验药物之前，需要向FDA提交一份研发中新药申请IND（见图6-4）。如果FDA在30天内没有发出不予批准的申明，那么这个IND就被认为是有效的。但是制药公司在开始临床研究之前，最好还是与FDA取得联系。提交的IND需要包括以下内容：先期的试验结果，后续研究的方式、地点以及研究对象，化合物的化学结构和生产工艺，化合物在体内的作用机制，在动物研究中发现的任何毒副作用等。根据FDA

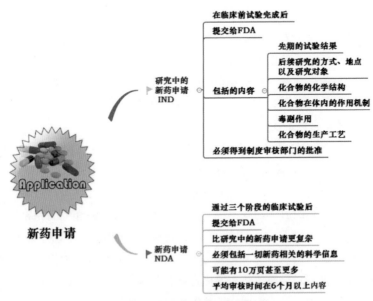

图6-4　不同阶段新药申请的对比

的规定，IND必须经过系统审核部门的审核和批准。而且，在后续的临床研究中，每年至少需要向FDA提交一份进展报告并且获得批准才能进行。

3. 临床试验阶段

药物的临床试验需要经过I～III期3个阶段。

临床试验I期：这个阶段大概需要1年时间，参加人员是20～80名正常健康的志愿者，试验的内容主要是研究药物的安全性，比如药物的安全剂量范围，同时还需要确定药物作用的持续时间，以及药物在体内的分布、吸收、代谢和排泄等情况。

临床试验 II 期：这个阶段大约需要2年时间，参加人员是100～300名志愿患者，试验内容是进行一些药物使用控制研究，来评价药物的疗效。

临床试验 III 期：这个阶段持续大约3年时间，它属于大规模的临床试验，通常需要诊所和医院的1000～3000名志愿者参与。

可见，临床试验的3个阶段，每一期的目的都是不一样的。I期临床是给健康人群用药，主要是为了测试一下人用了这个药以后安全性好不好、会不会出现问题、使用以后它在身体的分布怎么样，经过在人体上的验证，确认安全之后才可以进入II期。在II期临床试验中，是第一次在真正的病人身上做这样的实验，但还只是在小范围内使用。如果在小范围的人群里面，比如经过100个病人使用后，看得出来他们服药效果比安慰剂效果好一点的话，就会更大规模地进入III期试验。在开始临床III期阶段研究之前，制药公司还需要向FDA提交前两期的临床试验数据，以表明这种药的安全性、有效性，并且具有有利的效益风险比。在临床III期阶段，研究人员需要考虑种族及年龄的差异，以及疾病发展阶段的不同，有针对性地调整药物使用剂量等，目的是在更多患者身上确定药物的有效性，并检测出药物的安全剂量，弄清楚应该怎么样更好地使用这种药物。

由于新药的研发投入前轻后重，很多时候，这三期临床试验的投入会比整个前期的投入总和还要多。其中，III期临床可以说是新药通过最关键的阶段，因为这个阶段是为了进一步验证药物，看它对于目标适应证患者的治疗效果和安全性，以达到充分评价利益与风险之间关系的目的，最终为药物注册申请审查提供充分的依据，如果III期临床试验失败，那么，制药公司之前所付出的所有时间和资金都可能灰飞烟灭，一般都会面临股价大跌等连锁反应，这对于小企业来说，自然是生死攸关的大事。

4. 新药申请

通过三个阶段的临床试验，制药公司需要对所有的试验数据进行分析。

只要药物的安全性和有效性从数据中能够得到充分证明，制药公司就可以向FDA提出新药申请（New Drug Application，NDA）。这份新药申请比研究中的新药申请更为复杂，它必须包括公司所掌握的、关于新药的所有资料。典型的新药申请可能需要10万页甚至更多内容。根据法律规定，FDA审核一份NDA的时限应该为6～10个月。NDA评审是极其严格而耗时的过程，几乎所有案例中的新药申请，从首次提交到最终获得FDA批准的过程，都会超过这个时限，比如在1992年对于新分子实体的新药申请平均审核时间为29.9个月，而且只有很小比例的试验药能得到最终允许进入市场。

5. 批准及上市后研究

一旦FDA批准了一份新药申请，此种新药就可以被医师用于处方。这个时候，制药公司是不是就可以松一口气、苦尽甘来了呢？还不可以。因为根据FDA的要求，制药公司还必须继续向FDA提交阶段性报告，包括一些质量控制记录和所有的不良反应报告。FDA还可能要求对一些药物做进一步的研究（Ⅳ期），来评估药物的长期疗效，这需要至少两年半时间。在必要的情况下，会将引起更严重、超出预期副作用的药物退出市场。

三、新药研发中需要面对的问题

（一）新药研发需要投放的时间

从前面我们可以知道，一种药物从最初的实验室研究，到最终摆放，再到药柜进行销售，平均需要花费11～13年的时间，甚至可能更长。

（二）新药研发需要投入的金钱

看到了吧，发明研究安全有效的新药是一个漫长的过程，不过更重要的是，它所需要的费用还非常昂贵。

多年来，开发一个新药具体需要花多少钱，一直是一个争论不休的话题。过去我们认为，开发新药的平均成本约为10亿美元，但最近的数据显示，开发新药的成本远不止这些。比如，阿斯利康在1997—2011年期间，大约花费了580亿美元的研发费用，而在此期间只批准了5种新药，平均算起来每个新药花费高达118亿美元。而平均每个新药研发，花费较少的据说是生物制药巨头——美国的安进公司，它获得一个新药批准的成本是37亿美元。当然，这个制药成本中是包含了很多研发失败的项目，如果只是以一个成功上市的新药来算，它的研发费用还是会低于这个数字。

近年来，我们也看到相比传统的制药公司，生物制药公司的制药成本要低得多，上市产品也偏多。此外，FDA也出台了3个生物仿制药指导的草案，可以预见未来几年中，生物制药应该是制药企业一个很好的发展方向，比如美国在2010年销售最好的前20名药物中，就有7种是生物药，这也因此吸引很多制药公司纷纷把目标瞄准在生物药物上。我们有理由相信，海洋药物的研发也必然会更具有吸引力。

那么，新药研发真正需要的费用大概是多少呢？早在2003年，塔夫茨（Tufts）药物开发研究中心就发布，一种新药的开发成本大概是8.02亿美元。不过随后他们又提供了另一个较新的数据，那就是一个新药开发的平均成本大约是26亿美元，其中包括14亿美元的研发支出和12亿美元的投资损失。2013年底，路透社和德勤（Deloitte）会计师事务所通过调查统计发现，在不包括失败药物的研发成本情况下，每种新药的研发成本是13亿美元。而且还有另一个统计结果，那就是平均每款新药的最高年营业收入，已经从2010年的8.16亿美元，降至2013年的4.66亿美元，这种营业收入的下降，就意味着药物研发的内部投资报酬率也出现大幅降低，从2010年的10.5%降至2013年的4.8%（见图6-5）。

可以非常肯定地说，没有雄厚的资金支持，是不可能完成一种新药的研究与开发的。

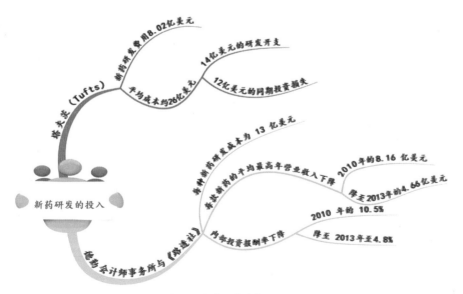

图6-5 新药研发的投入

（三）新药研发的药源问题

还有一个重要的方面那就是药源问题，药源一直以来都是影响药物研究进程的一个重要原因，尤其是对海洋药物而言。

我们知道，陆生中草药中结构新、活性强、毒性低的活性物质，有望直接作为新药开发的先导化合物。那么，海洋中的天然产物是不是也可以照此方法使用？答案是否定的。因为一般来说，海洋中的活性天然产物，在本质上是生物体在海洋这个特定的环境下，产生的次生代谢产物，它们具有低含量和高生物活性的特点，这就使得在对这些活性天然产物的开发过程中，将不可避免地遇到药源不足的问题。比如从1吨加勒比海的海鞘*Ecteinascidia turbinat*中，只能提取出1克左右的ET-743，得率只有百万分之一。而从黑海绵*Halichondria okadai*中提取到的大田软海绵素Halichondrin的得率就更低，1吨黑海绵只能提取到300毫克Halichondrin。假设完成上述化合物的临床研究，所需的化合物量为1千克的话，那么需要分别收集1000吨海鞘和3333吨海绵。更有甚者，像前面我们提到的西加毒素，1吨西加鱼的鱼肉中才能提取2毫克西加毒素。如果这些海洋生物需要直接取自海洋：一方面，海洋生物的自然资源量很难满足这样的要求；另一方面，即使有这么多生物，但这样大量的采集对海洋生态环境也会是一个巨大的破坏。这可以说是海洋药物研究与开发以来遇到的最大的瓶颈问题，应该如何解决？

在前面的章节中，我们已经知道，在群体海鞘素ET-743的研发过程中，其实备选的活性成分并不只有它一个，但是最终只有它能变成药物，最主要的原因就是，它利用生物发酵技术以及半合成技术成功地解决了药源问题。目前，解决药源问题的主要方法见图6-6。

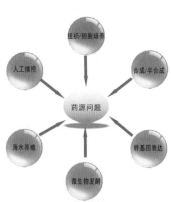

图6-6　解决药源问题的主要方法

（四）新药研发中的挫折与失败

新药研发可谓九死一生，它是一个充满艰辛甚至有些赌博色彩的历程，有的时候，成功似乎就在眼前了，但最后却非常可能功败垂成。据统计，假如有5000种化合物能进入临床前试验，当中只有5种有机会进入后续的临床

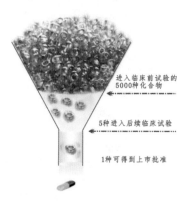

进入临床前试验的
5000种化合物

5种进入后续临床试验

1种可得到上市批准

图6-7　新药得到批准的比例

试验，而其中又仅仅只有一种化合物可以得到最终的上市批准（见图6-7）。

我们不妨来看看近年来，一些世界知名公司在新药研发中的失败案例。

BMS-094是美国百时美施贵宝公司拟用来治疗丙型肝炎的药物，由于其副作用，2012年8月，公司宣布停止开发这种药物，仅在2012年第三季度，BMS-094就造成了大约17亿美元的经济损失[1]。2012年5月，瑞士制药巨头罗氏（Roche）公司放弃了其曾认为是最有前途的胆固醇药物dalcetrapib的开发，公司在dalcetrapib项目上投入了巨额资本，之前预计该药100亿美元左右的销售计划不得不成为童话。美国默沙东公司的胆固醇药物Tredaptive已经应用在除了美国以外的多个市场上，由于副作用太大，在2013年初宣布退出市场，据说这种药物研发大约花费了8亿美元，这次的挫败无疑成为默沙东公司的一段阴影。2014年葛兰素史克（GSK）公司在防治动脉粥样硬化的药物Darapladib上投入极大，共征集了30000例心脏病患者，进行了为期两年多的两个III期临床试验，但还是难免失败。2017年礼来公司在阿尔茨海默病AD新药Solanezumab上共进行了涉及4000多人的III期临床研究，但还是没有成功，其直接后果是股价在11月下跌14%。2017年阿斯利康公司在针对非小细胞肺癌（NSCLC）的组合疗法Mystic（Imfinzi和tremelilumab合用）的关键临床试验中遭遇挫败，导致公司股票下跌15%。

可见，失败是新药开发中的常态。图6-8中显示的是2016年药物临床研发

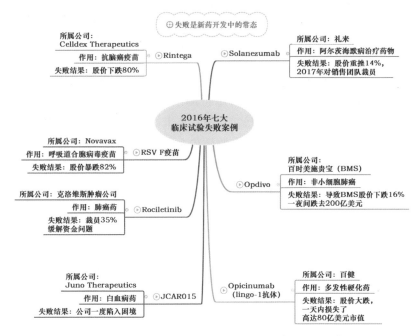

图6-8　2016年药物临床研发七大试验失败案例（来自转化医学网）

七大失败案例，在新药研发失败案例中，大部分是制药界的巨头，比如葛兰素史克、默沙东、礼来、辉瑞等。

在开发新药的过程中，研发失败尤其是临床后期中的研发失败，是每一个制药公司最不愿意看到的事情，如何提高研发效率、降低研发的失败概率也是摆在每个制药企业面前的一道难题。一些学者指出，对于一种新药来说，跟来自外部技术转让的项目相比，出自公司内部研发项目的成功率要高出20%。从很大程度来说，降低研发失败的概率，最主要是要降低临床后期的失败概率，这就需要在新药研发的早期提高警惕，要及早发现药物潜在的危险和不良反应，合理地去评价新药研发中的风险，对于不必要的新药研发要及时喊停。当然，无论研发一个新药要花多少钱，制药巨头还是很开心乐意地去玩这个资本游戏的，这是因为阳光总在风雨后，无限风光在险峰。

四、阳光总在风雨后——新药研发的光明前景

新药研发的道路就像励志篇的故事，总是要冲破重重障碍才能品尝到胜利的果实。

（一）失败是成功之母

失败之中，也经常会出现一些例外情况。

在最近的失败案例中，例如2014年，MAGE A3被GSK公司作为一种癌症疫苗，临床开发应用于治疗黑色素瘤，研究人员在调查MAGE A3的使用过程中发现，它对于癌症的治疗效果并不是太理想，不过，如果把这种癌症疫苗跟免疫检查点抑制剂相结合，可能有希望作为与特定癌症匹配的靶向疗法使用，这预示着MAGE A3作为抗癌鸡尾酒在未来仍然具有巨大的潜力。从另一个角度来看，此次癌症疫苗研发失败是在为抗癌鸡尾酒疗法开辟道路。这说明失败的案例也在为探索新药技术的极限指引道路，最终仍然会推动该领域的进步。

再比如以下几个对疾病治疗产生重要影响的药物，也是在寻找想要的结果却失败的情况下，得到的一些非常意外而又欣喜的收获。

1. 伟哥（Viagra）

伟哥（Viagra），现在可以说是一种世界闻名的、帮助男士重振雄风的药物（见图6-9）。它的发源地是英国威尔士的小村庄Merthyr Tydfil，当时美国的辉瑞制药厂正在那里潜心于一种治疗心血管疾病的新药物的开发。

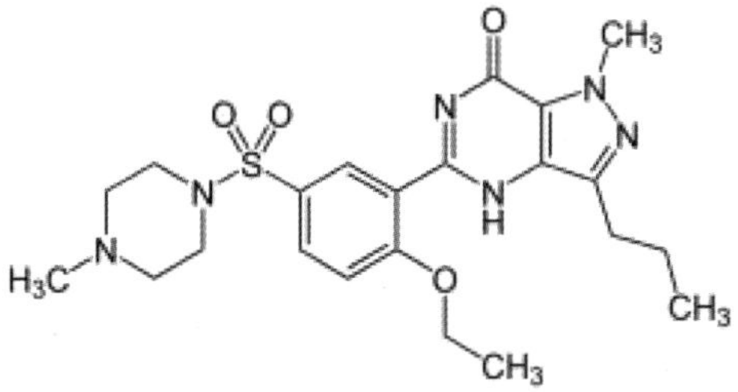

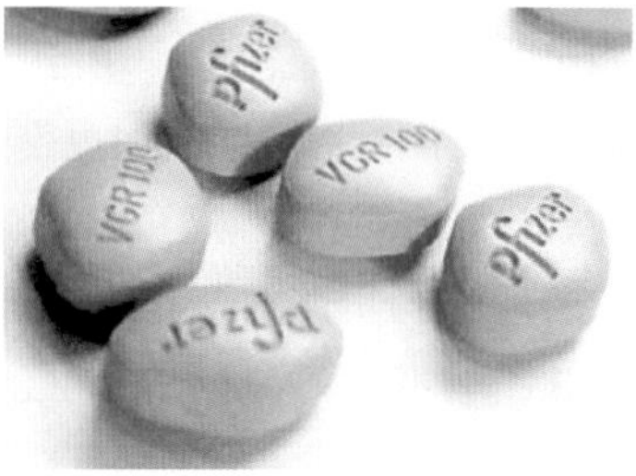

图6-9　伟哥（万艾可）

　　研发人员经过5年的努力，终于获得了一种化合物——枸橼酸西地那非（Sildenafil Citrate），1991年,他们首次采用这种药物进行心血管疾病的治疗临床试验，结果并不如他们所愿，不过在试验过程中，一个完全出人意料的情况发生了，他们发现接受临床试验的男性病人基本上都出现了勃起现象，进一步的验证试验中证明枸橼酸西地那非对心血管疾病疗效甚微，但是它的副作用——对于男性病人产生勃起却有非常显著的效果。1998年7月，辉瑞公司正式推出了这种蓝色小药丸——伟哥。同年，伟哥的研发科学家也因此获得了诺贝尔医学奖。

　　伟哥上市以后，尽管价格不菲，但是人们的购买热情极其高涨，它对于癌症的治疗效果并不是太理想，不过，如果把这种癌症疫苗跟免疫检查点抑制剂相结合，可能有希望作为与特定癌症匹配的靶向疗法使用，这预示着MAGE A3作为抗癌鸡尾酒在未来仍然具有巨大的潜力。从另一个角度来看，此次癌症疫苗研发失败是在为抗癌鸡尾酒疗法开辟道路。这说明失败的案例也在为探索新药技术的极限指引道路，最终仍然会推动该领域的进步。

　　2. 迷幻药（LSD）

　　1938年，瑞士化学家艾伯特·霍夫曼（Albert Hofmann）研制出了一系列麦角酸衍生物。其中有一种化合物叫麦角酸酰二乙酰胺（LSD-25，简称LSD）（见图6-10），霍夫曼希望用它去治疗一种早期流传于欧洲的怪病，但是LSD被用在动物身上试验后，并没有出现明显的效果，因此对它的研究就被搁置下来。

　　1943年，霍夫曼重新启动对LSD的研究。有一天，霍夫曼在实验室工作时，一不小心把少量的LSD药粉洒落到了手上，很快他就产生了头晕迷幻的感觉，而且这种感觉持续了两个多小时，在经过多次的排查确认后，霍夫曼发现造成这个状态的原因来自

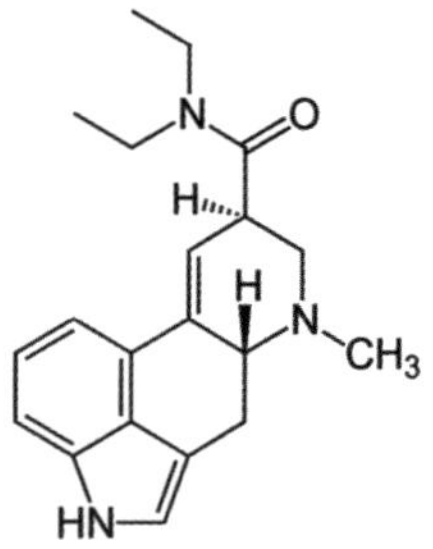

图6-10　迷幻药 (LSD)

LSD。随后，LSD被作为酒精中毒和心理紊乱治疗药物而得到了更多认可，1947年Sandoz制药公司生产并出售了第一批LSD药片，这种药是已知药力最强的致幻剂，但其后因为滥用也带来了极大的社会危害，1966年被美国宣布为非法药物，之后则在全球范围内被禁用。霍夫曼对此表示遗憾，他认为发明LSD的目的是用于医学，而且必须在严格控制下进行使用。

3. 异烟酰异丙肼（Iproniazid）

异烟酰异丙肼（Iproniazid）是1951年合成的一种联氨药物，最早用于治疗结核病，但在1952年，一份Iproniazid的使用报告指出，一些病人使用此药治疗结核病后变得兴奋和过度活跃，就此，两组研究人员（Loomers, Saunders, and Kline, and Crane）分别采用Iproniazid对抑郁症患者进行了临床研究，发现它是一种单胺氧化酶抑制剂，1957年首次报道了此药治疗抑郁症的药物治疗效果，虽然其后由于它的副作用而停止使用，但基于这种药物的结构和原理，其他更安全的单胺氧化酶抑制剂被开发和销售为抗抑郁剂，如1959年的异羧基（Marplan），1961年的苯甲嗪（Nardi）。这类药物应用于抗抑郁药物是机缘巧合和科学相结合的产物，它开拓了抑郁症治疗的新路，极大地推动了神经心理药物学的发展。

因此，从另一个角度来看，药物研发中的失败常常会揭示一些新的趋势，同时也可能在指引人们找到新目标的新道路。上面的那些发现就可以说是"有心栽花花不开，无心插柳柳成荫"。当然，从表面上看，我们可能会觉得一些药物似乎只是属于歪打正着、偶然的意外发现，但是其实从深层次来说，这些发现者一定是具备了察觉幸运女神到访的能力。正如法国大科学家巴斯德所说，"机遇总是垂青有准备的头脑"。

（二）一举成名天下知

经济效益和社会效益是任何企业效益的两个方面，缺一不可，在纯粹的市场经济条件下，社会效益也自然会起到为经济效益服务的作用。新药的社会效益是显而易见的，人们当然期待有更多的好药来帮助人们治疗疾病。同时，新药的经济效益也是非常可观的。

一提到效益，就必须提及辉瑞的降脂药立普妥（阿托伐他汀），作为美国辉瑞公司首屈一指的药物，立普妥的疯狂表现可以说是前无古人，它在2006年创下的136.96亿美元的年全球最高销售峰值，很多年内无药能出其右。自1997年上市以来，在随后的15年里，立普妥的累计销量超过了1000亿美元，它创造了全球药品销售的超级神话。不过再耀眼的明星也有走下神坛的那一天。随着立普妥专利保护期大限的来临，它的衰落越来越明显，年销售额呈现出逐年下降的趋势，特别是2011年11月它在美国的专利期满以后，立普妥的年销售额首次下降到百亿美元之内。

最近几年里，全球的药物销售呈现出很有趋势性的走向。

2014年，FirstWord发布了年销售额超过50亿美元的生物制药产品清单（见图6-11）。在图中我们可以看到，2014年十大最有市场潜力的生物技术药物中，排名第一的是阿达木单抗（Humira）。阿达木单抗由艾伯维研发，商品名为Humira，并且分别于2002年12月31日获得美国FDA批准，2003年9月8日获得日本EMA批准，2008年4月16日获得日本PMDA批准，2010年2月26日获得中国国家食品药品监督管理总局CFDA批准上市，此后由艾伯维在美国、欧洲、日本和中国市场上进行销售。Humira是世界上第一个获得批准的抗肿瘤坏死因子TNF-α的药物，也是全球最畅销的抗炎药物之一。在上市的13年里，它共获得全球90多个国家的批准，在世界范围内共获批应用于14个适应证，其中在美国市场获批用于10个适应证，目前全球一共有超过98万的患者正在接受Humira的治疗，鉴于它出色的表现，这种药物的销售依然处于上升期。排名第二的当数Gilead Sciences公司开发的索非布韦（Sovaldi），这是一种用于治疗丙肝的药物，在上市后仅两年时间里，销售额就已经超过了100亿美元。2011年可以说是丙肝HCV1型治疗的重要分水岭，在此之前，利巴韦林联合干扰素派罗欣，是对丙肝患者采取的标准治疗方法，但需要进行48周的治疗，效率低下，而且这种治疗方法还具有明显的副作用。而Sovaldi是抛开干扰素治疗丙肝的方案。

而在2015年，上述的两种产品在全球"药王"的争夺中呈现出白热化的竞争态势。最终还是阿达木单抗以142.93亿美元的年销售额胜出；而排名第二的丙肝神药复方索非布韦/雷迪帕韦的销售额也达到了138.64亿美元，与阿达木单抗的销售额相差不足5亿美元，仅以微弱的劣势屈居第二位。

不过在2016年，阿达木单抗就轻松赢得了胜利，它的年销售额达到了160.78亿美元，较同期增长了12.5%，排名第二的复方索非布韦/雷迪帕韦销售额却只有大约90.0亿美元，较同期下降35.1%。这也是阿达木单抗自2012年来连续第5年获得全球"药王"的美誉，阿达木单抗出色的销售纪录短期内估计难以被打破。而且，根据分析师预测，阿达木单抗有望在2020年突破180亿美元大关。而且，根据2016年全球畅销药物排行榜，即使是在榜单上排名第十的赛诺菲（Sanofi）公司的甘精胰岛素，销售额仍达到了52.00亿美元。

在2016年全球畅销药排名前十的榜单上，有一些亮点值得特别关注，除了药王阿达木单抗外，最吸引人眼球的就算是来那度胺了，它的销售额较同期

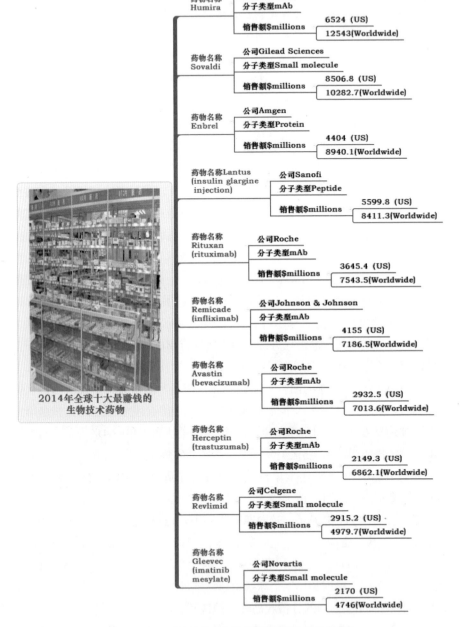

2014年全球十大最赚钱的
生物技术药物

药物名称
Humira
　公司AbbiVie
　分子类型mAb
　销售额$millions
　　6524 (US)
　　12543(Worldwide)

药物名称
Sovaldi
　公司Gilead Sciences
　分子类型Small molecule
　销售额$millions
　　8506.8 (US)
　　10282.7(Worldwide)

药物名称
Enbrel
　公司Amgen
　分子类型Protein
　销售额$millions
　　4404 (US)
　　8940.1(Worldwide)

药物名称Lantus
(insulin glargine
injection)
　公司Sanofi
　分子类型Peptide
　销售额$millions
　　5599.8 (US)
　　8411.3(Worldwide)

药物名称
Rituxan
(rituximab)
　公司Roche
　分子类型mAb
　销售额$millions
　　3645.4 (US)
　　7543.5(Worldwide)

药物名称
Remicade
(infliximab)
　公司Johnson & Johnson
　分子类型mAb
　销售额$millions
　　4155 (US)
　　7186.5(Worldwide)

药物名称
Avastin
(bevacizumab)
　公司Roche
　分子类型mAb
　销售额$millions
　　2932.5 (US)
　　7013.6(Worldwide)

药物名称
Herceptin
(trastuzumab)
　公司Roche
　分子类型mAb
　销售额$millions
　　2149.3 (US)
　　6862.1(Worldwide)

药物名称
Revlimid
　公司Celgene
　分子类型Small molecule
　销售额$millions
　　2915.2 (US)
　　4979.7(Worldwide)

药物名称
Gleevec
(imatinib
mesylate)
　公司Novartis
　分子类型Small molecule
　销售额$millions
　　2170 (US)
　　4746(Worldwide)

图6-11　2014年全球十大最有市场潜力的生物技术药物

增长了20%以上。来那度胺的商品名叫Revlimid，它是由美国Celgene公司开发的药物，这种药物早在2003年就被FDA评定为罕见病药，并被列入了快速审批通道，2005年，它被获批准应用于治疗骨髓增生异常综合征（MDS），随后又在 2008年，获批应用于治疗多发性骨髓瘤（MM）。此外，还发现来那度胺对多种白血病及实体瘤也具有治疗作用，2013年6月，FDA又批准来那度胺用于治疗套细胞淋巴瘤新适应证。从2006年到2016年的销售数据来看，来那度胺年增长率达到了22.3%。在2015年，这种药的全球销售额首次突破了50亿美元，进入全球十大畅销药行列，排名第十位；2016年，它的全球销售额已接近70亿美元，排名第六位，成为2016年TOP10产品中增长最快的药物。按照这个势头发展下去的话，来那度胺极有可能成为新的全球"药王"。

前面我们分析了一种药物研发的经费，按高的计算，大约需要26亿美元（Tufts的统计结果），但是我们也知道，在2016年畅销药榜单上，即使是排名第十的药物，它的年销售额也可以超过50亿美元。也就是说，虽然新药的研发经费很高，但是一旦成功，它带来的回报率也是极其高的。

也许正是因为新药的研发要经历千难万险，所以在取得最后成功的时候，才显得如此弥足珍贵，才会让人觉得一切的付出都是值得的。正如元末诗人高明所言："不是一番寒彻骨，怎得梅花扑鼻香。十年窗下无人问，一举成名天下知。"

第二节　工欲善其事，必先利其器
——海洋生物技术的发展

看到新药研发艰难曲折但又充满希望的道路后，让我们再回到海洋药物上来。前面我们知道，新药研发的两个阶段中，早期的研究阶段（见图6-12）就

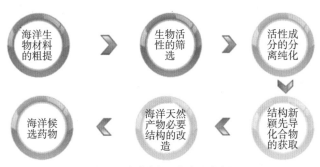

图6-12　海洋药物研究阶段的流程

是地基，包括海洋生物材料的粗提、生物活性的筛选、活性成分的分离纯化、结构新颖先导化合物的获取以及必要的结构改造，最后得到的才是海洋候选药物。这个研究阶段中的各个环节就决定了最终药物的效果。在这个阶段中起到至关重要推动作用的，就是海洋生物技术的发展。

海洋生物技术是一门综合性的科学技术，它是指海洋生物学和工程学的原理和方法充分运用到海洋生物或生物代谢过程中，定向改良海洋生物的遗传特性，用于生产更多、更有用的生物制品。在海洋药物方面，海洋生物技术的应用主要体现在，它可以促使微生物、植物或动物等生物体，在适合的条件下产生新的产物，或者是完成预先设计的合成作用，以获得更多更好的活性成分[2]。海洋生物技术在进展过程中，还会不断地创造更先进的工艺和方法，以获得更多的海洋药物活性成分，不但可以指引新药的研发方向，而且可以为寻找和开发海洋药物提供强有力的技术支撑，最终达到两个目标：一方面提供更丰富的海洋产品，另一方面开发出更有效的海洋药物。

一、海洋天然活性成分的分离纯化

研究海洋生物活性物质的主要任务，就是从海洋生物中分离、提取、纯化出具有生物活性的天然产物，这也是海洋药物研究的基石。简单地说，就是改善技术，加强分离提纯，比如，原来一吨原材料中只能提取出活性成分100克，改善之后，能充分利用资源，提取出的成分能达到1000克。

长期以来，比较经典的分离、提取、纯化的方法，主要有溶剂法、蒸馏法、沉淀法和结晶法等，这些方法的特点是对设备的要求不高，操作起来比较简单。但是得到的产物往往是低分子化合物以及容易获得的简单成分或含量较高的成分。近年来，随着科学技术的发展，已开发出许多精密、准确和快速的分离纯化方法（见图6-13），其中层析法已成为分离纯化的常规手段（见图6-14）。采用这些先进多样的分离纯化方法，就容易得到含量极低的成分，并把结构极其相似的有效成分进行分离。

例如，海洋生物中含有的一些多肽和蛋白质，通常被发现具有很高的抗菌、抗病毒、抗肿瘤和抗凝血等活性。为了达到分离纯化这些肽类和蛋白质的目的，一般会依据目标蛋白的相对分子质量和极性等性质，采用凝胶过滤层析、离子交换层析以及制备电泳等方法进行分离纯化。由于大多数的生物活性肽，产生于生物机体特定的发育阶段，所以在样品的采集过程中，考虑到目标蛋白的富集问

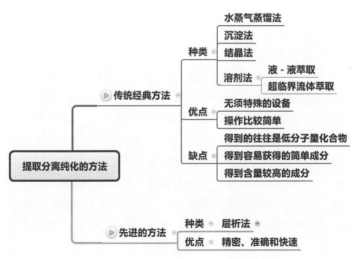

图6-13 提取分离纯化方法对比

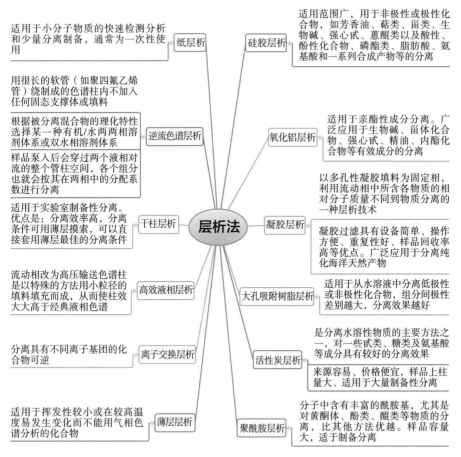

图6-14 不同的层析法

题，通常会有针对性地选取特定发育阶段的样品来提高目的产物的提取率。另外，因为在生物机体中，这些活性多肽大多是以微量形式存在的，所以需要根据目标产物的热、酸碱稳定特性以及相对分子质量的差异，有针对性地采用热提、调节提取液的pH以及超滤等方法来去除其中的杂蛋白，提高分离纯化的效率。对于目标蛋白理化性质的研究，一般来说，可以采用变性和非变性聚丙烯酰胺凝胶电泳、等电聚焦电泳、质谱、圆二色谱以及氨基酸序列分析等方法，全面分析蛋白质的等电点、相对分子质量、分子组成及一级结构等特性。此外，还可以借助X射线衍射、核磁共振和计算机辅助分析等方法，对一些功能未知的新型蛋白质和多肽进行高级结构的检测分析，以探讨其中可能的构效关系。

二、海洋生物技术在药物筛选中的应用

海洋药物研究的关键环节之一，就是筛选出具有生物活性的先导化合物。目前药物的筛选模型已经有了很大发展，已从传统的整体生物、器官和组织水平发展到了细胞和分子水平。近来，常采用的筛选天然产物的方法主要有三种（见图6-15）：第一种是基于生物组织成分分析的"组成引导型"；第二种是基于传统植化分析手段的"化学结构引导型"，采用一些特殊设备或特殊方法对分离所得的成分进行结构分析；第三种是基于活性检测的天然活性成分研究，采用特定的药物筛选模型，对分离出的天然成分进行活性筛选，从中挑选出具有指定生物活性的目标产物，因为这种方法具有非常明确的目标，所以可以从大量的天然产物中"锁定"所需要的产物，这就类似于精确制导导弹，它能导向性地捕捉到真正起作用的化合物，在此基础上再进行有目的地寻找和分离，就可以大量减少无用的工作。

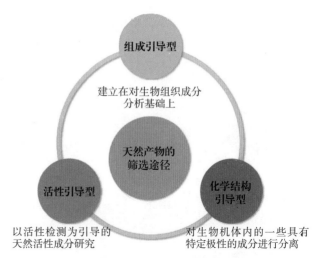

图6-15 天然产物的筛选途径

近年来，伴随着转基因动物实验技术、细胞培养技术以及生物芯片技术的发展，建立在分子和细胞水平上的高通量筛选（HTS）技术，也越来越成熟，因为它具有样品用量少、筛选费用低、效率高以及能够比较好地反映药物作用机制等优点，因此这种筛选方法被作为常规的新药筛选途径，已经在欧美一些发达国家得到了广泛的应用。而我们国家在这方面的工作起步相对比较晚，基于分子和细胞水平的新药筛选模式还比较少。

（一）基因芯片技术

基因芯片，也称为DNA芯片或DNA微阵列，它是一种生物芯片。生物芯片是基于生物分子间特异相互作用的原理，把生物化学分析过程集成在芯片表面，以达到高通量快速检测多肽、蛋白质及其他生物成分的目的。

采用基因技术对不同药物的疗效进行分析研究，发现它可以对患者个体的差异进行有效识别，尤其是可以识别出个体对于疾病易感性和药物反应的差异，它的这种特点正是个性化医学的基础。药物用药前后引起组织（细胞）中基因表达的变化，也可以通过基因芯片进行识别，对药物进行响应的一组基因，很可能正是药物作用的靶点，就可以进一步作为靶标对药物进行筛选或验证。

基因芯片的研制基础是基因探针，它是一段人工合成的碱基序列，通过在探针上连接一些可以检测的物质，根据碱基互补的原理，利用基因探针就可以从基因混合物中识别出特定的基因。基因芯片是把大量的探针分子固定在载体上，然后跟已经标记的样品进行杂交，再通过对杂交信号的强度及分布进行检测和分析。采用基因芯片技术进行新药筛选，具有高通量、微型化、自动化的特点，可以大大提高新药开发的步伐。

简单地说，基因芯片就是通过对生物DNA分子的识别来对药物进行筛选，生物DNA分子的特异性是筛选的依据。

（二）基因敲除以及基因导入技术

20世纪80年代后期，在基因重组技术的基础上又发展起来的一些新技术，比如基因敲除和基因导入技术，它是基于胚胎干细胞（ES细胞）的分离和体外培养技术，目前在动物病理模型和新药筛选模型的建立中已经得到了广泛的应用。这类技术以所掌握的与某些重大疾病相关的基因为基础，有针对性地改变一些试验动物（如小鼠等）的染色体，把这些基因从它们的染色体中进行删除或者导入，从而让试验动物出现性状上的变化（表现出相关疾病的症状等），因为这种模型更接近于临床疾病的表现形式，所以非常适合于筛选新药，具有较高的筛选准确性。

三、海洋药物基因工程解决药源问题

利用现代生物技术，比如发酵工程、基因工程以及细胞工程等技术，目标就是能够获取更多的海洋生物活性物质，而不再需要依靠大量地采集海洋生物。

基因工程是利用基因拼接技术和DNA重组技术以获得新品种和新产品的技术。海洋药物基因工程，是在找到活性化合物后，因为分离提取很困难，所以就通过基因克隆技术，把已知生物中产生活性的基因克隆到另外的生物体上，而在实验室中实现对它的再制造，通常通过细胞的发酵培养来生产所需要的产物，但是因为目前的海洋生物细胞培养技术还不够成熟，加上海洋生物真正的生活环境很难在实验内被模拟出来，因此，为了使培养细胞产生大量目标产物，就需要进一步探索海洋生物细胞的培养条件以及发酵方法。此外，还有另一种可行的方法，就是通过现代基因工程技术获得大量重组产物。这些技术已经开展了一些应用，比如，把DNA微阵列技术应用到海绵细胞的培养中、对斑节对虾的遗传连锁图谱进行了构建、硬骨鱼类IGF2I中的原E2肽被发现具有抗肿瘤作用。此外，还有不少研究者对基因克隆技术进行了广泛的应用，比如对鳗鱼胰蛋白酶原基因的克隆、对东方干扰素调节因子基因的克隆、对新的鳗鱼细胞色素P450cDNA的克隆以及真鲷肌肉生长抑制因子基因的克隆。

广义的海洋药物基因工程，就是把来自海洋的药物基因，进行重组生产药用的成分，另一方面，也可以把海洋生物作为"生物反应器"来生产药用产物，比如蛋白质或多肽。因此，根据供体基因的来源和表达体系的不同，海洋药物基因工程主要有两个研究方向：一个是海洋药物基因的重组表

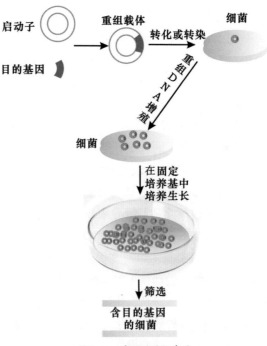

图6-16 基因的重组表达

达，另一个就是海洋生物反应器。

（一）海洋药物基因的重组表达

所谓基因的直接重组技术，就是把病毒作为携带外来基因的载体，让它们进入高度分化的机体细胞内，并且直接参与到细胞内基因的重新编排中。这种方法近几年来也有很多应用，有研究人员把IPNV病毒的A片段基因，重组到Semliki森林病毒的表达载体PSFV1上，获得了重组的IPNV蛋白。秦松等在克隆到别藻蓝蛋白（APC）的基因后，利用DNA重组技术，把这种基因与大肠杆菌的麦芽糖结合蛋白（MBP）的基因构建成嵌合基因，并在大肠杆菌中进行了转化，最后获得了可以高效表达MBP-APC融合蛋白的菌株，这种重组产物被发现对小鼠S180肉瘤具有明显的活性。还有研究发现，在基因重组以后，皮肤细胞可以转化为具有胚胎干细胞特征的细胞，但是由于它现阶段的实验过程中会产生潜在的副作用，所以这项技术还不能完全取代胚胎细胞克隆技术。例如，在使用逆转录病毒改造皮肤细胞的过程中发现，这种逆转录病毒可能出现基因突变、引发癌症等副作用。

海洋药物基因的重组表达（见图6-16）类似于嫁接，活性蛋白原本不容易获取，但是在把它嫁接到一个比较容易获取的蛋白载体上，就能加快复制，获得需要的活性物质。

（二）海洋生物反应器

与其他生物药物一样，海洋药物的发展也经历了三个阶段。第一个阶段仅仅是对野生资源进行采集和加工，第二个阶段则是对药物资源进行人工栽培或养殖，第三个阶段就是把起作用的海洋药物的基因转移到易转化、生长快和表达率高的生物种类中进行表达。这个应该容易理解，通俗点来说：以前这种活性物质可能在大熊猫身上才有，现在科学家通过基因技术把它转移，这样从别的动物身上也可以获取同样的活性物质。随着生命科学进入基因时代，上述所说的第三个研究阶段得到了迅猛发展。

生物反应器是利用特定的生物生产其他生物或生物化学活性物质，以达到高效生产目标物的技术装置。虽然海洋中的任何生物体都有可能用作生物反应器的载体来表达外源药物基因，但是在实际的操作中，这种分子克隆技术通常只适用于人们最容易控制的种类中。到目前为止，使用较多的生物反应器载体是微藻，现在已经在蓝藻、红藻、绿藻和硅藻中得到了成功的应用，其中蓝藻分子生物学的研究取得了比较大的发展，近几年来处于整个生物学理论研究的前沿。早在1994年，药物基因就在蓝藻中实现了成功表达，此研究成果得到我国和日本学者的同时报道。在此后的十多年内，国内研究者们陆续在蓝藻中成功表达了多个药物基因，比如人肿瘤坏死因子a、人表皮生长因子、人尿激酶原、人小肠三叶因子、人粒细胞集落刺激因子、人和小鼠的金属硫蛋白等。此外，他们还对载体的调控因子，比如启动子、终止子、SD 序列等进行了进一步研究，大幅度提高了外源基因的表达效率，比如从占可溶性蛋白的千分之几（国际上的平均值）提高到3.3%～5%。虽然目前通过DNA 重组的方式，药物基因在微生物中的表达已经成为较成熟的技术，但是它也存在致命的弱点，因为细菌类的原核微生物与真核生物具有显著差异，因此在微生物系统中，经常会出现有些基因的表达产物没有活性或活性很低的情况，尤其是在蛋白质合成后的修饰方面。这也是近年来，高等动植物的基因工程得到迅速发展的原因，与微生物相比，高等动植物作为药物基因的表达系统也具有不可替代的作用。目前人们已经成功地把家畜中的牛、羊等，开发成乳腺生物反应器，并在此基础上生产出了多种有用的药用蛋白质。

上世纪末在乳腺生物反应器（见图6-17）技术方面，全球相继出现三大公司，即美国的 GTC（Genzyme Transgenics）、英国的PPL（PPL-Therapeutics）以及荷兰的PBV（Pharming BV），近年从事此技术的商业公司已达几十家。2006年8月，全球第一个通过乳腺生物反应器生产的药物ATryn 获批上市，一些重组药物蛋白和单克隆抗体药用前景看好。国内也有一些企业开展此类研发工作，其中上海转基因研究中心以及上海杰隆生物工程股份有限公司走在国内乳腺生物反应器产业化前列。从乳腺生物反应器现有的成功应用来看，这项技术成为海洋药物生产的重要途径，是必然的发展趋势。此外，还可以在高产的海水养殖生物，比如海带等大型海藻中，转入海洋药物的基因并进行表达，这种方式可以直接利用海洋生物生产基因工程口服药物和疫苗，它避免了从海洋生物中提取和纯化药物活性

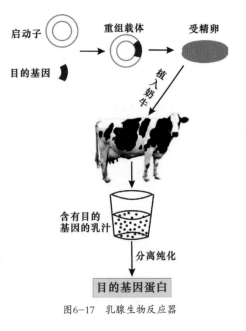

图6-17 乳腺生物反应器

物质的复杂性，大大降低了生产成本，因而应用前景广阔。这类生物技术的发展，会进一步推动海洋药源生物的人工增养殖化发展，这也为海洋水产养殖业开辟了一个全新的方向。

要解决制约海洋药物产业化的瓶颈——药源问题，需要进行多方面的努力，比如开辟新的资源领域，探索新的方法和技术、实现技术上的跨越等。纵观国内外，对海洋生物活性物质的研究已有很多成功的范例，从中我们知道，海洋药物研究的重要基础就是对资源学的研究。从技术角度来说，未来海洋药物的研发要实现技术跨越，还离不开多学科、方法和技术的支撑作用，比如海洋化学生态学、海洋生物基因组学、生物系统筛选技术、蛋白质组学、生物组合化学等，它们的发展也正是海洋药物发展的前提。另外，再加上政府的宏观指导、企业的积极介入，以及广大海洋学、医药学科研工作者的共同努力及多方合作，才会让海洋药物产业化成为可能。

第三节　海洋药物的产业化

海洋药物的产业化，是指海洋药物形成社会广泛认可的规模，以及达到社会广泛认可的程度的一个过程。海洋及海洋药物产业化的情况，也反映了所在区域对海洋及海洋药物的重视程度。

一、海洋产业情况

海洋产业前景很受期待，国际海洋生物医药市场发展空间巨大，行业发展前景良好。据统计，全球海洋生物技术产品市场价值在2004年约24亿美元[3]，当时就有相关人士估算，此后可按10%左右的年增长率增长。而最近两年来，"世界海洋生物医药产业已达数百亿美元，预计未来5年的年增长率将高达15%～20%"[4]。2017年全球蓝色经济的产值约为1.3万亿欧元。

从我国海洋产业发展概况的统计资料中不难看出（见表6-1），在过去10多年的时间里，我国海洋生产总值以及海洋生物医药业也在不断地增长壮大，2017年我国海洋生产总值7.8万亿元。海洋产业前景值得期待。可以说，加快海洋药物发展越来越成为世界各国的广泛共识。

图表6-1　我国海洋产业发展概况

时间	海洋产业	海洋生物医药
2003年	总产值首次突破1万亿元 海洋产业增加值为4455.54亿元 占全国国内生产总值的3.82%	海洋生物医药总产值49.57亿元 比上年增长3.1% 浙江省海洋生物医药业产值 占全国的58.5%，居全国首位
2004年	总产值12841亿元 海洋产业增加值为5268亿元 占国内生产总值的3.9%	海洋生物医药总产值64亿元 增加值为21亿元 浙江省海洋生物医药产业产值 占全国的35.9%，居全国首位
2005年	总产值16987亿元 海洋产业增加值为7202亿元 占全国国内生产总值的4.0%	海洋生物医药总产值48亿元 比上年增长15.6% 江苏省海洋生物医药产值 占全国的37.4%，居全国首位
2006年	总产值18408亿元 比上年增长12.7% 占全国国内生产总值的4.0%	海洋生物医药总产值94亿元 比上年增长15.5% 浙江省海洋生物医药产值 占全国的38.3%，居全国首位
2007年	总产值24929亿元 比上年增长15.1% 占全国国内生产总值的10.11%	海洋生物医药总产值134亿元 比上年增长15.6% 山东省海洋生物医药产值 占全国的37.7%，居全国首位
2008年	总产值29662亿元 比上年增长11.0% 占全国国内生产总值的9.87%	海洋生物医药实现增加值58亿元 比上年增长28.3% 山东省海洋生物医药产值 占全国的37.6%，居全国首位
2009年	总产值3196亿元 比上年增长8.6% 占全国国内生产总值的9.53%	海洋生物医药实现增加值59亿元 比上年增长12.6% 浙江省海洋生物医药产值 占全国的37.3%，居全国首位
2010年	总产值38439亿元 比上年增长12.8% 占全国国内生产总值的9.7%	海洋生物医药实现增加值67亿元 比上年增长25.0%
2011年	总产值45570亿元 比上年增长10.4% 占全国国内生产总值的9.7%	海洋生物医药实现增加值99亿元 比上年增长15.7%
2012年	总产值50087亿元 比上年增长7.9% 占全国国内生产总值的9.6%	海洋生物医药实现增加值172亿元 比上年增长13.8%
2013年	总产值54313亿元 比上年增长7.6% 占全国国内生产总值的9.5%	海洋生物医药实现增加值224亿元 比上年增长20.7%
2014年	总产值59936亿元 比上年增长7.7% 占全国国内生产总值的9.4%	海洋生物医药实现增加值258亿元 比上年增长12.1%
2015年	总产值64669亿元 比上年增长7.0% 占全国国内生产总值的9.6%	海洋生物医药实现增加值302亿元 比上年增长16.3%

数据来源：国家海洋局发布的《中国海洋经济统计公报》

二、海洋药物产业情况

自20世纪60年代开始，国外现代海洋药物的研究开始掀起热潮，海洋天然产物研究的权威人士夏威夷大学的P.J.Scheuer教授认为，1964年日本学者对河豚毒素的研究，是海洋天然产物研究标志性的起点。1967年美国提出"向海洋要药"的口号，并在同年组织召开了首次海洋药物国际学术讨论会，自此，"蓝色药物"引起了各国的重视，这也标志着海洋药物研究走向了国际范围的大合作模式。此外，国际海洋生物技术领域学术水平最高、规模最大的学术会议——国际海洋生物技术大会，也于1989年由日本发起，此后在多个国家举办，包括2010年在中国青岛的成功举办。在20世纪70—80年代，国外研究者对海洋药物进行了大规模筛查，并发现了许多生物活性化合物，20世纪到90年代，就有多个海洋天然产物进入了临床试验。

进入21世纪以后，海洋药物的研发已经逐步走向产业化，这可能成为人类开发利用海洋生物资源的黄金时代。

（一）国外情况

1. 比较活跃的国家

当前世界上海洋天然产物的开发研究正日益兴盛，走在这一领域前列的是美国、日本及欧盟成员国等（见图6-18）。

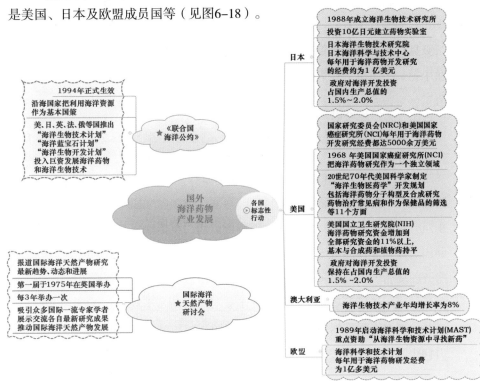

图6-18　国外海洋产业发展概况

2. 研究重点及成果

国外海洋药物研究中，比较集中的海洋生物类型见图6-19。

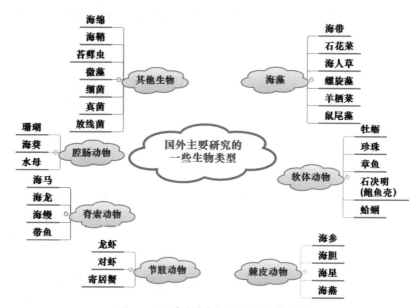

图6-19　国外海洋药物主要研究生物类型

他们感兴趣的化学结构，主要集中在糖类、氨基酸、蛋白质、无机盐、皂苷类、甾醇类、生物碱类、萜类、大环内酯类、核苷类等方面。据不完全统计，从各种海洋生物中，目前已经分离得到了超过两万种的海洋天然产物，发现新化合物的速度以平均每4年增加50%的比例递增。新化合物的活性，主要应用在治疗严重危害人类健康的癌症、心脑血管疾病、病毒感染（HIV等）及其他疑难杂症。

表6-2中列出了几例典型海洋药物的研究成果，以及其中5种海洋药物的销售额。从表中可以看到，国外海洋药物的研发一直在持续开展，而且它所产生的效益也非常可观。

表6-2　海洋药物研究成果

药品名称	商品名	来源	化学特征	分子靶点	适应证	销售额亿美元/年份
阿糖胞苷	Cytosar-U	海绵	核苷	DNA聚合物	白血病	—
阿糖腺苷	Vira-A	海绵	核苷	病毒DNA聚合物	疱疹病毒	—
齐考诺肽	Prialt	芋螺	肽类	N型钙离子通道	慢性顽固性疼痛	20/2010

续表

药品名称	商品名	来源	化学特征	分子靶点	适应症	销售额（亿美元）/年份
Omega-3脂肪酸乙酯	Lovaza	海鱼	Omega-3脂肪酸	甘油三酯合成酶	高甘油三酯血症	20/2010
曲贝替定	Yondelis	海鞘	生物碱	DNA小沟	卵巢癌	12/2010
甲磺酸艾日布林	Halaven	海绵	大环内酯	微管	乳腺癌	2.15/2010.11–2010.12 10/2011
贝伦妥单抗—维多汀	Adcetris	海兔	ADC（海兔抑素E）	CD_{30}+微管	霍奇金淋巴瘤	4/2011.08–2011.10 10/2011

（二）国内情况

1. 发展情况

20世纪70年代是国内现代海洋药物发展的起步阶段，当时研究的主要内容集中在海洋天然产物和海洋生物毒素。近年来，在一些发展较好的沿海地区，

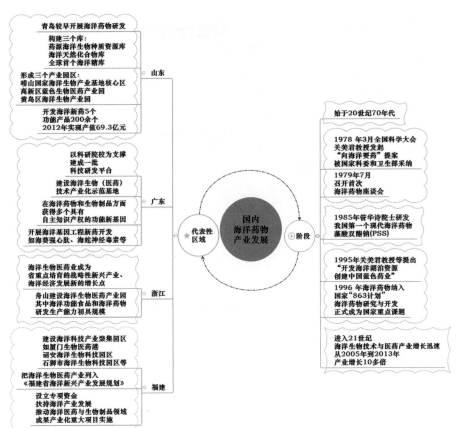

图6-20 国内海洋药物产业发展概况

凭借自身的科技优势和地理优势，已先后建立起了一批海洋药物科研机构及海洋药物的生产企业。我国海洋生物医药产业增加值已从2005年的48亿元增长至2015年的302亿元（见图6-20）。国内海洋药物产业近年发展概况见图6-20。

2. 研究重点及成果

近年，我国获国家批准上市的海洋药物，包括藻酸双酯钠（PPS）、甘糖酯、海生素、海力特、多烯康、角鲨烯、河豚毒素、肝糖酯、烟酸甘露醇等，还有一大批海洋保健食品被投放市场。研究重点及成果见图6-21。

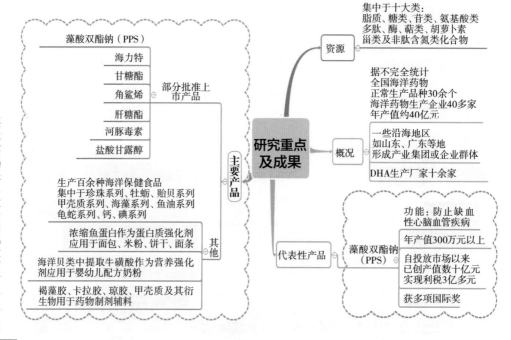

图6-21 国内海洋药物产业研究重点及成果

三、海洋药物相关产业发展

中国是目前世界上最大的水产品生产国和出口国，在海水养殖方面也成绩显著。前面我们知道，扩大海洋药物资源的重要途径之一，就是发展海洋药用资源的增养殖技术。我国珍贵的海洋药源生物养殖本来就具有悠久的历史，近几十年以来，我国海水养殖又取得了迅速的发展，已经基本改变了依附于自然的被动状态。我们知道，实现海洋的"农牧化"，大力发展海洋珍贵药用生物的养殖技术，也是解决海洋药物药源问题的首选方式。

最近，我国海洋药源生物的养殖取得了长足的进步，实现了以下海洋生物资源的农牧化，比如海洋植物中的海带、紫菜、裙带菜、石花菜、麒麟菜、江蓠、巨藻等，海洋动物中的牡蛎、鲍鱼、海参、海胆、海马、蟹类、虾类、河豚等，对它们大规模的养殖都取得了成功，获得了可观的经济效益与社会效益。其中，值得一提的具有突破性意义的有：鲍鱼的成功养殖。近年鲍鱼的生产能力不断提高，已实现了大规模的工业化生产；海带作为食品和医药资源，生产技术非常成熟，养殖也十分普遍，目前我国的海带产量居世界第一；此外，在广东、山东、浙江等地区，已先后建成海马的人工养殖场，也能够提供一些产品。

第四节　需要关注的重点问题

一、海洋药物产业领域研究重点

目前，全球对海洋药物的研究已开展了半个多世纪，但海洋药物的产业化道路仍然艰巨，前面也已经多次提到过，海洋药物产业领域研究重点主要在以下三个方面：

（一）海洋天然活性成分的发现

海洋天然活性成分的研究对象，主要集中在低等海洋生物、海洋微生物等领域。海洋天然活性成分，就是我们前面提到的先导化合物，一般化学结构非常复杂，含量也极微小，建立快速、微量的提取分离和结构测定方法，以及应用多靶点的生物筛选技术，发现新的生物活性成分是当前科学家面临的挑战。

（二）海洋天然活性成分的结构优化

从海洋生物中发现的大量天然活性成分，有的可以直接进入新药的研究开发，但有的活性成分存在着活性较低或毒性较大等问题。因此，需要将这些活性成分作为先导化合物进一步进行结构优化，如结构修饰和结构改造，以期获得活性更高、毒性更小的新的化学成分。

（三）解决药源问题

在海洋生物科技的发展中，寻找更多更好的解决药源的办法，这是一项有意义、有前途，也有"钱途"的工作。

二、海洋药物产业化进程需关注的问题

总体来说，海洋药物产业化进程中最需要重点解决的还是药源问题，解决方法需要重视以下方面内容。

（一）半合成技术是解决药源问题的重要途径

"半合成"是一种化学合成方法，之所以叫作半合成，是因为它的起始原料通常是来源于植物、动物或者微生物的天然产物，这些天然产物多数情况下已经具备了最终产物的基本骨架和大多数官能团，甚至有可能已经具有最终产物所需的构型。它是对天然产物进行局部化学改造，以获得具有更优良性质的最终产物的化学合成方法。

在前述章节中我们知道，群体海鞘素ET743之所以能得到成功应用，就是因为采用了半合成技术和生物发酵技术相结合的方式。

由于海洋环境的独特性，海洋生物会产生很多新的活性物质，利用某些可以大量获得的海洋天然产物，比如海洋多糖、脂类、蛋白质等化合物，作为基础原料，再采用适当的降解和定向修饰（半合成）等化学修饰方法，对这些丰富的、活性独特的海洋天然产物进行改造，生产高活性的海洋药物，这种药物的研发方式，从技术角度来说是必要的和可行的，也依然是目前解决海洋药物研究开发过程中药源问题的重要途径之一。

（二）海洋生物技术对海洋药物产业化至关重要

海洋生物技术包括但不限于基因工程、细胞工程、发酵工程及生物反应器等生物技术。比如，可以把产量高而且稳定的海水养殖生物用来作为表达生产药物的生物反应器。而且大量来自生物学及生态学的研究结果都说明了一个事实，那就是大部分甚至可能全部海洋生物活性物质的初始来源，都是低等海洋生物及其共生微生物。这个结果是一个好消息，因为海洋生物技术用于低等生物，要比用于高等生物更容易实现，不但可以获取大量的活性物质，而且也能大大降低生产成本。所以，海洋生物技术也是海洋药物产业化的关键技术和主要手段。运用海洋生物技术生产生物活性物质，进行海洋药物的研发（见图6-22）已经引起高度重视。

目前美国、日本等已经在这个领域取得了不少成果，海洋生物工程学就是由此衍生的一门新兴学科。随着生物技术在海洋生物研究领域中越来越深入地应用，可以预见，海洋药物的产业化进程也必将得到飞速发展。

（三）现有技术集成组装现实可行

科学家们分析发现，从海洋中发现的无数天然产物，包括某些微量存在

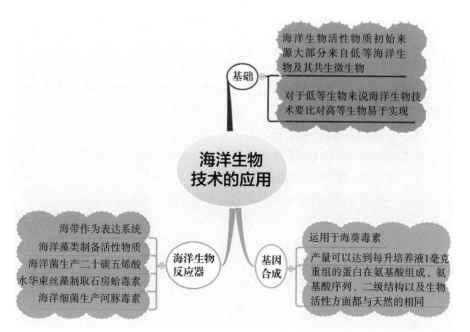

图6-22　海洋生物技术的一些应用

的活性极高的海洋天然产物，一般都可拆分成几个结构单元，而这些结构单元并不难得到，它们有可能大量存在于某些海洋生物中，也有可能从某些大量存在的海洋天然产物中获得。

那么一种活性很好的海洋天然产物，可以从几种常见的海洋生物中分别提取一部分，然后进行组装，这就比直接提取要容易而且划算很多。大家发现没有？这个方法有些类似于流水作业，它是利用组合化学的原理，对海洋生物活性物质进行模块组装式的人工合成。

总的来说，随着提取分离技术、分子修饰技术以及海洋生物技术的不断进步，它们在海洋药物的开发应用方面也得到了相得益彰的进展，特别是在海洋生物技术的运用方面取得了不少重要突破。对海洋药物研究开发中存在的问题，是运用现有的技术进行集成组装，也将为我国海洋药物的研发注入新活力。

随着全球生态环境演变，人类的疾病谱已经发生了重大变化，各种新老疑难病症正在对人类的健康和生存构成严重威胁。来自海洋生物中的诸多结构新颖、活性独特的生物活性物质，正是解决这类问题的珍贵化合物来源，它为获得全新结构的新药提供了可能，而对各种相关技术的合理运用，也为海洋药物的最终产业化提供了强有力的技术支持。因此，相信21世纪的海洋药物研发，特别是在海洋药物产业化方面将取得重大突破，这无疑会为人类的生活和健康带来欢欣鼓舞的影响。

三、我国海洋药物研发需要解决的问题

我国海洋药物的研究和开发工作，与世界先进国家相比，还存在不小的差距，主要体现在以下一些方面。

（一）我国海洋药物研发的弱点

我国海洋药物研发的弱点主要体现在四个方面（见图6-23）。

（二）存在问题的几点原因

存在上述问题的原因很多，主要可能集中在以下几个方面。

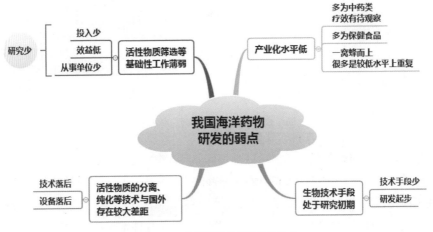

图6-23　我国海洋药物研发的弱点

1. 总体科技投入不足

据统计，近年来，美国在海洋药物方面的研究投入，可以占到植物化学药物和合成药物总额的10%以上，而同比我国不到1%。以20世纪90年代的数据为例，当时，投入大学和国立海洋生物技术研究中心的研究经费就超过5000万美元，其中海洋药物约占15%的比例。同期，日本在海洋药物以及其他精细化学品研究方面的投入经费也达到几百亿日元，而我国的高校或科研单位，在进行海洋新药的研究方面，能得到的研究经费相对来说是非常少的。不过令人欣喜的是，根据2015—2016年欧盟对全球制药/生物技术研发投入的统计数据，美国以投入612亿多欧元位居榜首，英国以111亿多欧元位居第二，日本106亿多欧元位居第三，中国的研究投入已位居亚洲第二，为14.12亿欧元，居全球第八，虽然统计中没有详细列出对海洋药物的研究投入，但海洋药物作为药物来源的重要分支，自然也会水涨船高。

2. 企业支持力度总体欠缺

企业投入通常是药物研发的重要支撑力量。从数据来看，国外的制药集团每年投入新药研究开发中的费用，会占到企业产值的10%～15%，也就是少则几百万美元，多则几亿美元，它们特别注重对新单体的研发。但是我国制药企业在这方面就存在天然的短板，因为大多数企业规模都比较小，利润也很有限，一般来说，绝大多数的制药企业在基础研究方面投入的财力非常有限。不过根据欧盟的统计，中国创新型肿瘤药研发企业百济神州2015—2016年研发投入约为4541万欧元，其多个药物已在国内外开启临床试验，前景看好。

3. 科技力量分散，跟不上时代要求

目前，我国研究海洋药物的科技力量比较分散，大家基本各自为政，很少能形成合力，而且即使在实验室内完成了小试，但因为中试的环节比较薄弱，也很少能达到批量生产的要求。

而且从历史上来说，我国对海洋药物的使用一般都集中在复方和中成药，极少对单一组分进行使用。这些因素可能都是影响我国海洋药物发展的重要原因。

四、我国海洋药物的出路思考

我们已经知道，一种新药的研发需要大量人力、物力和财力的投入，这恐怕已经超出我国绝大部分制药企业的承受能力，可是请别忘了，我国拥有的中药也有西药无法比拟的优势（见图6-24）。

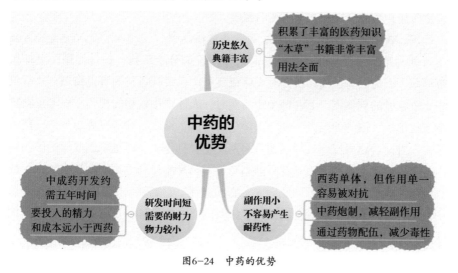

图6-24　中药的优势

（一）中药与西药相比所具有的优点

1. 中药具有悠久的历史和丰富的经验

几千年来，我国劳动人民在抗击疾病的过程中，通过实践，不断增进对医药的了解认识，也逐步积累了丰富的医药学知识。在太古时期以前还没有文字的情况下，就只能通过师承口授的方式对这些知识进行传承，但后来随着文字的出现，医药书籍就成为重要的记录和流传的工具。这些医药典籍对前人和当代人相关的经验进行了总结，并起到了流传和推广作用。具有数千年历史的中国医药学，是我国人民在长期同疾病的斗争中，总结出的极为宝贵和丰富的经验，它是中华文化的精粹和瑰宝，也为中华民族的繁荣昌盛做出了巨大的贡献。

在中国古代，因为大多数被用作药物的是草本类植物，所以药物书籍通常被称为"本草"。据考证，早在秦汉时期，本草就很受欢迎了，不过大多都流失了，流传下来的很少。前述章节中已提到，从西汉的最早本草著作《神农本草经》，到两晋、南北朝时期的《名医别录》和《本草经集注》，到唐代的官修本草，再到宋代《大观经史证类备急本草》，海洋药物的种数从秦汉两晋南北朝时期的23种增加到103种。明朝的《本草纲目》共收载海洋药物85种。清代《本草纲目拾遗》共收载海洋药物33种，其中属于清代新增海洋药物的有22种。中华人民共和国成立后，《中药大辞典》（1977）记载海洋药物144种。《中华海洋本草》（2009）全书共遴选收录海洋药用生物物种1479种、海洋药物613味、海洋矿物15种。

中国古人留下的这些关于药物和海洋药物的医药典籍，可以说为中药，包括海洋药物的开发积累了丰富的经验。

2. 中药不容易产生耐药性，副作用较小

西药基本上是由单体组成，具有很明确的分子结构，但是作用靶点却比较单一，因为没有制衡，所以对人体很容易产生矫枉过正的有害作用，这就是它比较明显的副作用。当西药用于治病时，人体中被作用的细菌、病毒也在拼命进行抵抗，因为西药是一种靶点单一的单体，细菌、病毒只要找到抵抗药力某一个方向，就可以比较轻易地对西药产生对抗作用。这也就造成西药的使用中，容易产生耐药性，而且就目前来看，西药产生耐药性的周期越来越短，造成用药的成本越来越高，如此形成了恶性循环。青霉素的使用就是一个很明显的例子，青霉素从发现到之后的80多年时间里，它发挥作用的剂量就已经增加了上百倍。

而中药已经应用了5000多年，却并没有因为产生耐药性而被淘汰。其中的

秘密究竟是什么？这是因为中药使用的大部分是天然药物，它所含有的有效成分相当复杂，比如生物碱、鞣酸质、皂素、挥发油等。既然被称为"药"，大多数的成分自然也会产生不同程度的副作用。所以，对这些药物的使用还是需要非常谨慎的。首先，需要有经验的中医进行指导，根据患者症状，要注意剂量，对症下药，一旦症状改观就要及时由医生对用药进行调整。有点中药常识的人都知道，半夏、天南星、附子、川乌、草乌等都是一些具有明显毒副作用的药物，但它们在中药方剂中却使用得很频繁，为什么不会引起中毒呢？这一方面是因为，按照经验，在使用这些药物时需要进行相应的炮制，比如口服生半夏很危险，会产生呕吐、唇舌发麻和声音嘶哑等副作用，但是如果把生半夏用姜汁、盐、明矾等进行炮制处理以后使用，它的毒性就会大大降低。另一方面，还需要掌握这些药物的正确使用方法，要跟一些药物配伍使用，达到减少毒性的目的。比如用于治疗肝硬化腹水的十枣丸，它所含的甘遂、大戟、芫花等中草药就具有强烈的泻下作用，但与大枣配合使用后，大枣可以缓和上述药物的泻下作用，从而减少药物的毒副作用。另外，对于一些有毒性的中草药，根据经验也经常需要配伍甘草来缓和毒性。甘草的这种解毒作用在现代医学上也得到了证据支持，现代药理学研究发现，甘草中所含甘草酸是它具有解毒作用的原因，这进一步证实了《本草纲目》上记载的甘草"解百药毒"的正确结论。

3. 中药需要的研发时间短，投入小

西药研究开发需要的周期长、资金投入大，这已经是新药研发人员的共识，相比之下，因为中药开发有几千年经验的支撑，所以中药成药所需要的投入就要少很多，一味中成药的开发大约只需5年的时间，虽然也需要投入不少精力和成本，但是跟西药研发的平均周期13～15年，以及每种药大约26亿美元的投入相比，可以说是微不足道了。

（二）中药的发展瓶颈

1. 不能满足现在通用西药的要求

西方医学界对中药一直都心存疑虑。德国纽伦堡生物医学与制药学研究所的所长弗里茨·泽格尔，就不加掩饰地表达了他对中药的不信任，他认为使用传统中药是一场赌博，因为"我们对它并没有足够的了解"。

药品监管部门的严苛要求，也与医学界的谨慎进行了互相呼应。迄今为止，中国传统中药没有一种能获得FDA的认证。无法通过FDA的认证，就意味着中药不能作为药品使用，也不能标示可以治疗疾病。这样一来，它就不可能得到美国主流医学机构的认同，无法进入美国的医疗保险体系，肯定不被允许

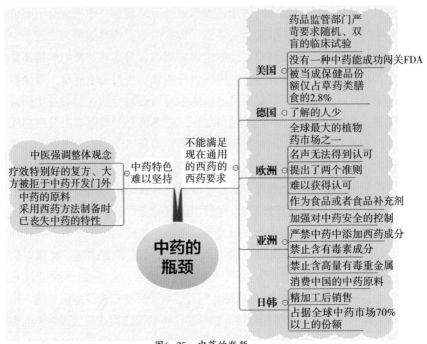

图6-25 中药的瓶颈

在医院广泛使用，更不可能得到西方消费者和医生的信任，因此也就被主流市场摒弃在外。曾经因为考虑到中药的特殊性，美国FDA在2004年降低了中药的准入门槛，专门制定了植物药品指南，并且在2004年6月公布了最终版本。在指南里，它对中草药提出的标准相对宽松，既不要求中草药像化学药那样，对所含的活性成分进行提纯和鉴定，也不需要提供药物的药理作用，但是它对药物安全性和有效性方面仍然考虑得非常谨慎，要求中草药必须提供相关临床试验数据进行证明，这种临床试验的方式是具有安慰剂对照的随机、双盲试验。指南公布以后，直到2006年10月30日，FDA才批准了第一种药物——绿茶提取物Veregen的上市申请，这是德国一家生物技术公司研发的用于治疗尖锐湿疣的药物。随后直到2012年12月31日，FDA才批准了第二种植物药，巴豆提取物Fulyzaq，用于治疗艾滋相关性腹泻。可以说，FDA对中草药设的门槛依然比较难跨越。

2016年有报道称治疗冠心病、心绞痛的中成药复方丹参滴丸已通过全球9个国家127个临床中心的III期临床试验，但到2018年2月为止仍无下文。迄今，中国的传统中药仍然没有一项能成功闯关FDA。在中医界，大家更愿意把挫折归结到FDA身上，那就是它的要求太高。因为即使在FDA已经认可的上述宽松标准下，一项新的中草药要想通过FDA许可，还是需要开展23项之多的药理、毒理试验，超过1000例的临床I～III期试验，时间跨度8～10年，费用则需以千万美元计。抛开别的因素不谈，仅就需要付出的巨额金钱和时间成本而言，就很少有中药企业能够承受。大多数情况下，为了避开FDA的苛刻要求，中药只能选择以食品或者保健品的形式进入美国市场。

与药物相比，美国保健食品的准入制度要宽松得多，FDA不会限制保健品的使用，而只是负责对产品的安全性问题进行事后监督，保健品制造商可以自行生产和投放市场。不过令人遗憾的是，或许是受到安全争议的困扰，中药在美国保健品市场的表现也不尽如人意。根据美国市场分析公司的数据，美国草药类膳食补充剂的总销售额为50.30亿美元，而中药只有1.4亿美元，中草药占美国草药类补充剂的市场份额还不到3%。

就对植物药的接受程度来说，欧洲与美国有很大的不同。在欧洲，使用植物药的历史已经有700年，平均60%以上的人都使用过植物药，它作为全球最大的植物药市场之一，市场规模已超过百亿美元。不过中药在欧洲市场的表现仍然欠佳，它所占的市场份额很小，以2008年为例，我国对欧盟的中药出口额只有1.93亿美元，其中利润较高的中成药出口额更少，仅有1324万美元，2011年也不过1332万美元。可以说，虽然欧盟对植物药的接受度比较高，欧洲市场表面看起来也非常具有诱惑力，但是至少在现阶段，中草药的声誉还没有得到他们的认可。

2004年4月底，欧盟正式颁布了《传统植物药品注册指令》（以下简称《指令》），其中的一些规定显得很宽松，比如，对于那些使用历史悠久的中草药，在欧盟国家使用满15年并在欧盟以外国家使用达30年以上没有安全问题，就可以不进行临床前及临床试验，而只需要通过简单专用的注册程序，比如明确的生产规范标准，比如细菌、残留物等的含量，就能注册成为药品使用，这跟美国植物药的注册相比，显然要更为宽松。同时，欧盟还给相关的植物药留下了7年的过渡期。这个指令曾经引发了无数中药企业对欧盟市场的向往。不过令人遗憾的是，7年过去以后，在2011年5月1日来临之前，欧盟共审批通过了超过350种的植物药，但其中仍然没有一例是中药。直到2012年4月，地奥心血康胶囊才作为第一个中成药，在荷兰通过了注册，但它在荷兰也仅仅被许可应用在缓解头痛，以及颈部、背部和腿部的肌肉疼痛与痉挛方面，而不是像国内那样是用于心血管疾病的治疗。有些业内人士认为，它的象征意义大于市场意义。

目前在欧盟市场中，中草药只能走在美国的老路子，作为食品或者食品补充剂使用。其中，荷兰政府在执行《指令》时标准比较宽松，中成药在不注明功能主治的情况下，还可以被当作食品补充剂等进行销售。不过近年来，其他欧盟的成员国对食品的注册登记日趋严格。法国卫生部规定只有列入其发布的可用于食品的草药清单中的草药，才能被作为食品补充剂使用。比利时等国明确列出了一份可以食用的草药名单，未出现在名单上的草药就需要申请药物注册。英国则规定一些中药材只能作为药品原料，而不能进行食品添加。这越来越严苛的规定意味着，如果一些中药不能通过注册成为药物，也不被允许按照食品进行销售，最终的结果就只能被迫退出欧洲市场了。

对大多数中药企业来说，亚洲的市场才是重中之重。因为长期以来，中药的主要市场都在亚洲，据统计，中药在亚洲国家的出口额可以占到出口总额的60%～70%。不过值得注意的是，近年来，亚洲的一些国家也在紧跟FDA和欧盟的要求，不断加强对中药安全性的控制，并提出一些禁令，比如严禁在中药中添加西药成分，我国生产的某些中成药中，就因为查出有西药成分已经被某些国家禁止销售；禁止含有毒素成分，比如马兜铃酸被欧洲证明是强致癌物后，新加坡和马来西亚也随即禁止了对它的销售。此外，还对一些重金属含量较高的中药下发了禁令，这些重金属往往也是有毒物质，比如汞、砷、铜、铅等，在新加坡卫生部的一项通告中，就有6种中药因为含有高含量的有毒重金属而被禁。

日本和韩国也是中药的主要大客户，不过它们更多是在利用中国的中药原料，调查结果显示日本汉方药材约85%来自中国。日韩两国通常对来自中国的大量粗加工中药原材料，进行精加工以后，生产出符合标准的中药制剂，再销售到世界各地。据报道，日本汉方药和韩国韩药可以占到全球中药市场份额的80%，日本210个汉方药制剂的处方全部来自中国（2007年，《杭州日报》）。而与它们形成鲜明对比的是，中国作为传统中医药大国，也是这些中药原料的最大产地，却只能占据全球中药市场份额的5%。

值得欣喜的是，最近来自晋葛洪《肘后方》中青蒿汁可治疗疟疾的研究思路的抗疟疾良药青蒿素走红，中国药学家屠呦呦也因发现青蒿素喜获2015年诺贝尔奖，虽然国内现只生产单方青蒿素制品，不过这多少为中药的开发提供了成功的范例。近10年来，中国的中成药一直在进行不懈的努力，并取得了一些成果，有十余项中成药已获得了FDA批准在进行I–III临床试验，这也表明更多的中药正在国际化的征程中勇敢前行。

2. 中药特色难以坚持

中医强调的是整体观念，讲究理、法、方、药的一脉相承。如果只是试图从某一方面单独进行变革，就会把医和药进行分离，打破中医这种一脉相承的整体关系，这是很难行得通的。许多流传下来的、疗效卓著的古代名方名药，都是古代医学家根据临床治疗的需要，按照中药药理与组方原则进行配伍的。任何一位真正合格的中医，都会根据患者的临床症状并结合中医药理，随时开出适应的药方，对病人起到治疗作用。其中疗效显著、重复性又好的药方就可能流传下来，或者制成成药使用。从某种程度上来说，中医才掌握着一些中成药走向社会的"审批权"。

目前中药面临的处境是，无论经方、古方或者新方，都被硬性规定要根据西药的方法和要求进行活性成分的提取，这就使得在中药开发中，首先考虑的，只能是提取其中的活性成分和通过审批，因此许许多多疗效特别好的复方、大方都被拒于中药开发选取项的门外。专利不仅保护不了这些处方的权益，还会让它在专利保护期满后变成免费午餐。对这些处方持有人来说，不去申请专利绝不仅仅是法律意识的淡薄，更重要的是被新药开发政策所逼迫。原本中药复方，在中医临床上占据着绝对的优势，但新药开发政策对复方特别是大方来说，却是致命的打击。按照以西药研发的方法与要求研发中药，就等于用制砖的模型来制瓦片，用沙来煮饭，怎么都达不成我们的愿望。而且，采用中药的原料，通过西药的方法去研发的新药，严格说已经不能再称之为中药，主要是它改变了原有中药的寒热温凉的属性与归经性能，就没有办法再按原来的理论去指导临床应用了。

（三）如何寻找突破口

1. 一定要坚信中药是药物的重要发展方向

2015年12月18日，习近平在祝贺中国中医科学院成立60周年的贺信中指出"中医药学是中国古代科学的瑰宝，也是打开中华文明宝库的钥匙"。从西药的发展来看，因为多为化学合成的单一成分，容易产生副作用和耐药性，为了改善这些问题，西药其实正在融合中药的一些观点，比如现在用于治疗AIDS病的鸡尾酒疗法，为了达到更好的治疗效果，减少副作用，就是同时使用3~4种药物进行治疗，每种药物作用于艾滋病毒繁殖期的不同阶段，从而达到治疗艾滋病的目的。

20世纪80年代以来，随着化学药品开发越来越困难，药害问题不断地被认识，国际医药界对中药的兴趣越来越浓厚，这也使得中药研究逐渐升温。2001年8月，诺华就跟中科院上海药物研究所进行合作，开展了名为"中草药中的天然活性物质"的天然化合物提取项目，合作金额为450万美元。2012年9月，继诺华之后，跨国制药巨头葛兰素史克，也宣布在华尝试用中药成分进行药物研发。葛兰素史克中国研发中心启动对中药的研发，并且"希望将中国特色能够推广到全球的市场"。一般来说，在药物开发过程中，所需要的化合物主要是合成的，但是传统中药是天然化合物，参与其中的研究人员透露，他们对中药的研发不会是简单的改进，而是会融入葛兰素史克的一些先进技术。

2. 来自他国的启示

日本把西药及化学工业的技术成功地应用到汉方中，以提高产品质量和接受度。比如，日本一制药公司推出的"六君子汤"为推广到欧美，就与日本北海道大学进行了共同研究，发现"六君子汤"可以促进人体内提升食欲的荷尔蒙的分泌，可以在抗癌治疗中作为辅助食欲的药品使用，因此得到了西方医学界的认可。

韩国凭借高科技手段和资金优势，注重对药材进行精加工，把我国的牛黄清心丸制成改进型口服液和微胶囊，并且在我国申请了专利。韩国人在把中国人的药方变成自己知识产权的同时，也在用行动告诉中国人：牛黄清心丸的原方完全是按照中医的药理组成，它的疗效以及市场前景令人心动，但是不可否认的是，正是原剂型的粗糙，为韩国人创造了剂型改进和产权转换的方便之机；国人不仅认识到中医复方具有更好的疗效，而且知道从中药成方成药入手可以省钱省时间，成功的把握也更大。

因此，我们是不是也可以参照韩国人的做法，对我们已有的中药处方进行深入研究，并进行剂型改造与产品升级（图6-26）以获得更广泛的认可呢？

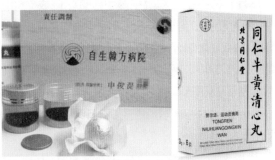

图6-26　韩国的牛黄清心丸和中国的牛黄清心丸

3. 寻找合适的方法进行中药研发

由于绝大多数中药用于制作饮片汤剂、医院内制剂之前，都是经过了多年临床的效果验证，才发展成为成药。对这些中药的开发，前期就应该充分考虑到成药性及临床试验的可行性。而且中医讲究辨证施治，由于患者的体质状况等各不相同，所以即使是患有同一种疾病的患者，在用药方面都需要进行调整，这就要求在进行药物临床试验的方案设计时，也要相应地对疾病的症型加以区分。

对于如何建立起符合中医的标准，特别是符合中药的质量规范和标准，有学者[5]提出了见解，在对中药进行审查的过程中，可以主要依据中药药理以及组方的原则来严格评审，但同时也结合现代科技手段的应用，那就是保留现代的毒理试验，严格地把好药物的终末关。再有就是，对于"三致"试验可以在慎重的基础上进行简化考虑，这样一来，不但能够大大地缩短药物的研发周期，还可以几倍甚至几十倍地减少研发经费，有助于企业把人力和财力资源集中在疗效方面，从而提高新药申请的成功概率。

当制药企业拥有更多具有自主知识产权的新品种以后，就有机会进一步在药物改型上下功夫，创造出更多更好的产品。比如，企业可以结合自身的条件，包括设备、资金等情况，类似韩国人对牛黄清心丸的做法，从经过上述条件筛选的上市品种中，严格按照所需要的各种技术与试验条件，对药物进行进一步的剂型改造和产品升级，不但具有更大的成功把握，还有可能大大降低投资风险，增加新药申请的成功率，同时因为可以采用新剂型、新技术的方式申请专利，也不会对这种药物的前身（传统成药）的剩余专利获保期限造成损失。

中国中医研究院终身研究员、诺贝尔奖获得者屠呦呦发现青蒿素已证明了从中药中提取化合物对于中药来说是突破瓶颈的机会，她指出"中医药是个伟大的宝库，但也不是捡来就可以用的，还需要创新"。中国中医科学院院长、中国工程院院士张伯礼先生[6]认为："要让世界接受中医药，就必须将中医药与现代科技相结合。"他还说："国际化，意味着标准化。标准化，就必须数据化。中药的成分、药效、药理、安全性都要用数据说话。将传统知识和现代科技相结合，才是中医药国际化的正途。"在2011年7月，欧盟药典委员会草药专家组组长格哈德弗兰兹教授在《中药提取在欧洲是一项长期挑战》的演讲中也指出，中医药在欧洲市场已经得到了较为广泛的认可，他对"西药治标、中药治本"的观点表示赞同，并且希望中西药能够进行很好的整合。

因此我们有理由相信，中医药一定会用一种合理的方式将它的魅力展现给世人。因此，在我国海洋药物的研发中，也要充分利用我国一些传统海洋药物的中药验方，在按照西药的方式寻找新药的同时，注意开发具有我国资源特色的海洋复方中药，这同样会是一件造福人类的大事。

第五节　海洋药物产业——曙光在前头

由于海洋天然产物的结构多样性高，活性谱广而且强度高，海洋生物资源的高效深入开发利用，特别是海洋药物以及海洋生物制品的研究与产业化，已经成为发达国家竞争最为激烈的领域之一。从20世纪40年代起，人们已经从海洋生物中发现数以万计的化合物，从2008年开始，新的海洋天然产物平均每年发现1000种以上。

美国、日本、瑞士等发达国家在全球收集、筛选优质的海洋生物资源，建立资源养殖基地，以抢占未来科技竞争制高点。全球海洋生物技术产业快速发展，海洋药物的研发呈现日新月异的趋势。全球对海洋生物资源的利用，也逐渐从近海、浅海向远海、深海发展，可望发现一些新的结构活性化合物和特殊功能基因。药物新靶点的发现和验证一体化技术、药物高通量、高含量的筛选技术等陆地生物高新技术，也迅速地开发转移到海洋药物和生物制品研发中。许多国家出现专门从事海洋药物研发的制药公司，现有知名企业，比如美国的辉瑞、瑞士的罗氏等也投身于海洋药物开发。以企业为主导的海洋药物和生物制品研发体系正在成为药物研发的主流。

截至2014年，美国食品和药物管理局或欧洲药物管理局（欧洲药品管理局），批准了10种国际海洋药物，用于抗肿瘤、抗病毒和镇痛，还有多种海洋药物进入Ⅰ—Ⅲ级临床研究[7]，据不完全统计，有1400种药物处于临床前系统研究。当前，欧美、日本等发达国家每年投入100亿美元资金用于海洋生物酶的开发，美国强生公司、英国施乐辉等公司都投入巨资开发生物相容性海洋生物医用材料。近年，全球海洋生物制药行业规模已经达到数百亿美元[8]，虽然相对于化学或海洋经济的规模，海洋生物医药无论数量和产值相对来说仍然很小，但作为一个新兴朝阳产业，海洋生物医药产业具有巨大的发展潜力。

中国的药物发展，也有令人欣喜的事情。2016年，欧洲药典中药委员会主席葛哈德·法兰兹[9]在杭州"中医的未来"国际峰会上表示，截至2016年5月，已经有66种中药材进入了欧洲药典，未来还要把中医最常使用的至少300种中药材，纳入欧洲药典。欧洲药典是欧洲药品质量检测的唯一指导文献。目前已进入欧洲药典的中药有66种，包括人参、陈皮、白术、大黄、水红花子、虎杖、三七等，占欧洲药典里184种草药数量的1/3以上。葛哈德·法兰兹介绍说，每一味中药材进入欧洲药典都需要经过严格检测论证，欧洲药典37个成员

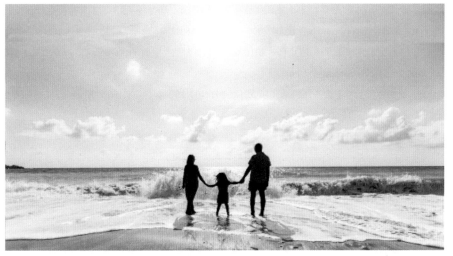

图6-27　光明的未来

国中如果有一个国家对某种药材提出疑问，都无法成功入典。这66种中药的入典，就意味着它们在安全性、质量、疗效等方面有了欧洲认可的标准规范，这就为中药在国外被更广泛地接受和使用奠定了基础，它将成为中药成药打开出口通道的第一步。

可见目前全球对海洋药物的关注正在日益白热化，针对目前困扰人类的"疑难杂症"，开发特效的海洋创新药物极具意义。相信在海洋生物技术不断进步的推动下，将会在海洋中发现越来越多的惊喜，也将从海洋中收获越来越多的海洋药物宝藏。我们有理由相信，海洋药物能带领人类远离疾病的困扰，走向光明健康的未来。

参考文献

[1]　盘点：2014年医药研发十大III期失败案例[EB/OL].（2014-10-24）转化医学网. https://www.360zhyx.com/home-research-index-rid-31534.shtml.

[2]　叶波平，吴梧桐，奚涛. 现代生物技术在海洋药物研究中的应用[J]. 中国天然药物，2003，1（1）：8-12.

[3]　世界海洋生物资源开发现状研究[EB/OL].（2013-06）上海市农业科学院图书馆.http://new.saaslib.sh.cn/knowShow.asp?pID=692.

[4]　世界海洋生物医药产业规模已达数百亿美元.中国经济网. http://www.ce.cn/cysc/yy/hydt/201507/20/t20150720_5976063.shtml，2015-7-20.

[5] 李其禄. 中药研发应建立自身的标准[EB/OL]（2006-9-18）. 中国中医药报.http://www.39kf.com/cooperate/lw/zxjh/02/2006-09-18-264088.shtml.

[6] 世界需要中医药[EB/OL].（2016-03-04）今晚报数字报.http://epaper.jwb.com.cn/jwb/html/2016-03/04/content_8_1.htm.

[7] 20种极具潜力的海洋药物[EB/OL].（2014-09-28）制药在线.http://www.cphi.cn/news/show-119807.html.

[8] 世界海洋生物医药产业规模已达数百亿美元[EB/OL].（2015-07-20）中国海洋网.http://www.hellosea.net/show.php?xuh=18886.

[9] 66种中药材进入欧洲药典[EB/OL].（2016-05-31）凤凰财经网.http://finance.ifeng.com/a/20160531/14442970_0.shtml.